国家卫生健康委员会"十四五"规划教材

全国高等学校配套教材

供本科护理学类专业用

医学免疫学
学习指南及实验指导

主　编　司传平

副主编　李　芳　任　欢　温铭杰　官　杰　新　燕

编　者　(以姓氏笔画为序)

丁剑冰　(新疆医科大学)	李志华　(济宁医学院)
马　群　(济宁医学院)	杨金凤　(哈尔滨医科大学)
王　冰　(大连医科大学)	汪晓莺　(南通大学医学院)
王　松　(新疆医科大学)	宋文刚　(山东第一医科大学)
王　佳　(长治医学院)	张　艳　(南华大学衡阳医学院)
王　炜　(首都医科大学)	罗军敏　(遵义医科大学)
车昌燕　(山西医科大学汾阳学院)	官　杰　(齐齐哈尔医学院)
司传平　(济宁医学院)	胡　洁　(河北医科大学)
朱轶晴　(南通大学)	骆耐香　(桂林医学院)
任　欢　(南方科技大学)	徐英萍　(山东第一医科大学)
任云青　(山西医科大学汾阳学院)	温铭杰　(首都医科大学)
刘　平　(哈尔滨医科大学)	新　燕　(内蒙古医科大学)
刘　菁　(桂林医学院)	潘海婷　(内蒙古医科大学)
李　芳　(大连医科大学)	戴　军　(济宁医学院)
李水仙　(长治医学院)	鞠环宇　(哈尔滨医科大学)
李全海　(河北医科大学)	

制　图　马　群(兼)

人民卫生出版社

·北　京·

图书在版编目（CIP）数据

医学免疫学学习指南及实验指导 / 司传平主编 . —
北京：人民卫生出版社，2022.12（2024.3 重印）
ISBN 978-7-117-29589-5

Ⅰ. ①医… Ⅱ. ①司… Ⅲ. ①医学 – 免疫学 – 医学院
校 – 教学参考资料 Ⅳ. ①R392

中国版本图书馆 CIP 数据核字（2021）第 267572 号

人卫智网	www.ipmph.com	医学教育、学术、考试、健康，购书智慧智能综合服务平台
人卫官网	www.pmph.com	人卫官方资讯发布平台

医学免疫学学习指南及实验指导
Yixue Mianyixue Xuexi Zhinan ji Shiyan Zhidao

主　　编：司传平
出版发行：人民卫生出版社（中继线 010-59780011）
地　　址：北京市朝阳区潘家园南里 19 号
邮　　编：100021
E - mail：pmph @ pmph.com
购书热线：010-59787592　010-59787584　010-65264830
印　　刷：三河市潮河印业有限公司
经　　销：新华书店
开　　本：850×1168　1/16　　印张：13
字　　数：402 千字
版　　次：2022 年 12 月第 1 版
印　　次：2024 年 3 月第 2 次印刷
标准书号：ISBN 978-7-117-29589-5
定　　价：42.00 元

打击盗版举报电话：010-59787491　E-mail：WQ @ pmph.com
质量问题联系电话：010-59787234　E-mail：zhiliang @ pmph.com

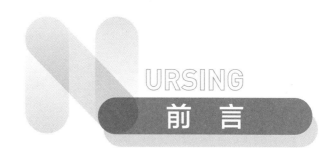

医学免疫学是生命科学的前沿学科,也是整个生物医学研究的重要支柱之一。随着免疫学理论和技术的迅猛发展,免疫学与医学各学科的交叉、融合也越来越广泛、深入,免疫学理论和技术已渗透到医学的各个领域,从而有力地推动了基础医学、临床医学和预防医学的不断发展。

医学免疫学是一门理论性和实践性都很强的学科,其教学过程分为理论教学和实验教学。学生不仅要系统掌握机体免疫系统的结构和功能、免疫应答的规律、免疫功能异常所致病理过程和疾病的机制,还要掌握免疫学实验的基本技术和技能;培养观察、分析和解决问题的能力,以及严谨认真的科学态度和创新精神。

本教材是人民卫生出版社出版的国家卫生健康委员会"十四五"规划教材《医学免疫学》的配套教材。内容包括实验指导、习题与参考答案、教学大纲(参考)。医学免疫学实验指导是根据我国多数医学院校目前所开设的医学免疫学实验教学内容而设计的,主要是让学生掌握免疫学的基本技术和技能,培养学生的动手能力和科学态度。习题与参考答案主要是帮助学生复习和掌握所学的医学免疫学理论知识和技术。教学大纲(参考)是在广泛征求医学院校免疫学教师意见的基础上,以本科护理学类专业学生为教学对象而编写的,便于学生学习掌握医学免疫学理论知识。

由于编写者水平有限,书中难免有疏漏之处,恳请广大教师和读者批评指正。

司传平

2022 年 11 月

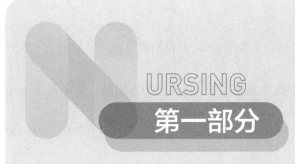

第一部分

实验指导

第一章 概 述

医学免疫学是生命科学的前沿学科,也是生物医学研究的重要支柱之一。随着免疫学理论和技术的迅猛发展,免疫学与其他学科的交叉、融合也愈来愈广泛。现代免疫学技术已渗透到生命科学研究的每一个领域,从而有力地推动了基础医学、临床医学和预防医学的不断发展。

医学免疫学是一门实践性、应用性很强的学科。其教学过程分为理论教学和实验教学两部分。实验教学作为免疫学教学的重要环节,直接影响到人才培养目标的实现,尤其是在培养学生的科学态度、实践技能和创新能力方面,具有举足轻重的地位,将成为学习后续课程、进行临床医学实践和生物医学科学研究的坚实基础。

一、医学免疫学实验的目的和要求

医学免疫学实验课程的开设,其目的不仅是使学生验证部分理论知识和加深对课堂讲授内容的理解,更重要的是在掌握系统理论知识的基础上,学习和掌握免疫学实验的基本技术和技能,培养学生观察、思考、分析和解决问题的能力,培养学生严谨的科学态度、创新精神和协作精神。为实现医学免疫学实验课的教学目标,要求学生做到:

1. 严格遵守医学免疫学实验室规则。

2. 课前自主学习实验相关理论内容,明确实验目的、原理、方法步骤、注意事项和预期结果等,做到心中有数,提高实验课的学习效率。

3. 实验操作过程中,所用的仪器、器材和试剂要按照要求摆放,严格按照操作程序进行操作,保证实验过程顺利进行。

4. 仔细观察并如实记录实验结果。以小组为单位的实验,要注意分工协作、密切配合。实验中注意科学合理地分配和运用时间。

5. 示教实验要仔细听讲、认真观察,并联系有关理论积极思考。

6. 实验完毕,应认真分析实验结果,得出合理的结论。若实验结果与预期不符合,要加以分析讨论,找出原因,必要时重复实验。

7. 按时完成并提交实验报告。

二、医学免疫学实验室规则

医学免疫学实验室常使用血清、含病原微生物的样品和实验动物等,有传染的可能。同学们进入实验室必须严格遵守以下规则:

1. 进入实验室必须穿实验服,携带必要的实验指导、书籍和文具等,其他个人物品一律不得带入实验室。

2. 要爱护公共财物,节约试剂材料,不得将实验室任何物品私自带走。如将仪器、器材损坏,应及时报告指导教师,并登记备案。

3. 实验室内应保持安静,遵守纪律,不得高声谈笑、随便走动、拆卸仪器、玩弄动物。

4. 实验室内禁止吸烟、进食、饮水、用嘴吸吸管及湿润标签,不准随地吐痰。

5. 如有传染性材料、有毒材料流洒于桌面、地面或衣服上,或发生割破皮肤、被动物咬伤等意外时,要及时报告教师,做好妥善处理。

6. 实验结束后,应清理实验用品,物归原处。实验废弃物应放入或倒入指定的地方或容器内。服从卫生值日安排,认真负责地做好清洁卫生。

7. 离开实验室前应洗手,注意关好水、电、门、窗等,防止发生各种事故。

(司传平)

第二章　特异性抗体的制备

抗原与抗体的相互作用是免疫学检测的基础,抗体已广泛用于科学研究、临床诊断、预防及治疗中。在免疫学检测中,抗体的质量直接关系到实验方法的特异性和灵敏度。因此,人工制备的抗体应该具备高特异性、高亲和力和高效价等特性。制备高质量的抗体必须有理想的免疫原、正常的动物和适当的免疫方法。

免疫学检测中常用的抗体主要有来自免疫动物的多克隆抗体(免疫血清)和采用杂交瘤技术制备的单克隆抗体。本章主要介绍免疫血清的制备、鉴定及纯化,以便学生初步掌握人工制备抗体的原理和方法。

实验 1　免疫血清的制备
（Preparation of Immunoserum）

【目的要求】

掌握免疫血清制备的基本过程;熟悉抗原的制备方法、动物实验的基本知识。

【原理】

按照预先制订的免疫方案,将抗原物质经适当途径免疫动物。一定时间后,抗原可刺激机体产生特异性抗体并释放入血液,当血液中抗体达到一定效价时采血,并分离血清,即得到特异性免疫血清(又称抗血清)。因抗原具有多种表位,可激活多个克隆的 B 细胞活化产生抗体,因此,这种免疫血清又称多克隆抗体。

优质免疫血清的产生,主要取决于抗原的纯度和免疫原性、动物应答的能力及免疫程序,如免疫途径、抗原剂量、注射次数、时间间隔、有无佐剂等因素。本实验分别以绵羊红细胞(SRBC)和纯化的人免疫球蛋白 G(IgG)作为免疫原,以家兔为免疫动物,制备兔抗绵羊红细胞免疫血清(也称溶血素)和兔抗人 IgG 免疫血清。

【材料】

1. 动物　健康成年家兔,雄性,体重 2.0~3.0kg;健康成年绵羊。

2. 试剂　阿氏液(Alsever's Solution)、生理盐水、纯化的人 IgG(10mg/ml)、羊毛脂、液体石蜡、卡介苗(BCG)(75mg/ml)、碘酊、75% 乙醇。

3. 器材　剪刀、镊子、无菌注射器(2ml、50ml)及针头(6 号、9 号)、量筒、无菌毛细滴管、无菌试管、离心管、三角烧瓶(200ml)、动物固定架、手术器械一套、塑料放血管等。

【实验流程】

实验流程见图 2-1。

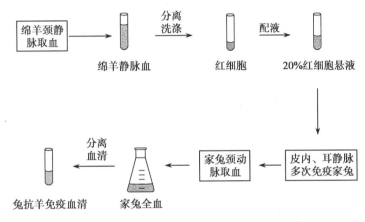

图 2-1　免疫血清的制备流程图

【方法】

(一) 兔抗绵羊红细胞免疫血清(溶血素)的制备

1. 抗原制备

(1) 用碘酊和 75% 乙醇消毒绵羊颈部皮肤,抽取颈静脉血液,注入含有等量阿氏液的三角烧瓶内,混匀。阿氏液既有抗凝作用,又适于储存绵羊红细胞。分装后置 4℃ 冰箱内,可使用 3 周。

(2) 无菌取上述绵羊血于离心管中,用无菌生理盐水洗涤红细胞,2 000r/min,离心 5min,吸弃上清液和白细胞层,再用无菌生理盐水与 SRBC 混匀,2 000r/min,离心 5min,吸弃上清液,重复 3 次。最后一次离心 10min,以使血细胞沉积于管底,弃去上清液。

(3) 根据红细胞比容,用生理盐水配成 20% SRBC 悬液。

2. 免疫动物

(1) 选择健康雄性家兔 2~3 只,由耳静脉采血 1ml,分离血清,与 SRBC 做凝集试验,测定家兔血液中有无凝集素,如无或仅有微量时,该家兔可作免疫动物。

(2) 用绵羊全血和 SRBC 悬液按照免疫方案免疫家兔(表 2-1)。

表 2-1　兔抗绵羊红细胞抗体制备免疫方案

免疫日期	第 1 日	第 3 日	第 5 日	第 7 日	第 12 日	第 15 日
注射途径	皮内	皮内	皮内	皮内	耳静脉	耳静脉
免疫原	全血	全血	全血	全血	20% SRBC 悬液	20% SRBC 悬液
剂量 /ml	0.5	1.0	2.0	1.0	1.0	2.0

(3) 试血:末次注射后第 7 日,经兔耳静脉采血 1ml,分离血清,用试管凝集试验滴定溶血素效价,若效价在 1∶2 000 以上,可使用;若效价不够高,可追加免疫 1~2 次,再行效价测定。

3. 分离血清

(1) 采用颈动脉放血法收集血液于无菌三角烧瓶中,静置待血液凝固、贴壁,再置4℃冰箱过夜使血凝块收缩后,吸取上层澄清的血清。可用玻棒将血凝块与容器壁剥离,以获取更多血清。

(2) 采集的血清经 2 500r/min,离心 10min,收集上层血清,弃沉淀。免疫血清经鉴定或纯化后,小量分装,−20℃以下冻存。

(二) 兔抗人 IgG 免疫血清的制备

1. 抗原制备

(1) 弗氏不完全佐剂(FIA)的制备:称取羊毛脂 8g,放入无菌研钵,逐滴加入优质液体石蜡 57ml,沿一个方向边滴边研磨。研磨均匀后,分装于有盖试管或疫苗瓶中(每瓶 10ml),高压灭菌(3.63kg/cm² 20min)后,置 4℃冰箱备用。次日观察是否分层,如果仍呈均匀黏稠状,即为 FIA。

(2) 弗氏完全佐剂(FCA)的制备:将 FIA 预温(60℃ 30min),取一定量于无菌研钵内,在无菌条件下一边研磨,一边滴加卡介苗,通常每毫升 FIA 加卡介苗 2.5mg。研磨时按一个方向进行,研磨完毕置冰箱过夜,如不分层可使用,此为 FCA。

(3) 取纯化的人 IgG 5ml(10mg/ml),于无菌研钵内逐滴加 5ml FCA 或 FIA,依一个方向研磨直到形成均一性的乳状液,用无菌滴管取一滴于冷水面上,不散开即为达到"油包水"合格要求的 FCA 抗原(FCA-IgG)或 FIA 抗原(FIA-IgG)。

2. 免疫动物

(1) 选择体重适宜的健康雄性家兔 2~3 只,用剪刀剪去家兔两后脚掌及背部部分兔毛,用碘酊、乙醇消毒皮肤。

(2) 第一次免疫:用 2ml 注射器吸取 FCA 乳化的抗原(FCA-IgG)1.2ml,于每侧脚掌皮下及背部皮下多点注射,每点各注射 0.1~0.2ml。

(3) 第二次免疫:间隔 10~14d 后于皮下注射等量 FIA-IgG。

(4) 间隔 10~14d 后,静脉注射不加佐剂的抗原(人 IgG)5mg。

(5) 末次注射后 10~14d,从耳静脉采血 1ml,分离血清,用双向免疫扩散试验滴定免疫血清的抗体效价。效价在 1:16 以上,可放血收集血清。若效价达不到要求,可由静脉追加注射 IgG 5mg,1~2 次,再采血测定抗体效价,效价达到要求立即放血。

3. 分离血清　同"兔抗绵羊红细胞免疫血清的制备"。

【结果判断】

收获的血清应无菌,且无溶血现象。兔抗绵羊红细胞免疫血清的溶血效价应高于 1:2 000;兔抗人 IgG 免疫血清的效价应高于 1:16。

【注意事项】

1. 抗原制备、免疫动物及采集血清等过程应注意无菌操作。

2. 免疫的途径、次数、间隔时间因抗原性状不同而异,应合理设计免疫方案,并根据具体情况加以调整。

3. 红细胞及细菌等颗粒性抗原比较容易诱导免疫应答,可直接用来免疫动物;而蛋白质等可溶性抗原则需要加入免疫佐剂,充分乳化,否则不易免疫成功。

4. 再次注射抗原时,要防止过敏反应发生。

【思考题】

1. 制备兔抗绵羊红细胞免疫血清的过程与制备兔抗人 IgG 免疫血清有何异同? 为什么?

2. 佐剂的种类有哪些? 主要成分是什么? 有何用途?

3. 某课题组拟制备兔抗乙肝表面抗原（HBsAg）免疫血清，请你帮助设计免疫方案。

（马　群）

实验 2　免疫血清的鉴定及纯化
（Identification and Purification of Immunoserum）

在大多数情况下，制备的免疫血清必须经鉴定和纯化后，才能用于免疫学实验或免疫治疗。免疫血清的鉴定应根据抗原的性质、种类不同，选择适当方法进行。如抗绵羊红细胞免疫血清的鉴定可用凝集反应和补体溶血反应；而兔抗人 IgG 免疫血清的鉴定可选用双向免疫扩散试验、酶联免疫吸附试验（ELISA）、十二烷基硫酸钠 - 聚丙烯酰胺凝胶电泳（SDS-PAGE）等方法。抗体的纯化也有多种方法，通常应根据抗体的特点、纯度要求和实验室具体条件加以选择。常用的方法有盐析法、凝胶过滤、离子交换层析、亲和层析及高效液相色谱等。

一、兔抗绵羊红细胞免疫血清（溶血素）的鉴定

【目的要求】

掌握兔抗绵羊红细胞（SRBC）免疫血清鉴定的原理；熟悉该方法的操作及结果判断。

【原理】

SRBC 作为颗粒性抗原在体外与其相应抗体（兔抗 SRBC 免疫血清）结合，可出现肉眼可见的凝集块，即凝集试验阳性，说明免疫血清中含有特异性抗 SRBC 抗体。当 SRBC 在试管中与其相应免疫血清结合后，在补体作用下，将导致 SRBC 裂解，发生免疫溶血反应。当反应体系中的 SRBC 和补体一定时，其溶血反应程度与免疫血清中的抗体（溶血素）效价成正比，此为补体溶血试验，可测定溶血素的效价。

【材料】

1. 免疫血清　实验 1 制备的溶血素。
2. 1% SRBC 悬液。
3. 补体　豚鼠新鲜血清。
4. 生理盐水。
5. 器材　无菌试管、无菌吸管、试管架、恒温水浴箱、玻片等。

【方法】

1. 取玻片一张，在两端分别加生理盐水和免疫血清各一滴，然后各加入一滴 SRBC，轻摇玻片，经 1~2min，若生理盐水侧红细胞仍均匀浑浊，而在免疫血清侧红细胞凝聚成团，出现小颗粒，为凝集试验阳性，说明免疫血清中含有抗 SRBC 抗体。

2. 在玻片凝集试验阳性基础上，用补体溶血试验测定免疫血清的效价。

（1）按图 2-2 稀释溶血素。取 15 支小试管，编号列于试管架上，加入生理盐水，第 1 管 0.5ml，第 2 管 0.75ml，第 3 管 1ml，第 4~15 管各 0.25ml。溶血素 1：100 稀释后，取 0.75ml，分别加入 1、2、3 号管，每管 0.25ml，即成 1：300、1：400、1：500 稀释之溶血素，然后再进行倍比稀释。

（2）按表 2-2 加入各成分，另设第 16 号对照管，混匀后置 37℃水浴箱 30min，观察结果。

【结果判断】

观察溶血现象，以呈现完全溶血的血清最高稀释度为溶血素效价，如表 2-2 中溶血素效价为 1：2 000。

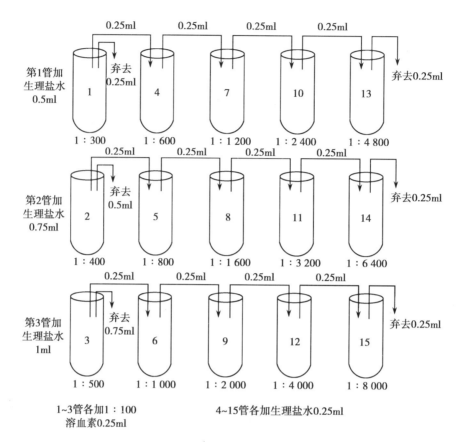

1~3管各加1:100　　　　　　　4~15管各加生理盐水0.25ml
溶血素0.25ml

图2-2　溶血素的稀释示意图

表2-2　溶血素效价的滴定

试管	溶血素(0.25ml)	补体(1:30)/ml	生理盐水 /ml	1% 羊血细胞 /ml	假定结果
1	1:300	0.5	0.5	0.25	完全溶血
2	1:400	0.5	0.5	0.25	完全溶血
3	1:500	0.5	0.5	0.25	完全溶血
4	1:600	0.5	0.5	0.25	完全溶血
5	1:800	0.5	0.5	0.25	完全溶血
6	1:1 000	0.5	0.5	0.25	完全溶血
7	1:1 200	0.5	0.5	0.25	完全溶血
8	1:1 600	0.5	0.5	0.25	完全溶血
9	1:2 000	0.5	0.5	0.25	完全溶血
10	1:2 400	0.5	0.5	0.25	大部分溶血
11	1:3 200	0.5	0.5	0.25	半溶血
12	1:4 000	0.5	0.5	0.25	不溶血
13	1:4 800	0.5	0.5	0.25	不溶血
14	1:6 400	0.5	0.5	0.25	不溶血
15	1:8 000	0.5	0.5	0.25	不溶血
16	—	—	1.25	0.25	不溶血

【注意事项】

1. 所用补体应采用豚鼠新鲜血清。

2. 补体性质极不稳定,需对条件和各个环节加以严格控制。

3. 兔抗人 IgG 免疫血清的鉴定可采用双向免疫扩散实验,详细内容见实验 7。

【思考题】

1. 兔抗 SRBC 免疫血清的鉴定为什么采用玻片凝集试验?

2. 溶血素效价的滴定采用哪种方法? 应注意哪些事项?

二、免疫血清的纯化

免疫血清应根据其最终用途和各实验室条件来确定纯化方法或不同纯化方法的组合。实验 2 介绍硫酸铵分级沉淀法纯化兔抗人 IgG 免疫血清中的 IgG 类抗体。

【目的要求】

熟悉免疫血清纯化方法的原理;了解抗体的纯化方法和步骤。

【原理】

高浓度的盐离子在蛋白质溶液中可与蛋白质竞争水分子,从而破坏蛋白质分子表面的水化膜,使其溶解度降低,并从溶液中沉淀析出。各种蛋白质的溶解度不同,因而可利用不同浓度的盐溶液来分级沉淀不同的蛋白质(免疫球蛋白),这种方法称盐析。盐浓度通常用饱和度来表示。硫酸铵因其溶解度大,温度系数小和不易使蛋白质变性而应用最为广泛。

一般认为,在 pH 7.0 时,50% 饱和硫酸铵溶液可将所有的 5 类 Ig 沉淀出来;33% 饱和度时,大部分 IgG 可沉淀出来;40% 饱和度时,沉淀物得率最高,但含 IgM、IgA 等球蛋白部分增多。利用盐析法提取的蛋白质为粗提的 IgG,只能用于一般实验。若要获得纯化的 IgG,必须经凝胶过滤、离子交换层析或亲和层析等提纯。

【材料】

1. 饱和硫酸铵溶液 称取 $(NH_4)_2SO_4$ 400g(分析纯),以 70~80℃蒸馏水 500ml 溶解,用磁力搅拌器充分搅拌 20min,趁热过滤。冷却后以浓氨水(15mol/L NH_4OH 溶液)调整 pH 至 7.4。室温保存。

2. 兔抗人 IgG 免疫血清。

3. 0.1mol/L pH 7.4 磷酸盐缓冲液(含 0.2g/L 叠氮化钠)。

4. 生理盐水、蒸馏水。

5. 器材 普通冰箱、离心机、磁力搅拌器、紫外分光光度计、扭力天平、粗天平;透析袋、尼龙绳、细竹棒、精密 pH 试纸(pH 5.5~9.0)、眼科镊子、小剪刀;烧杯、量桶、吸管、滴管、灭菌小瓶、试管等。

【实验流程】

实验流程见图 2-3。

【方法】

1. 盐析过程

(1) 取免疫血清 10ml,加等量生理盐水[或 0.1mol/L pH 7.4 磷酸缓冲生理盐水(PBS)]稀释,置磁力搅拌器上,边搅拌边逐滴加入饱和硫酸铵溶液 20ml,至 50% 饱和度。静置 30min 或置 4℃冰箱过夜(12h)。

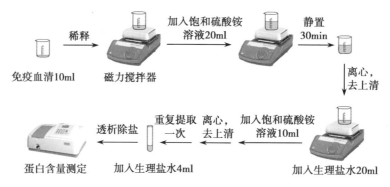

图2-3 免疫血清的纯化流程图

（2）10 000r/min，4℃离心10min，将上清液（含白蛋白）弃去，沉淀物（含球蛋白）加20ml生理盐水（或0.1mol/L pH 7.4 PBS）溶解。

（3）于上述提取物生理盐水溶液中加入饱和硫酸铵溶液10ml，至饱和度达33%，10 000r/min，4℃离心10min，弃上清液。

（4）按同样方法用33%饱和硫酸铵溶液再提取1次。

（5）将末次离心沉淀物加4ml生理盐水（或0.1mol/L pH 7.4 PBS）溶解，装入透析袋。

2. 透析除盐　将透析袋置入大烧杯中，蒸馏水4℃下透析4h后，换用生理盐水（或0.1mol/L pH 7.4 PBS）透析48h。此过程应反复换液数次，以除去其中所含的硫酸铵。置-20℃保存。

3. 蛋白含量测定　将透析袋内样品取少许做适当倍数稀释后，以紫外分光光度计测蛋白含量。计算方法为：

$$蛋白含量（mg/ml）=（1.45×光密度_{280nm}-0.74×光密度_{260nm}）×样品稀释度$$

光密度表示物质在溶液中吸收特定波长光线强弱的参数。

【结果判断】

用双向免疫扩散法或免疫电泳法测定纯化抗体活性、效价和纯度。

【注意事项】

1. 通常将血清以生理盐水或0.1mol/L pH 7.4 PBS做对倍稀释后再行盐析。

2. 温度　全部实验操作应在20℃以下温度环境中进行，最好在4℃条件下操作，以防Ig变性。

3. 中性盐浓度　各种蛋白质的沉淀要求不同的离子强度。如硫酸铵饱和度不同，析出的成分就不同。饱和度为50%时，大多数拟球蛋白和少量白蛋白析出；饱和度为33%时，球蛋白被析出。

4. 透析液内NH_4^+的检测可用萘氏试剂，如产生黄色沉淀，说明仍有NH_4^+存在。

【思考题】

1. 盐析法提取免疫球蛋白的原理是什么？

2. 盐析法提取免疫球蛋白应注意什么？

三、免疫血清的保存

保存免疫血清主要是为了防止其中抗体活性的降低甚至消失。抗体保存时蛋白质浓度越高，保存效果越好，最低浓度不应低于1mg/ml。制备的免疫血清如果保存得当，可数月至数年效价无明显变化。常用的保存方法：

1. 冰冻保存　免疫血清按需要分装后，置-80℃冰箱可长期保存。应尽量减少冻融，反复冻融可使抗体变性，抗体效价下降。

2. 冷冻干燥保存 将免疫血清用安瓿分装,快速低温冰冻,然后置低温真空干燥器内干燥后立即火焰封口,使水分不高于 0.2%。4℃保存,2~3 年内效价无明显变化。

3. 加防腐剂保存 目前常用防腐剂有叠氮化钠(NaN_3)(使用浓度 0.01%~0.02%)、硫柳汞(0.02%)和苯酚(0.5%)。加防腐剂后置 4℃保存,在 1~2 年内使用,也可冰冻保存。

4. 中性甘油保存 在免疫血清中加入等量中性甘油(100ml 甘油中加 $Na_2HPO_4 \cdot 12H_2O$ 2~3g,沸水浴溶解),充分混匀,分装,置 –20℃保存。此法优点是取用方便,避免了反复冻融引起抗体变性,2~3 年内效价可保持不变。

5. 除菌保存 将免疫血清过滤除菌后按上述方法保存。常用除菌滤器有蔡氏滤器、玻璃滤器(G5 或 G6),少量免疫血清通常用微孔滤膜过滤除菌。

(戴 军)

第三章 凝 集 反 应

颗粒性抗原(细菌、红细胞或表面带有抗原的胶乳颗粒等)与相应抗体发生特异性结合后,在一定条件(电解质、抗原抗体比例等)下,可出现肉眼可见的凝集块,此反应称凝集反应(agglutination reaction)。

凝集反应可根据试验中抗原抗体的检测方式分为直接凝集反应、间接凝集反应等;还可根据检测凝集反应的条件分为玻片凝集试验和试管凝集试验两种。直接凝集反应是将细菌、红细胞等颗粒性抗原与相应的抗体直接反应,在适当的条件下出现的凝集现象。间接凝集反应指将可溶性抗原(或抗体)吸附于一类与免疫无关的载体颗粒上,形成人工的致敏载体,再与相应抗体(或抗原)结合出现的凝集现象。常用的载体颗粒有正常人 O 型红细胞、SRBC、活性炭颗粒、乳胶颗粒等。其操作方法分为间接凝集试验、反向间接凝集试验、间接凝集抑制试验和协同凝集试验等。

凝集试验是一种定性的检测方法,即根据凝集现象出现与否判定结果阳性或阴性;也可以进行半定量检测,即将标本作一系列倍比稀释后进行反应,以出现阳性反应的最高稀释度作为滴度。

凝集试验可用于测定抗原,也可用于测定抗体;方法简便,但灵敏度不高;一般只用于血型鉴定、细菌检测和在颗粒性抗原免疫后抗体效价的检测。

实验 3 直接凝集反应
(Direct Agglutination)

【目的要求】

掌握凝集反应的原理、方法及应用。

一、玻片凝集试验

【原理】

玻片凝集(slide agglutination)试验是在载玻片上将细菌等颗粒性抗原与其相应抗体混合,在适当电解质存在的情况下,如果两者对应,可发生特异性结合而形成肉眼可见的凝集块,即为阳性反应;如果混合后均匀浑浊,无凝集块出现则为阴性反应。本法可应用于用已知抗体(免疫血清)检测未知抗原(颗粒性抗原),属于定性试验,主要用于细菌鉴定、分型和人类 ABO 血型鉴定。本实验以人类 ABO 血型鉴定试验为例。

人类 ABO 血型系统,根据红细胞膜上是否含有 A、B 抗原可将血型区分为 A、B、O、AB 四种血型。A 型者的红细胞膜上含有 A 抗原;B 型者的红细胞膜上含有 B 抗原;AB 型者的红细胞膜上含有 A、B 两种抗原;

O型者的红细胞膜上不含有A、B两种抗原。分别将抗A、抗B血清与受检者红细胞混合,观察有无凝集现象,可判断受检者红细胞膜上有无A、B抗原。

【材料】

1. 待检标本。
2. 抗A、抗B标准血清、生理盐水。
3. 采血针、载玻片、小试管、毛细吸管、75%酒精棉球、消毒干棉球、牙签、油性记号笔、消毒缸、光学显微镜等。

【方法】

1. 待检标本的采集　用75%酒精棉球消毒指端(或耳垂),待干,然后用采血针刺破皮肤,滴取外周血1滴于装有0.5ml生理盐水的小试管中混匀,制成约为10%红细胞悬液。立即用消毒干棉球压迫采血部位止血。
2. 取洁净载玻片1张,用油性记号笔划分2等份,在载玻片的左上角分别标记A和B。
3. 取抗A、抗B血清各1滴,分别滴在载玻片上的A、B格内,用毛细吸管吸取10%红细胞悬液各1滴,分别滴在载玻片上的A格和B格的血清中。用牙签将抗血清和红细胞悬液搅拌混匀,也可轻轻晃动载玻片混匀。使用过的牙签放入消毒缸内。
4. 将载玻片静置于实验台上5~10min后,在白色背景下观察有无凝集现象。如肉眼观察不够清楚,可将载玻片置于低倍显微镜下观察。

【结果判断】

1. 液体变清,并有大小不等的红色凝集块出现者为阳性;液体仍然浑浊,无凝集块出现者为阴性(图3-1)。
2. 血型鉴定结果及判定见表3-1。

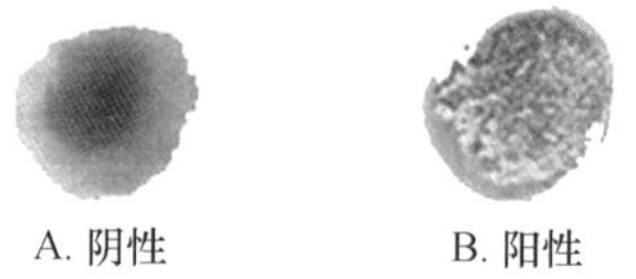

A. 阴性　　　B. 阳性

图3-1　人类ABO血型鉴定试验结果示意图

表3-1　血型鉴定试验结果判定

血型	抗血清	
	抗A血清	抗B血清
A	+	−
B	−	+
O	−	−
AB	+	+

注:"+"表示凝集;"−"表示无凝集。

【注意事项】

1. 载玻片要清洁,并务必做好A、B标记。
2. 所用抗A和抗B标准血清必须在有效期内使用。
3. 待检红细胞悬液不宜过浓或过稀。
4. 用牙签混匀时注意在混匀另一种血清时要更换牙签,以免混淆血清导致错误结果。
5. 结果要及时观察,若标本干燥则影响结果判定。

二、试管凝集试验

【原理】

试管凝集(agglutination in test tube)试验是用已知颗粒性抗原检测未知抗体及其相对含量的半定量试验。本试验是先在一系列试管内用生理盐水将待测血清进行连续倍比稀释,然后于各管中加入等量的已知颗粒性抗原悬液,使其与抗体充分混匀,静置一定时间后,观察各管有无凝集块,并根据凝集程度,判断待检血清中抗体的相对含量(效价)。试验也可在微量反应板上进行,称微量反应法。

【材料】

1. 待检血清 用生理盐水将待检血清作1:20稀释。
2. 诊断菌液 伤寒沙门氏菌菌液、甲型副伤寒沙门氏菌菌液。
3. 生理盐水。
4. 微量移液器、吸头、U形微量反应板、恒温培养箱等。

【实验流程】

实验流程见图3-2。

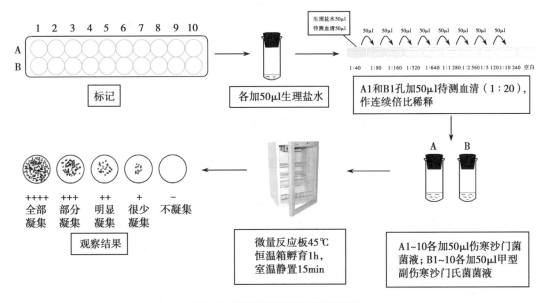

图3-2 试管直接凝集试验流程图

【方法】

1. 在U形微量反应板上预先用标签纸做实验标记。
2. 按表3-2依次进行下列操作
(1) 分别于两排1~10孔中各加入生理盐水50µl。
(2) 分别在两排的第1孔内各加入1:20稀释的待检血清50µl,每排均从第1孔开始做连续倍比稀释至第9孔,从第9孔中吸出50µl弃之。第10孔不加血清作为生理盐水对照。

血清倍比稀释方法:用微量移液器将第1孔的溶液连续吸吹3次,使其充分混匀。注意:吸取溶液时吸头插入孔底,吹出溶液时吸头离开液面,沿孔壁吹下。吸出50µl移入第2孔,同法吸吹3次,使充分混匀后再吸出50µl移入第3孔,如此做倍比稀释至第9孔,吸吹混匀后吸出50µl弃去。第1~9孔的血清稀释度依次增加一倍,故称血清倍比稀释法或对倍稀释法。

(3) 两排血清倍比稀释完毕后,第1~9孔的血清稀释度分别为1:40、1:80、1:160、1:320、1:640、1:1 280、1:2 560、1:5 120、1:10 240。

(4) 第一排从第10孔至第1孔各加入伤寒沙门氏菌菌液每孔50μl。第二排同法各加入甲型副伤寒沙门氏菌菌液每孔50μl。

(5) 充分混匀后,置45℃恒温箱孵育1h后取出,室温静置15min,观察并记录结果。

表3-2　试管凝集试验(微量反应法)操作步骤

孔号	1	2	3	4	5	6	7	8	9	10
生理盐水/μl	50	50	50	50	50	50	50	50	50	50
待检血清/μl	50	50	50	50	50	50	50	50	50	—(弃去50)
血清稀释度	1:40	1:80	1:160	1:320	1:640	1:1 280	1:2 560	1:5 120	1:10 240	—
菌液/μl	50	50	50	50	50	50	50	50	50	50
血清最终稀释度	1:80	1:160	1:320	1:640	1:1 280	1:2 560	1:5 120	1:10 240	1:20 480	—

【结果判断】

1. 结果观察　先观察生理盐水对照孔(第10孔)。此孔细菌应不发生凝集,液体浑浊,管底沉淀物呈圆形,边缘整齐。此沉淀物为细菌悬液在静置1h过程中,因重力作用自然下沉形成。然后自第1孔开始依次观察孔内液体的浑浊程度及孔底凝集块的大小(图3-3),并依次判定凝集程度(表3-3)。

图3-3　试管凝集反应(微量法)孔底凝块观察及判定

表3-3　凝集程度判定方法

孔底凝集现象	上清液	凝集程度判定
全部凝集	澄清透明	++++(凝集块大,为最强凝集)
大部分凝集	基本透明	+++(凝集块较大,为强凝集)
有明显凝集	半透明	++(凝集块明显,为中度凝集)
很少凝集	基本浑浊	+(凝集块不明显,为弱凝集)
不凝集	浑浊	-(未见凝集块,为不凝集)

2. 凝集效价(血清凝集滴度)的判定　通常以能与一定量的抗原发生肉眼可见的明显凝集(++)的血清最高稀释度为血清凝集效价。

【注意事项】

1. 把握好微量移液器的使用,做到取样和加样的准确。

2. 做血清倍比稀释时应仔细且逐管进行,防止跳管。

3. 加入菌液时应从第10孔开始。

4. 观察结果时不要振摇微量反应板,以免将凝集物摇散而影响结果判定。

5. 判定效价应以血清最终稀释度为准。

6. 血清稀释及加样　将待测血清 1∶100 稀释后,再做倍比稀释到各孔,每空 100μl,如下所示,并注意应混合均匀。

1∶100	1∶200	1∶400	1∶800	1∶1 600	1∶3 200	1∶6 400	1∶12 800	阴性血清	阴性血清
1∶100	1∶200	1∶400	1∶800	1∶1 600	1∶3 200	1∶6 400	1∶12 800	阳性血清	阳性血清

【思考题】

1. ABO 血型鉴定有何临床意义?

2. 试根据 ABO 血型鉴定的试验结果说明抗原 - 抗体反应的特异性。

3. 何谓血清凝集效价(滴度)? 血清凝集效价与血清抗体浓度的相关性是什么?

(罗军敏)

实验 4　间接凝集反应
(Indirect Agglutination)

【目的要求】

掌握间接凝集反应的原理及类型;熟悉其基本操作过程。

【原理】

间接凝集反应是通过人工方法将可溶性抗原(或抗体)吸附或偶联到与免疫反应无关的颗粒性载体表面,形成颗粒性抗原(或抗体),再与相应的抗体(或抗原)进行特异性结合反应,在适当电解质存在的条件下,出现特异性凝集的现象,即为阳性反应;如无凝集块出现,为阴性反应。

将已知可溶性抗原吸附于载体,与相应抗体相互作用,称(正向)间接凝集反应。而将抗体吸附于载体,与相应抗原结合,则为反向间接凝集反应。

可作为载体的物质有红细胞(正常人 O 型红细胞、SRBC 等)、聚苯乙烯胶乳颗粒、细菌、活性炭颗粒等。若所用载体为红细胞称间接血凝试验;如载体为胶乳颗粒则称间接胶乳凝集试验。

本试验以间接胶乳凝集试验检测类风湿因子为例。类风湿因子(rheumatoid factor,RF)是一种抗"自身变性 IgG"的抗体,在多种自身免疫病中都可出现,但在类风湿关节炎中阳性率达 70%~80%,可作为类风湿关节炎临床活动性的指标。将抗原(人 IgG)与胶乳颗粒结合成致敏颗粒,与待测的患者血清反应,根据出现凝集现象与否判断待测血清中是否存在抗体(RF)。

【实验流程】

实验流程见图 3-4。

【材料】

1. 1∶20 待检血清。

2. 类风湿因子胶乳试剂盒,内有类风湿因子胶乳试剂(即人 IgG 致敏胶乳试剂)、类风湿因子阳性血清和阴性血清。

3. 黑色反应板、牙签、滴管等。

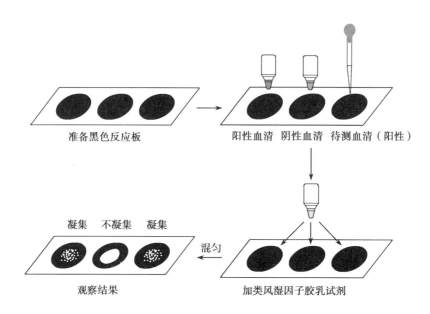

图 3-4　间接凝集反应流程图

【方法】

1. 在黑色反应板上取 3 格,分别加入 1∶20 待检血清、阳性血清、阴性血清各 1 滴(约 50μl)。
2. 在各反应格内均滴加类风湿因子胶乳试剂 1 滴,注意在使用前摇匀。
3. 用牙签分别混匀各格中的液体。连续摇动 2~3min 后与对照比较,观察结果。

【结果判断】

有均匀细小白色凝集颗粒出现、液体变清者为阳性;无凝集颗粒、液体浑浊者为阴性。

阴性对照无凝集,液体浑浊保持均匀胶乳状;阳性对照出现均匀的白色凝集颗粒且液体澄清,否则实验无效。待检血清在 1~3min 内出现均匀凝集颗粒者为阳性,无凝集者为阴性。

【注意事项】

1. 胶乳试剂应置 4℃保存,不得冰冻。
2. 胶乳试剂在有效期内使用,每次使用前应充分摇匀并垂直滴加。
3. 牙签不能共用,以免混淆产生错误结果。
4. 牙签混匀各孔液体时,防止相邻两格液体相混,影响结果。

【思考题】

是否能用本方法进行定量或半定量分析? 如何进行?

(刘　菁　骆耐香)

实验 5　间接凝集抑制试验
(Indirect Agglutination Inhibition Test)

【目的要求】

掌握间接凝集抑制试验的原理和用途;熟悉其基本操作过程。

【原理】

已致敏的可溶性抗原与相应抗体结合后可出现凝集颗粒,但若此抗体先与待测的可溶性抗原结合,再加入相同抗原致敏的颗粒,由于抗体不能再与致敏颗粒表面的可溶性抗原结合,因此不出现凝集现象即间接凝集抑制试验阳性,反之出现凝集为阴性。该试验主要用于可溶性抗原的检测,常用于某些传染病的辅助诊断或妊娠早期诊断。

本试验以聚苯乙烯胶乳颗粒为载体检测人绒毛膜促性腺激素。人绒毛膜促性腺激素(human chorionic gonadotropin,HCG)是胎盘滋养层细胞分泌的一种糖蛋白类激素,其在妊娠早期即出现(6d出现,8~10周高峰,20周下降),是诊断早孕的重要指标。在异常情况下,恶性肿瘤(绒毛膜上皮癌、水泡状胎块等)也可产生HCG。

妊娠期妇女尿中的HCG是可溶性抗原,先与抗HCG抗体作用后,再加入HCG致敏胶乳颗粒,不出现胶乳颗粒凝集,则试验阳性;反之,非妊娠期妇女尿中HCG含量甚微,不足以消耗掉抗HCG抗体,故抗体与后加入的HCG致敏胶乳颗粒结合,呈现细小凝集颗粒,则试验阴性。

【材料】

1. HCG致敏胶乳颗粒、兔抗HCG免疫血清、待测尿、妊娠期妇女尿(HCG阳性)、正常尿或生理盐水(HCG阴性)。
2. 黑色反应板、牙签、滴管等。

【实验流程】

实验流程见图3-5。

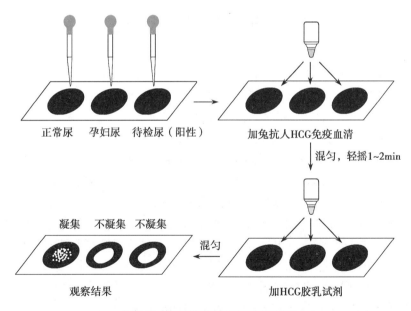

图3-5 间接凝集抑制试验流程图

【方法】

1. 在黑色反应板上取3格,分别加入待测尿、妊娠期妇女尿、正常尿(或生理盐水)各1滴(约50μl)。
2. 于每格内加入兔抗HCG免疫血清1滴,分别用牙签混匀后连续摇动1~2min。
3. 再于每格内加入HCG致敏胶乳颗粒1滴,分别用牙签混匀后,连续摇动2~3min后观察结果。

【结果判断】

正常尿或生理盐水(阴性对照),出现均匀白色细小颗粒状凝集物;妊娠期妇女尿(阳性对照)无凝集,呈均匀浑浊乳液状。否则实验无效。待测尿若为乳液状,则试验为阳性,即尿中含有 HCG;若出现细小颗粒状凝集物,则为阴性,即尿中不含 HCG。

【注意事项】

1. 待测尿以晨尿最好(HCG 含量最高),及时送检或置冰箱冷藏,冷藏超过 24h 则置 –20℃ 冻存,使用前先经 37℃ 水浴并充分混匀,标本中若含红细胞或较多蛋白和细菌污染则不宜使用。

2. 所用试剂均应保存于 4℃,切勿冻存,在有效期内使用,用前应充分摇匀。

3. 牙签不能共用,以免混淆产生错误结果。

4. 牙签混匀各孔液体时,防止相邻两格液体相混,影响结果。

5. 结果观察时若出现非均匀漂浮状白色颗粒,可能系非特异性凝集,此时应将尿液离心后取上清液重复试验或重新留尿液检测。

【思考题】

1. 何谓间接凝集抑制试验? 有何用途?

2. 在间接凝集抑制试验中,滴加兔抗 HCG 免疫血清后,为何要充分混匀 1~2min 后才能再加 HCG 致敏胶乳颗粒?

(刘　菁　骆耐香)

第四章　沉 淀 反 应

沉淀反应(precipitation reaction)指可溶性抗原与相应抗体特异性结合后,在适当的电解质存在下,经过一定时间形成沉淀物的现象。沉淀反应的抗原可以是多糖、类脂、蛋白质或它们的结合物等。与抗体相比,抗原的分子量小,单位体积内所含抗原量多,具有较大的反应面积。因此,在做定量沉淀试验时,为了不使抗原过剩而生成不可见的可溶性复合物,通常应稀释抗原。

根据沉淀反应的介质和检测方法的不同,可将其分为液相沉淀反应和凝胶内沉淀反应两种类型。液相沉淀反应(fluid phase precipitation)指可溶性抗原与相应抗体在含电解质的液体介质中,形成肉眼可见的沉淀物。液相沉淀反应又分为絮状沉淀试验、环状沉淀试验和免疫浊度测定。凝胶内沉淀反应(gel phase precipitation)是将可溶性抗原与相应抗体加入琼脂凝胶内进行扩散,两者在比例合适的位置形成肉眼可见的沉淀线或沉淀环,又称凝胶扩散(gel diffusion)。根据抗原与抗体反应的方式和特性,可将凝胶内沉淀反应分为单向琼脂扩散试验、双向琼脂扩散试验及与电泳技术结合的免疫电泳、对流免疫电泳和火箭电泳等。

20 世纪 70 年代免疫浊度法的出现,使液相内沉淀试验与现代光学仪器和自动分析技术相结合,适应了现代测定快速、微量和自动化的要求,开创了免疫化学定量测定的新纪元。

实验 6　单向免疫扩散试验
（Single Immunodiffusion Test）

【目的要求】

掌握单向免疫扩散试验的原理和用途;熟悉单向免疫扩散试验的操作方法。

【原理】

将某种特异性抗体混合于琼脂中,制成含抗体的琼脂板,再于琼脂板上打孔,并将一定量的抗原加入孔中。抗体与琼脂混合后,不会再扩散,只有孔中抗原向四周呈辐射状扩散。如抗原与已知抗体相对应,在两者比例适合处即出现由免疫复合物所形成的白色沉淀环,沉淀环的大小(直径或面积)与抗原浓度成正比。以不同浓度的标准抗原与固定浓度的抗体反应后,以沉淀环的直径作为纵坐标,以抗原浓度为横坐标可绘制标准曲线。待测抗原可在同样条件下测得沉淀环直径,然后从标准曲线中求得其含量。因此,该试验系定量试验,可用于测定血清 IgG、IgM、IgA 和补体成分的含量。

【材料】

1. 待检血清 常规取待检者静脉血,并分离血清。
2. 参考血清 冻干正常人混合血清,其中 IgG 含量为经标准标定的已知量,用以制作标准曲线。
3. 抗体 羊抗人 IgG 诊断血清。
4. 生理盐水,3% 琼脂凝胶(用生理盐水配制)。
5. 4.5cm×10cm 塑料板(40 孔酶标板的盖板)。
6. 打孔器(直径 3mm)、注射器针头、微量加样器、小试管、湿盒(盒内铺有湿纱布)、恒温箱、刻度尺、半对数坐标纸等。

【实验流程】

实验流程见图 4-1。

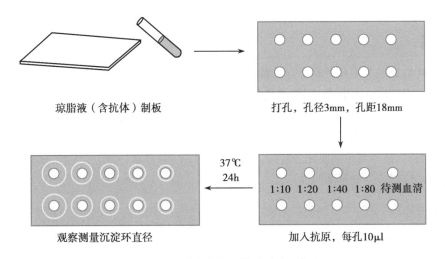

图 4-1 单向免疫扩散试验流程图

【方法】

1. 制备含抗体的琼脂凝胶板
(1) 首先确定每块板上需倒入含抗体的琼脂量;经预试验确定在此塑料板上制备厚度为 2mm 的琼脂凝胶板,需倒入含抗体琼脂 12ml。
(2) 将 3% 琼脂置沸水浴加热融化,吸取 6ml 加至试管内,置 56℃ 水浴保温。
(3) 稀释抗体:如羊抗人 IgG 诊断血清单向扩散效价为 1:120,则将 0.1ml 诊断血清加入 5.9ml 生理盐水中配成 1:60 的诊断血清稀释液,置 56℃ 水浴保温。
(4) 将上述在 56℃ 水浴保温的琼脂和已稀释好的诊断血清充分混匀,立即将此 12ml 含抗体的琼脂倾注于放在水平台上的塑料板上,待塑料板自然冷却。此时凝胶板的抗体稀释度为 1:120,琼脂浓度为 1.5%。

2. 参考血清和待测血清的稀释

(1) 稀释参考血清：每支冻干参考血清中加入蒸馏水 0.5ml 待完全溶解后，用生理盐水稀释成几个不同稀释度。如参考血清 IgG 浓度为 10mg/ml。

参考血清稀释度	1∶10	1∶20	1∶40	1∶80
IgG 浓度（mg/ml）	1	0.5	0.25	0.125

(2) 待测血清用生理盐水作 1∶40 稀释。

3. 打孔　用打孔器在琼脂板上打孔，孔径 3mm，孔间距 18mm，用注射器针头挑出孔中琼脂，务必将琼脂挑净，不可损坏孔缘。必要时，用溶化琼脂封底。

4. 加样　打孔后立即加样，如放置时间较长，孔内常有液体渗出，需吸干后再加样。用微量加样器分别吸取不同稀释度参考血清 10μl，准确地加到琼脂板孔中，每个稀释度加两个孔。用同样方法吸取 10μl 已稀释好的待测血清，加入待测孔中，每份待测血清加两个孔。

5. 扩散　将加样的琼脂板平放在湿盒中，置 37℃ 反应 24~48h，观察结果并测量沉淀环直径。

【结果判断】

1. 取出琼脂板，即可见清晰的乳白色沉淀环。用标尺精确测量各试验孔沉淀环的直径并记录。如果沉淀环不太圆，则取最大直径和最小直径的平均值。

2. 标准曲线的绘制　以所加各种浓度参考血清的沉淀环直径为横坐标，相应孔中 IgG 浓度为纵坐标，在半对数纸上绘制标准曲线。

3. 待测血清 IgG 浓度的计算　根据待测孔沉淀环的直径可从标准曲线上查得相应 IgG 浓度，乘以血清稀释倍数，即为待测血清 IgG 的实际浓度。

【注意事项】

1. 单向免疫扩散试验为定量试验，因此，对各种影响因素，如参考抗原的稀释、抗体的浓度、琼脂的质量与浓度、免疫板的厚度与均匀程度等，需要严格控制。

2. 抗体与溶化琼脂混合时，溶化琼脂的温度要控制在 56℃，温度过高会使抗体变性失活，温度过低，会使琼脂凝固，不能浇板或浇板不均匀。

3. 浇制琼脂板时，抗体与琼脂要充分混匀，浇板要均匀、平整、厚薄一致，无气泡，布满板面。

4. 每批试验均应同步绘制标准曲线。

【思考题】

1. 单向免疫扩散试验有哪些影响因素？

2. 单向免疫扩散试验为什么要设定参考血清？有何意义？

3. 琼脂板中抗体的浓度对结果有何影响？与沉淀环及试验灵敏度有何关系？

4. 单向免疫扩散试验有哪些优点和局限性？

（丁剑冰　王　松）

实验 7　双向免疫扩散试验
（Double Immunodiffusion Test）

【目的要求】

掌握双向免疫扩散试验的原理和用途；熟悉双向免疫扩散试验的操作方法。

【原理】

本试验为一种定性试验。将可溶性抗原和抗体分别加到琼脂板上相应的小孔中,使两者各自向四周扩散,如抗原与抗体相对应,两者相遇即发生特异性结合,并在比例适合处形成白色沉淀线。如果所加抗原和抗体标本中分别含有若干对抗原抗体系统,则因各种抗原的扩散系数和各对抗原-抗体间的最适比例不同,以及抗原抗体复合物所形成的沉淀线具有选择性渗透屏障作用,扩散后可以形成若干条沉淀线,一条沉淀线代表一种抗原-抗体复合物。因此,通过双向免疫扩散试验,可用已知抗体(或抗原)检测未知抗原(或抗体),以及测定抗原和抗体的纯度,但所需时间较长,灵敏度也不太高。本试验以检测血清甲胎蛋白(α-fetoprotein,AFP)为例。

【材料】

1. 1.2% 生理盐水琼脂。
2. 待检血清、肝癌患者 AFP 阳性血清(或脐带血)、健康人 AFP 阴性血清。
3. AFP 诊断血清(抗 AFP 抗体)。
4. 载玻片、琼脂板打孔器(直径 3mm)、微量加样器、吸管、搪瓷湿盒、温箱等。

【实验流程】

实验流程见图 4-2。

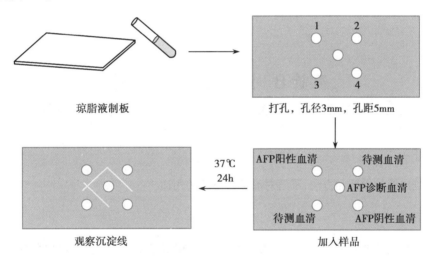

琼脂液制板　　　　　打孔,孔径3mm,孔距5mm

37℃ 24h

观察沉淀线　　　　　加入样品

图 4-2　双向免疫扩散试验流程图

【方法】

1. 琼脂板的制备　将载玻片置于水平桌面上,用 5~10ml 吸管吸取已溶化的 1.2% 生理盐水琼脂 3.5ml,浇注于载玻片上,使其自然流成水平面,厚度约 4mm。
2. 打孔　待琼脂凝固后,用打孔器打孔,孔径为 3mm,孔间距为 5mm。用大号针头挑出孔中琼脂,再以少量溶化琼脂封底。
3. 加样　用微量加样器于中央孔加入 AFP 诊断血清,周围 1、4 孔分别加入已知肝癌患者 AFP 阳性血清(阳性对照)和健康人 AFP 阴性血清(阴性对照),2、3 孔加入待检血清。
4. 扩散　将琼脂板水平放入湿盒内置 37℃ 温箱中,24h 后取出观察结果。

【结果判断】

观察中央孔与各孔间沉淀线的数目及特征。本试验 1 孔(AFP 阳性血清)与中央孔(抗 AFP 抗体)之间应出现清晰的乳白色沉淀线。2、3孔则根据与中央孔之间有无沉淀线及沉淀线的特征判断结果。在待测血清孔与中央的抗体孔之间若出现白色沉淀线,且与阳性对照沉淀线相吻合者表明待测血清中有与抗体相对应的抗原,即为AFP阳性,如出现与阳性对照成交叉的沉淀线,则是非特异性沉淀反应,仍为阴性。如图4-2所示,2孔待检血清标本为AFP阳性;3孔为阴性。

【注意事项】

1. 本试验对琼脂的要求较高,最好选用透明度高的琼脂糖,便于观察结果。
2. 浇制琼脂板时要均匀、厚薄一致,无气泡,布满载玻片。
3. 打孔时要避免水平移动,以免使琼脂与载玻片剥离和琼脂撕裂,这样将会导致加入的样品沿琼脂底部或裂缝散开。
4. 加样时应避免产生气泡或加至孔外,以保证结果的可靠性。
5. 加样时抗体、阳性血清、阴性血清及每份待检标本应更换吸头,以免混淆,影响试验结果。
6. 反应时间要适宜,时间过长,沉淀线可解离而导致假阴性,时间过短,则沉淀线不出现或不清楚。
7. 试验前应做预试验,确定抗体的稀释度。

【思考题】

1. 记录并解释你的试验结果。
2. 在双向免疫扩散试验中,为什么抗原与抗体要给予不同的稀释、选择适当的浓度?
3. 双向免疫扩散试验可用于哪些方面?请举例说明。

(朱轶晴)

实验8 对流免疫电泳试验
(Counter Immunoelectrophoresis Test)

【目的要求】

熟悉对流免疫电泳的原理和方法;了解对流免疫电泳的用途。

【原理】

带电的胶体颗粒可在电场中移动,移动方向与胶体颗粒所带电荷有关,这种现象为电泳。在双向扩散基础上加电泳的方法,称对流免疫电泳。在pH 8.6的缓冲液中,多数蛋白质抗原带负电荷,故在电场力的作用下由阴极向阳极移动;而抗体大部分属γ球蛋白,等电点较高,只带微弱的负电荷,且分子量较大,电泳速度较慢,在电场中由于电渗力的作用而倒向阴极,于是抗原与抗体在琼脂两孔间相遇时,在两者比例适当处形成白色沉淀线。由于抗原、抗体在电场中定向移动,限制了抗原、抗体的多方向自由扩散的倾向,因而提高了试验的敏感度,一般沉淀线达到最大强度需30~90min,故可用于定性鉴别抗原、抗体,或用于快速诊断,但不能定量。本试验以检测乙型肝炎表面抗原(hepatitis B virus surface antigen, HBsAg)为例。

【材料】

1. 巴比妥缓冲液(0.05mol/L pH 8.6)。
2. 待检血清、乙肝患者HBsAg阳性血清、健康人HBsAg阴性血清。
3. HBsAg诊断血清。
4. 电泳仪、电泳槽、琼脂板打孔器(直径3mm)、载玻片、微量加样器、吸管等。

【实验流程】

实验流程见图 4-3。

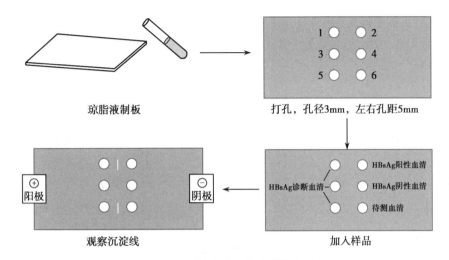

琼脂液制板

打孔，孔径3mm，左右孔距5mm

1 ○ ○ 2
3 ○ ○ 4
5 ○ ○ 6

加入样品

○ HBsAg阳性血清
HBsAg诊断血清 —○   ○ HBsAg阴性血清
○ 待测血清

观察沉淀线

⊕ 阳极   ⊖ 阴极

图 4-3 对流免疫电泳实验流程图

【方法】

1. 琼脂板的制备 用 0.025mol/L pH 8.6 巴比妥缓冲液配制 1.5% 琼脂。水浴加热溶化琼脂，用吸管吸取 3.5ml 浇注于洁净载玻片上，制成厚薄均匀的琼脂板。

2. 打孔 待琼脂凝固后用打孔器打三对孔。孔径 3mm，孔间距 5mm，孔底补以少量琼脂，或用酒精灯小心烘烤琼脂板背面玻璃，使琼脂与玻璃板贴紧。

3. 加样 分别于抗体侧(阳极端)1、3、5 孔内加入 HBsAg 诊断血清 10μl，于抗原侧(阴极端)2 孔内加入已知乙肝患者 HBsAg 阳性血清，于 4 孔内加入健康人 HBsAg 阴性血清，于 6 孔内加入待检血清。

4. 电泳 将加好样品的琼脂板置于电泳槽上，抗原侧置阴极端，抗体侧置阳极端。琼脂板两端分别用四层湿纱布(或滤纸)与 0.05mol/L、pH 8.6 的巴比妥缓冲液相连。接通电源，控制电流强度在 4mA/cm 宽(载玻片 2.5cm，应控制电流于 10mA)，端电压 4~6V/cm 长，电泳 45~60min。电泳毕，关闭电源，取出琼脂板，观察结果。

【结果判断】

观察两孔间抗原抗体复合物形成的白色沉淀线。本试验 1、2 孔间出现一条白色沉淀线，待检孔与抗体孔(5 与 6 孔)之间出现沉淀线为 HBsAg 阳性，否则为 HBsAg 阴性。若沉淀线不够清晰，可在 37℃放置数小时，以增强线条清晰度。

【注意事项】

1. 加样时注意不要溢出孔外和产生气泡。

2. 电泳时，要注意抗原端、抗体端的正负极，如果电极接反，两孔之间将不会出现沉淀线，无法判断结果。

3. 电泳时间随着孔间距的增大，需要适当延长。

4. 对流免疫电泳测定的灵敏度较双向免疫扩散试验高，但由于电泳时，缓冲液的离子强度、pH、电场强度和电泳时间等因素的影响，有时可能出现假阳性反应。

5. 抗原、抗体比例必须适合，否则常因抗原相对过量而导致假阴性。通常需将抗原适当稀释以提高阳性检出率。

【思考题】

1. 记录和分析你的试验结果。
2. 电泳时,为什么抗原侧置于阴极端,而抗体侧置于阳极端?
3. 结果出现假阳性、假阴性,可能见于哪些原因?

(朱轶晴)

实验 9　火箭免疫电泳试验
（Rocket Immunoelectrophoresis Test）
（示教）

【目的要求】

了解火箭免疫电泳的原理和用途。

【原理】

火箭免疫电泳是将单向免疫扩散和电泳相结合的一种定量检测技术。在含抗体的琼脂板一端打孔,加入待测抗原,将加好样的琼脂板置于电泳槽上,抗原侧置于阴极端。电泳时,含于琼脂中的抗体不发生移动,而在电场的作用下样品中的抗原向阳极移动,当抗原与抗体分子达到适当比例时,形成免疫复合物沉淀。随着抗原移动的减少,沉淀逐渐减少,形成峰状的沉淀区,状似火箭,峰的高度与样品中的抗原浓度成正相关。因此当琼脂中抗体浓度固定时,以不同稀释度标准抗原电泳后形成的沉淀峰高度(或面积)为纵坐标,抗原浓度为横坐标,可绘制标准曲线,再根据样品的沉淀峰高度(或面积)即可计算出待测标本中的抗原含量。火箭免疫电泳主要用于可溶性抗原蛋白的检测,如 Ig 的定量检测、补体 C3 及其裂解产物的检测以及 AFP 的检测等,敏感性高,时间快。本试验以检测血清 IgG 为例。

【实验流程】

实验流程见图 4-4。

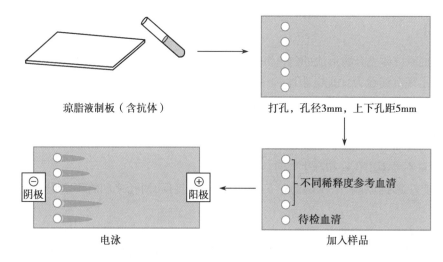

琼脂液制板（含抗体）　　　　打孔，孔径3mm，上下孔距5mm

不同稀释度参考血清

待检血清

阴极　　　阳极

电泳　　　　　　加入样品

图 4-4　火箭免疫电泳流程图

【材料】

1. 4.5cm × 10cm 塑料板(40 孔酶标板的盖板)、巴比妥缓冲液(0.05mol/L pH 8.6)。

2. 待检血清、羊抗人 IgG 诊断血清。

3. 参考血清 冻干正常人混合血清,其中 IgG 含量为经标准标定的已知量,用以制作标准曲线。

4. 电泳仪、电泳槽、琼脂板打孔器(直径 3mm)、注射器针头、微量加样器、吸管、试管、半对数坐标纸等。

【方法】

1. 抗血清 - 琼脂板的制备

(1) 首先确定每块塑料板上需倒入含抗体的琼脂量,经预试验确定在此板上制备厚度为 2mm 的琼脂凝胶板,需倒入含抗体琼脂 12ml。

(2) 将用 0.05mol/L pH 8.6 巴比妥缓冲液配制好的 3% 琼脂置沸水浴加热溶化,吸取 6ml 加至试管内,置 56℃水浴保温。

(3) 稀释羊抗人 IgG 诊断血清,吸取 6ml 加至试管内,置 56℃水浴保温。

(4) 将上述在 56℃水浴保温的琼脂和已稀释好的诊断血清充分混匀,立即将此 12ml 含抗体的琼脂倾注于放在水平台上的塑料板上,待塑料板冷却琼脂凝固。

2. 参考血清和待测血清的稀释

(1) 稀释参考血清:每支冻干参考血清中加入蒸馏水 0.5ml 待完全溶解后,用生理盐水稀释成几个不同稀释度。

(2) 待测血清用生理盐水作稀释。

3. 打孔 用打孔器在琼脂板上距一短边 10mm 处打孔一排,孔径 3mm,孔间距 5mm,用注射器针头挑出孔中琼脂,必要时用溶化琼脂封底。

4. 加样 打孔后立即加样,用微量加样器分别吸取各种稀释度参考血清准确地加到琼脂板孔中以作为对照,用同样方法吸取已稀释好的待测血清加到琼脂板孔中。

5. 电泳 将加好样品的琼脂板置于电泳槽上,打孔侧置阴极端。琼脂板两端分别用四层湿纱布(或滤纸)与 0.05mol/L pH 8.6 的巴比妥缓冲液相连。接通电源,端电压 4~6V/cm 长,电泳 45~60min。电泳毕,关闭电源,取出琼脂板,观察结果。

【结果判断】

1. 取出琼脂板,即可见轮廓清晰的火箭状沉淀峰,前端尖窄而闭合。

2. 标准曲线的绘制 以抗原孔中心为起点,用标尺精确测量出各火箭状沉淀峰的高度(或面积)并记录。以不同稀释度参考血清电泳后形成的沉淀峰高度(或面积)为纵坐标,参考血清浓度为横坐标,在半对数纸上绘制出标准曲线。

3. 待检血清 IgG 含量的计算 根据待检血清所形成的沉淀峰的高度(或面积),从标准曲线中查出相应的 Ig 含量,乘以待检血清稀释倍数,即为待测血清中 IgG 的实际含量。

【注意事项】

1. 该试验为定量试验,对各种影响因素,如参考血清的稀释、抗体的浓度、琼脂的质量与浓度、免疫板的厚度与均匀程度等,必须严格控制。

2. 诊断血清与溶化琼脂混合时,溶化琼脂的温度要控制在 56℃,温度过高会使抗体变性失活,温度过低,会使琼脂凝固,不能浇板或浇板不均匀。

3. 浇制琼脂板时,诊断血清与琼脂要充分混匀,浇板要均匀、平整、厚薄一致,无气泡,布满板面。

4. 打孔时务必将琼脂挑净,不可损坏孔缘。打孔后立即加样,如放置时间较长,孔内常有液体渗出,需吸干后再加样。加样时注意不要溢出孔外和产生气泡。

　　5. 抗原抗体的用量要进行预试。

　　6. 电泳时间要根据峰的形成情况而定。

【思考题】

　　1. 记录和分析试验结果。

　　2. 电泳时,为什么抗原侧置于阴极端?

　　3. 火箭免疫电泳试验有哪些影响因素?

　　4. 火箭免疫电泳试验为什么要设定参考血清? 有何意义?

　　5. 琼脂板中抗体的浓度对结果有何影响? 与沉淀峰的高度(或面积)及试验灵敏度有何关系?

(朱轶晴)

第五章　补体参与的反应

　　补体由 30 余种蛋白质组成。在某些病理情况下,血清补体含量和功能可发生变化,因此,临床上动态观察血清总补体活性和补体各成分的变化,对某些疾病的诊断、预后判断等具有一定意义。补体必须在被激活物激活后,才能发挥其生物学作用。体外反映补体功能的实验方法有多种,常用的有补体的溶血反应、血清总补体活性测定和补体依赖的微量细胞毒试验。

实验 10　补体的溶血反应
（Hemolytic Reaction by Complement）

【目的要求】

掌握补体溶血反应的原理,熟悉补体溶血反应的操作。

【原理】

作为抗原的红细胞与其相应的抗体(IgM 类或 IgG1、IgG2、IgG3 亚类)结合后,可经经典途径激活补体而致红细胞溶解,称补体的溶血反应。

【材料】

　　1. 抗原　2%SRBC 生理盐水悬液。

　　2. 抗 SRBC 抗体(溶血素)　用 SRBC 多次免疫异种动物(如家兔)产生的主要含 IgG 类(包括 IgG1、IgG2 和 IgG3 亚类)特异性抗体的抗血清,用生理盐水稀释成实验所需的浓度。

　　3. 补体　豚鼠新鲜血清,用生理盐水稀释成实验所需的浓度。

　　4. 其他　生理盐水、试管架、试管、吸管、恒温水浴箱等。

【实验流程】

实验流程见图 5-1。

【方法】

　　1. 取 4 支小试管,标管号后按表 5-1 所示加入各成分。

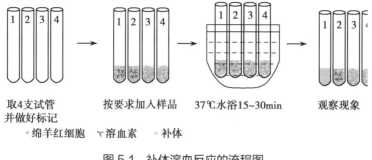

取4支试管　　　　　按要求加入样品　　37℃水浴15~30min　　观察现象
并做好标记

○绵羊红细胞　　ㄟ溶血素　　补体

图 5-1　补体溶血反应的流程图

表 5-1　补体溶血反应各管加入的成分和量

管号	2% SRBC 悬液 /ml	溶血素 /ml	补体 /ml	生理盐水 /ml
1	0.25	0.25	0.25	0.25
2	0.25	0.25	—	0.5
3	0.25	—	0.25	0.5
4	0.25	—	—	0.75

2. 将上述 4 支试管放入 37℃水浴箱内,15~30min 后观察并记录结果。

【结果判断】

1. 管内液体呈透明深红色为发生溶血反应。
2. 管内液体呈浑浊浅红色为未发生溶血反应。

【注意事项】

1. 取样品的吸管不可混用;加样力求准确。
2. SRBC 吹匀后再加。
3. 补体稳定性差,温度、pH、连续吹打等都使活性下降,所以置于冰浴中,用时再取;加入补体后轻轻吹打。
4. 放入、取出水浴箱时避免水滴入自己或他人试管中。

【思考题】

1. 试述补体溶血反应的原理。
2. 用所学知识分析补体溶血反应试验中各反应管出现的现象,并解释其原因。
3. 在临床上,如错将 B 型血输给 A 型的人,将会发生什么反应? 与本实验有何异同? 为什么?

(李全海)

实验 11　血清总补体活性测定
（Assay for Total Complement Activity in Serum）

【目的要求】

掌握血清总补体活性测定的原理,了解血清总补体活性测定的方法和用途。

【原理】

血清总补体活性测定通常采用50% SRBC补体溶血(complement hemolysis 50%,CH50)法。其原理:在体外反应体系中,SRBC与相应抗体(溶血素)特异性结合,成为抗原抗体复合物,再加入待测血清。抗原抗体复合物通过经典途径激活待测血清中的补体,导致SRBC发生溶血,其溶血程度与血清补体的含量及功能呈正相关。因此,当反应体系中SRBC浓度恒定时,根据溶血程度可以判定参与经典途径的血清总补体活性。CH50法对于补体经典激活途径中任何组分的减少、缺乏或者失活都十分敏感。

补体含量与溶血程度之间并非成直线正相关关系,而呈S曲线。溶血程度在30%~70%成近似直线关系,故通常采用CH50作为反应的判定终点。判定终点的补体活性为1个"CH50单位",即1CH50U。它能较为准确地反映血清总补体活性。补体活性正常参考范围:50~100 CH50U/ml。

【材料】

1. 2%SRBC悬液 新鲜脱胶原纤维绵羊血或阿氏液保存的SRBC,以10倍体积生理盐水洗3次,每次1 500g/min,离心5min,弃上清液;沉淀细胞以生理盐水重悬为2%SRBC悬液。

2. 溶血素 抗羊红细胞免疫血清以生理盐水稀释成2单位(如血清溶血效价为1:4 000,则稀释成1:2 000)。

3. 1%致敏SRBC悬液 取2单位溶血素与等量2%SRBC混合,30℃水浴30min后可使用(可以4℃保存过夜)。

4. 50%溶血标准管的配制 取2%SRBC悬液10ml,置刻度离心管内,1 500g/min,离心10min;弃上清液后加蒸馏水至9.5ml,使其全部溶血,加0.5ml 17%缓冲盐水(NaCl 17g,Na$_2$HPO$_4$ 1.13g,KH$_2$PO$_4$ 0.27g,溶于100ml蒸馏水)混匀,恢复等渗。取0.1ml加2%SRBC悬液0.1ml和生理盐水0.8ml混合,1 500g/min,离心5min,其上清液即为50%溶血标准管。

5. 待检血清 取2h内新鲜分离的豚鼠血清,应避免溶血、污染和乳糜。

6. 其他 生理盐水、试管、吸管、恒温水浴箱等。

【实验流程】

实验流程见图5-2。

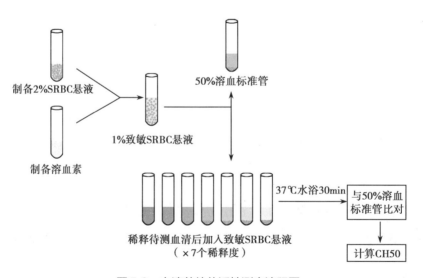

图5-2 血清总补体活性测定流程图

【方法】

1. 取 7 支洁净干燥的试管编号后排于试管架上。

2. 稀释待检血清　另取一试管加入 0.2ml 待检血清和 1.8ml 生理盐水混匀即为 1∶10 稀释,吸出 0.5ml 放入第 1 管。剩余的 1.5ml 与 1.5ml 生理盐水混匀为 1∶20 稀释,吸出 0.5ml 放入第 2 管。余下的 2.5ml 加 2.5ml 生理盐水混匀为 1∶40 稀释,将之按表 5-2 所示量分别加入第 3~7 管中。

3. 按表 5-2 所示量在相应试管中再加入其他成分,振荡混匀,37℃水浴 30min。

4. 将上述各反应管,经 1 500g/min 离心 5min 后,与 50% 标准溶血管进行比较,判断结果(或 540nm 检测吸光度)。

表 5-2　血清总补体活性测定各管加入的成分和量

试管号		1	2	3	4	5	6	7
稀释血清 /ml	1∶10	0.5						
	1∶20		0.5					
	1∶40			0.5	0.4	0.3	0.25	0.2
生理盐水 /ml		0.1	0.1	0.1	0.2	0.3	0.35	0.4
1% 致敏羊红细胞 /ml		0.4	0.4	0.4	0.4	0.4	0.4	0.4
37℃水浴 30min								
结果(单位)		20	40	80	100	133	160	200

【结果判断】

取上述离心后的各反应管与 50% 溶血标准管进行比较,可以用目测法或 540nm 检测光密度(OD_{540})。以溶血程度或 OD_{540} 与标准管最相近的待检血清最高稀释管作为终点判定管,待检血清的总补体活性的计算公式为(也可以根据 OD_{540} 制作溶血曲线以获得更准确的补体活性结果)

$$\text{血清总补体活性}(CH50U/ml) = \frac{1}{\text{血清用量的毫升数}} \times \text{血清稀释倍数}$$

如第 4 管是与 50% 溶血标准管相同的待检血清最高稀释管,其血清稀释倍数为 40,用量为 0.4ml,则该被检者血清总补体活性为

$$(0.4)^{-1} \times 40 = 100 \ CH50U/ml。$$

【注意事项】

1. 待检血清一定要新鲜,不能长时间暴露在室温中,并进行准确稀释。
2. 制备 50% 溶血标准管的 SRBC 要与试验用 SRBC 为同一批。
3. 每批溶血素用时都要准确滴定效价。
4. 实验用玻璃器皿一定要洁净干燥,任何一点酸、碱或其他污染,均可影响结果。
5. 为保证结果的准确可靠,采用已知 CH50 的血清标准品进行同期质量控制。

【思考题】

1. 血清总补体活性测定的原理和用途是什么?
2. 实验操作中应注意哪些事项? 为什么?
3. 补体的溶血活性为什么以 50% 溶血程度作为判定反应标准,而不用 100% 溶血程度?

4. 测定血清总补体活性为什么能反映待检者补体的量和功能?

(王　佳)

第六章　免疫标记技术

免疫标记技术(immunolabelling technique)指用荧光素、放射性核素、酶、铁蛋白、胶体金及化学(或生物)发光剂等作为示踪物,标记抗体或抗原进行的抗原 - 抗体反应。借助于荧光显微镜、射线测量仪、酶标检测仪和发光免疫测定仪等精密仪器,对结果直接观察或进行自动化测定,可以在细胞、亚细胞、超微结构及分子水平上,对抗原 - 抗体反应进行定性和定位研究;或应用液相和固相免疫分析方法,对体液中的半抗原、抗原或抗体进行定性和定量测定。免疫标记技术可快速进行定性或定量甚至定位检测,是目前应用最广泛的免疫学检测技术之一。根据所用标记物的种类和检测方法不同,免疫标记技术分为免疫荧光技术、放射免疫技术、免疫酶技术、免疫电镜技术、免疫胶体金技术和发光免疫测定等。

实验 12　酶联免疫吸附试验
(Enzyme Linked Immunosorbent Assay,ELISA)

【目的要求】

掌握酶联免疫吸附试验的原理及其用途;熟悉双抗体夹心法及间接法的操作步骤。

【原理】

酶联免疫吸附试验(ELISA)是目前应用最广泛的免疫酶标记技术,是将抗原抗体的特异性反应与酶对底物的高效催化作用相结合的一种敏感性很高的技术,用于定量、定性检测体液中微量的特异性抗原或抗体,临床常用来检测乙肝病毒抗原、HIV 抗体和细胞因子等。首先,抗原、抗体的特异性结合反应在一种固相载体表面——聚苯乙烯微量板孔内进行,通过洗涤去除多余的游离反应物;然后加入酶标记的抗体或酶标记的抗抗体,从而形成抗体 - 抗原 - 酶标抗体复合物(双抗体夹心法)或抗原 - 抗体 - 酶标抗抗体复合物(间接法);随后加入底物和显色剂,在酶催化底物后,液体呈现显色反应。颜色的强弱与待检抗原或抗体的量成正比,借此可定性或定量检测待测抗原或抗体。该技术的特点是敏感性高,特异性强,操作简易,结果容易观察。

ELISA 的测定方法包括双抗体夹心法、间接法、竞争法和生物素 - 亲和素(biotin-avidin system,BAS)法,其中双抗体夹心法是抗原定量检测最常用的方法,而间接法则是检测抗体最常用的方法。本实验阐述双抗体夹心法及间接法。

【材料】

1. 包被缓冲液　0.05mol/L pH 9.6 碳酸盐缓冲液。
2. 封闭液(5% 脱脂乳 -PBS 溶液,pH 7.4)　取 50g 脱脂乳加入 0.02mol/L pH 7.4 PBS 至 1 000ml。
3. 洗涤缓冲液　0.02mol/L pH 7.4 Tris-HCl-0.1% 吐温 -20(Tween-20)。
4. 稀释液　pH 7.4 PBS-0.1% 吐温 -20。
5. 底物缓冲液　pH 5.0 磷酸 - 柠檬酸缓冲液。
6. 终止液　2mol/L H_2SO_4 溶液。
7. 待测抗原或抗体　各实验室根据实际情况确定。
8. 辣根过氧化物酶(HRP)标记抗体。

9. HRP 底物液 常用肿瘤突变负荷(TMB)-过氧化氢尿素溶液,底物液 A 和底物液 B 均有商品成套出售。

10. 阴性对照和阳性对照。

11. 器材 聚苯乙烯塑料板(简称酶标板)96 孔或 48 孔、酶标仪、4℃冰箱、37℃温箱、50μl 及 100μl 加样器、塑料吸头、吸水纸、小烧杯、玻璃棒、试管、吸管和量筒等。

【实验流程】

(一) 双抗体夹心法

双抗体夹心法流程见图 6-1。

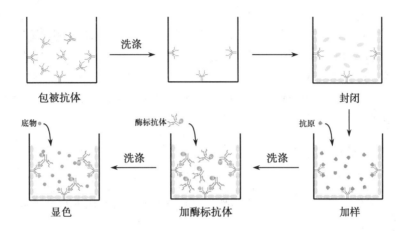

图 6-1 双抗体夹心法流程图

(二) 间接法

间接法流程见图 6-2。

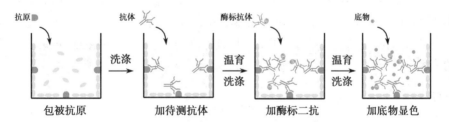

图 6-2 间接法流程图

【方法】

(一) 双抗体夹心法——检测未知抗原

双抗体夹心法是检测抗原最常用的方法,操作步骤如下:

1. 包被 用包被缓冲液将抗体稀释至 1~10mg/L。加入 96 孔酶标反应板,每孔 100μl,4℃过夜。

2. 封闭 次日弃去孔内液体,用 PBS-吐温-20 洗液洗板,1 次,3min;然后加封闭液 200μl/孔,37℃封闭 1~1.5h。结束后洗涤 3 次,每次 3min。

3. 加样 加入待测样品,每孔 100μl,同时设空白对照、阴性对照和阳性对照。37℃孵育 1h。弃去孔内液体,洗涤 3 次,每次 3min。

4. 加酶标抗体 于各反应孔中加入用样本稀释液稀释的酶标抗体(现用现配),每孔 100μl,37℃孵育 30~45min。弃去孔内液体,洗涤 3 次,每次 3min。

5. 加底物液显色 每孔加入底物液(现用现配)100μl,37℃避光反应 10~20min。

6. 终止反应 每孔加入终止液 50μl 终止反应,在单波长 450nm 或双波长 450nm/630nm 下,用空白孔校零,再读取各孔 OD 值(20min 内完成)。

(二)间接法——检测未知抗体

间接法是检测抗体最常用的方法,其原理为利用酶标记的抗抗体以检测已与固相结合的受检抗体,故称间接法。操作步骤如下:

1. 包被　用包被缓冲液将已知抗原稀释至一定浓度后,加入 96 孔酶标反应板,每孔 100μl,4℃过夜。

2. 封闭　次日弃去孔内液体,用 PBS- 吐温 -20 洗液洗板,1 次,3min;然后加封闭液 200μl/ 孔,37℃封闭 1~1.5h。结束后洗涤 3 次,每次 3min。

3. 加样　加入待检测样品,每孔 100μl,同时设空白对照、阴性对照和阳性对照。37℃孵育 1h。弃去孔内液体,洗涤 3 次,每次 3min。

4. 加酶标抗抗体　于各反应孔中加入用样本稀释液稀释的酶标抗抗体(现用现配),每孔 100μl,37℃孵育,30~45min。弃去孔内液体,洗涤 3 次,每次 3min。

5. 加底物液显色　每孔加入底物液(现用现配)100μl,37℃避光反应 10~20min。

6. 终止反应　每孔加入终止液 50μl 终止反应,在单波长 450nm 或双波长 450nm/630nm 下,用空白孔校零,再读取各孔 OD 值(20min 内完成)。

【结果判断】

1. 定性测定

(1)目测:于白色背景上,直接用肉眼观察结果:反应孔内颜色越深,阳性程度越强,阴性反应为无色或极浅,根据所呈颜色的深浅,以 "+" "–" 号表示。

(2)酶标仪测定:在酶标仪上于波长 450nm 处,以空白孔调零后测各孔 OD 值,先读出标本(sample,S)、阳性对照(P)和阴性对照(N)的吸光值,然后计算标本(S)/ 阴性对照(N)比值,当 S/N>2.1 时,判定为阳性。

2. 定量测定　在相同的条件下进行检测,以一系列不同稀释浓度参考标准品在相同的检测值制作标准曲线。绘制曲线时常用半对数值,以标准品的浓度为横坐标,以 OD 值为纵坐标,将各浓度的值逐点连接,所得曲线一般呈 S 形,即为标准曲线。通过标准曲线可查得待测样本稀释后的浓度,再乘以稀释倍数,即得待测样品真实的浓度。

【注意事项】

1. 标本的采取和保存　可用 ELISA 测定的标本十分广泛,体液(如血清)、分泌物(唾液)和排泄物(如尿液、粪便)等均可作标本以测定其中某种抗体或抗原成分。血清是最常用的检测标本。可按常规方法采集,应注意避免溶血,以减低非特异性显色。另外,血清标本宜在新鲜时检测,以防被细菌污染产生假阳性反应。不能及时检测的血清标本应分装并冰冻或低温 –20℃保存。

2. 试剂的准备　按实验要求准备所需试剂。ELISA 所用的蒸馏水或去离子水应为新鲜和高质量的。从冰箱中取出的试剂应待其温度与室温平衡后使用。

3. 加样　应将所加物加在 ELISA 板孔的底部,并注意不可溅出,不可产生气泡。

4. 洗板　每次洗液加入后,应静置 1min 使清洗更加彻底,末次洗板尽量将液体甩干。洗液全部加完后,可将酶标板在桌子上平行轻轻晃动 30s,混匀液体。

5. 显色　底物有毒性,现用现配,终止液对皮肤有腐蚀性,尽量避免接触。不同的显色系统对应不同的光吸收值。

6. 比色　比色前应先用洁净的吸水纸拭干板底附着的液体,然后将板正确放入酶标仪的比色架中。比色时应先以蒸馏水校零点,测读底物孔(未经任何反应仅加底物液的孔)和空白孔(以生理盐水或稀释液代替标本作全过程的孔),以记录本次试验的试剂状况。

【思考题】

1. 简述 ELISA 的双抗体夹心法与间接法的原理及两者的区别。

2. ELISA 中,封闭这一步骤是否可以省略,其目的及意义何在?

3. ELSIA 操作过程中应注意哪些事项?

(任　欢　鞠环宇)

实验 13　免疫荧光技术
(Immunofluorescence Technique)

荧光素是一种通过吸收激发光产生荧光、可并作为染料使用的有机化合物。荧光素的种类很多,目前常用的标记抗体的荧光素主要有异硫氰酸荧光素(FITC)、四乙基罗丹明(RB200)、四甲基异硫氰酸罗丹明(TRITC)及酶作用后产生荧光的物质。免疫荧光技术是以荧光素作为标记物,与已知抗体(或抗原)结合,然后将荧光素标记的抗体作为诊断试剂,用于检测和鉴定未知的抗原。在荧光显微镜下,可以直接观察呈现特异荧光的抗原抗体复合物及其存在部位。该技术敏感性高,特异性强,操作简易,结果易于观察。在实际工作中,由于用荧光素标记抗体检查抗原的方法较为常用,所以也称荧光抗体技术。根据参与成分和反应的程序不同进一步分为直接法、间接法、补体法、双标记法、活细胞免疫荧光法等,本试验以间接法为例,介绍免疫荧光技术。

【目的要求】

熟悉免疫荧光技术的原理和类型;掌握间接法的原理和操作方法。

【原理】

系统性红斑狼疮(自身免疫性疾病)患者血清中可出现多种抗细胞核成分的自身抗体称为抗核抗体(antinuclear antibody,ANA),检测血清中 ANA,可协助诊断疾病。以大白鼠肝细胞核作为抗原,加入待检患者血清,若待检血清中有 ANA(第一抗体),则 ANA 可与肝细胞核抗原结合。再加入 FITC 标记的抗人 IgG 抗体(第二抗体),可形成抗原 -ANA-FITC 标记抗体复合物,在荧光显微镜下可见细胞核显示黄绿色特异荧光。由于人喉表皮样癌细胞(Hep-2)细胞具有人源性、细胞核大、分裂期细胞多和可大批量培养等特点,近年来许多实验室用 Hep-2 细胞作为细胞核抗原。当然,单个细胞不可能替代组织切片,所以大鼠肝组织切片仍继续用于自身 ANA 的检测。

【材料】

1. 待检血清　患者血清。

2. 阳性血清　用已知 ANA 阳性血清作为对照。

3. 阴性血清　用正常人血清作为对照。

4. 大白鼠肝组织切片或印片,也可用 Hep-2 细胞涂片。

5. FITC 标记的羊抗人 IgG 抗体　用 0.01mol/L pH 7.4 PBS 稀释至应用浓度。

6. 丙酮固定液。

7. 0.01mol/L pH 7.4 PBS。

8. 甘油缓冲液　9 份优质甘油加 1 份 0.5mol/L pH 9.0~9.5 的碳酸盐缓冲液。

9. 器材　荧光显微镜、温箱、微量加样器、试管、玻片、搪瓷方盒等。

【实验流程】

实验流程见图 6-3。

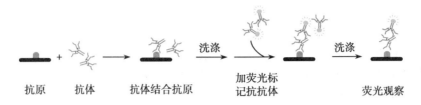

图6-3 免疫荧光技术流程图

【方法】

1. 将大白鼠肝冰冻切片浸于丙酮中固定5min,再用PBS漂洗3次,每次3min,取出晾干,-20℃保存备用。

2. 用PBS稀释待检血清,使成1:5、1:10、1:20……1:1 280。

3. 将不同稀释度的患者血清,阳性血清,阴性血清各10μl分别加入鼠肝切片上,放湿盒内,置37℃孵育30min。

4. 用PBS洗去切片上未结合的待检血清,然后再用PBS漂洗3次,每次3min,晾干。

5. 分别滴加适当稀释的FITC标记的羊抗人IgG抗体(现用现配,1:10)。放湿盒内,置37℃孵育30min。用PBS漂洗3次,取出晾干。

6. 于玻片上滴加甘油缓冲液,加盖玻片后荧光镜检。

【结果判断】

荧光显微镜所观察到的物象,主要以两个指标判断结果:一个是形态学特征;另一个是荧光的亮度。在结果的判定中,必须将两者结合起来,综合判定。

荧光强度的表示方法:

+++ ~ ++++:荧光闪亮,呈明显的亮绿色。

++　　　　:荧光明亮,呈黄绿色。

+　　　　 :荧光较弱,但清楚可见。

±　　　　 :极弱的可疑荧光。

-　　　　 :无荧光。

另外,也可用图像分析仪进行定量或半定量测定。

【注意事项】

1. 防止荧光淬灭　由于荧光色素和蛋白质分子的稳定性都是相对的,随着保存时间的延长,在各种条件影响下,标记蛋白可能变性解离,失去其应有的亮度和特异性,给标本的检测带来一定的困难,所以:①荧光标记抗体的稀释度一般不超过1:20;②加荧光抗体时应注意避光;③在标本进行荧光染色之后应立即观察,一般在1h内完成。

2. 保存　采取以下几种方法:①固定标本片后低温保存,随用随染。②染色片采取优质封固剂,如特别的荧光封固剂(fluormount)或碱性优质纯甘油封固剂等封固,这些封固剂能防止荧光激发。③封固后尽量低温保存。④可以采用照相保存照片。

3. 加样　加入的血清及荧光抗体应完全覆盖切片抗原位置,组织之间所加液体不可混淆,不可产生气泡。

4. 洗板　每次洗涤应静置3min使清洗更加彻底,洗液全部加完后,可将洗缸放在水平摇床上轻轻摇动30s,以充分去除游离抗体。末次洗涤尽量将水甩干。

5. 对照　在标本染色的同时应设置阳性对照和阴性对照,并注意特异性荧光与非特异性荧光的鉴别。

【思考题】

1. 简述免疫荧光标记检测的原理。

2. 哪种免疫标记技术检测抗原在组织的定位最为常用？其实验原理如何？试验步骤有哪些？

3. 免疫荧光标记检测时，为什么应设各种对照？

（任　欢　杨金凤）

实验 14　免疫胶体金标记技术
（Immune Colloidal Gold Technique）

免疫胶体金技术是用胶体金颗粒标记已知抗体或抗原，检测标本中未知抗原或抗体的技术，通过胶体金标记物的显色（红色），达到检测目的。胶体金是氯金酸（$HAuCl_4$）在还原剂作用下，聚合成一定大小的金颗粒而形成的带负电的疏水胶溶液。金粒子对蛋白质有很强的吸附作用，可以与免疫球蛋白、葡萄球菌A蛋白、毒素、糖蛋白、酶、抗生素、激素等非共价结合，即金标记。金颗粒具有高电子密度的特性，当这些标记物在相应的配体处大量聚集时，肉眼可见红色或粉红色斑点，通常用于定性或半定量的快速免疫检测。这一反应也可以通过银颗粒的沉积被放大，称免疫金 - 银染色（IGSS）。

免疫胶体金技术具有简便、快速（数分钟可得出结果）、不需仪器设备、操作人员不需特殊训练、试剂稳定、适用于单份测定等优点，因此，临床广泛应用于病原菌、毒品类药物、激素和某些肿瘤标志物的检测。

免疫胶体金技术可大致分为液相胶体金标记技术和固相胶体金标记技术。常用的固相免疫胶体金标记技术有斑点金免疫渗滤试验（dot-immunogold filtration assay，DIGFA）和斑点金免疫层析试验（dot-immunogold chromatographic assay，DIGCA），其原理是以微孔膜（常用硝酸纤维素膜，即 NC 膜）为固相载体，包被已知抗原或抗体，加入待测样本后，经微孔膜渗滤作用或毛细管虹吸作用使样本中的抗体或抗原与膜上包被的抗原或抗体结合，再通过胶体金标记物与之反应形成肉眼可见的显色结果。

一、斑点金免疫渗滤试验

斑点金免疫渗滤试验（DIGFA）又称滴金免疫法，该法是将抗原或抗体点加在固相载体硝酸纤维素（NC）膜上，制成抗原或抗体包被的微孔滤膜并贴置于吸水材料上，依次在膜上滴加样品、免疫胶体金及洗涤液等试剂并与 NC 膜上的相应抗原或抗体发生反应，起到亲和层析的浓缩作用，达到快速检测的目的。抗原 - 抗体反应后形成大分子胶体金复合物，在膜上呈现红色斑点为阳性结果。

渗滤装置为一塑料小盒（4cm×3cm×0.6cm），分为底、盖两层，盖的中央有一个直径 0.5cm 的小孔，盖孔下，紧贴垫料放置一片 NC 膜。盒底充填吸水性较强的垫料。在孔中的 NC 膜上点加 1~2ml 特异性抗体（一抗）或抗原，室温自然干燥，保存于放干燥剂的密封塑料袋中备用。

DIGFA 可分间接法和夹心法。间接法测抗体：固定于膜上的特异性抗原 + 标本中的相应抗体 + 金标记的抗抗体。夹心法测抗原：固定于膜上的多克隆抗体 + 标本中待测抗原 + 金标记的特异性单克隆抗体显色。下面以双抗体夹心法测定人尿中人绒毛膜促性腺激素（human chorionic gonadotropin，HCG）为例介绍 DIGFA 的测定过程。

【目的要求】

掌握金标记技术的基本原理；熟悉斑点金免疫渗滤试验检测早期妊娠的原理和方法。

【原理】

选取两个抗 HCG 不同决定基的抗体，其中一个用胶体金标记，另一未标记抗体吸附于 NC 膜表面形成斑点，膜下面垫有吸水材料。标本经滤膜板除杂质后，标本液经 NC 膜渗滤，膜上抗体捕获 HCG，形成免疫复合物;之后加入金标抗 HCG 结合物形成特异性双抗体夹心物。胶体金颜色的深浅与标本中 HCG 含量呈正相关。

【材料】

1. 标本　妊娠期妇女尿。
2. 试剂　参照标准液 (HCG 50mU/ml)、金标单克隆抗体、洗涤液 (pH 7.4 0.05mol/L PBS)。
3. 器材　包被抗 HCG 抗体的渗滤反应板、试管、微量移液器等。

【实验流程】

实验流程见图 6-4。

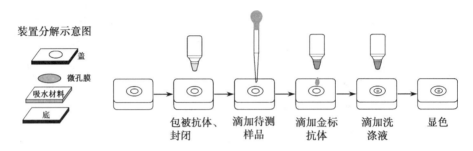

图 6-4　斑点金免疫渗滤实验流程图

【方法】

1. 取渗滤反应板,平放于实验台面,于滴孔下分别标明 "S" 和 "C"。
2. 在 "C" 孔内滴加参照标准液 6 滴,在 "S" 孔内滴加尿液标本 6 滴,待完全渗入后,移去孔上滤膜板。
3. 每孔加金标单克隆抗体液 3 滴于 NC 膜上,应完全渗入到 NC 膜中。
4. 每孔加洗涤液 3 滴,待完全渗入后,目测观察结果。

【结果判断】

1. 参照标准液,孔膜上应有清晰的淡红色斑点出现。
2. 若标本滴加孔膜上无红色斑点,或斑点显色浅于参照标准液孔,说明标本中 HCG 含量低于 50mU/ml;如标本孔斑点深于参照孔,则标本中 HCG 含量大于 50mU/ml。
3. 若测定标本为强阳性时,可用洗涤液稀释,按同法作再次测定,稀释至标本斑点与参照孔颜色相当,即可知标本中 HCG 含量 (50mU/ml × 稀释倍数)。

正常未妊娠妇女尿中不含 HCG,或其含量少于 50mU/ml。HCG 由胎盘滋养层细胞分泌,为分子量 39kD 的糖蛋白。妊娠期妇女妊娠 1 周后,尿中 HCG 迅速升高,呈阳性反应。停经后 8 周左右尿中 HCG 含量达到最高,以后逐渐减低,直至转为阴性。绒毛膜上皮癌、水泡状胎块和睾丸畸胎瘤患者的尿中,HCG 均可呈强阳性反应。

【注意事项】

1. 本试验为对比测定法,参照标准液与标本的加入量应尽量一致。
2. 滴加胶体免疫金结合物时,滴瓶应垂直向下,液滴内不能含有气泡。

二、斑点金免疫层析试验

斑点金免疫层析试验 (DIGCA) 原理是将已知特异性抗体固定于 NC 膜上某一区带,将上述 NC 膜一端浸入待检样品(尿液或血清)中。在毛细管虹吸作用下,样品沿膜向前移动,若样品中含有相应抗原即可与该区带抗体特异性结合,进而通过免疫胶体金所呈现的紫红色条带判定结果。

【目的要求】

掌握斑点金免疫层析试验检测早期妊娠的原理和方法。

【原理】

待检尿液通过层析作用从检测试纸 A 区向 B 区移动,当尿液流经 G 区时可将胶体金标记的鼠抗人 HCG 抗体从玻璃纤维上复溶,若待检尿液中含有 HCG,即形成游离胶体金标记抗体 -HCG 复合物;该复合物迁移至 T 区时,可被固相鼠抗人 HCG 抗体识别结合,形成固相 HCG 抗体 -HCG- 胶体金标记抗体复合物,此时胶体金聚集在检测线呈现紫红色反应;剩余游离胶体金标记抗体迁移到 C 区与兔抗鼠 IgG 抗体(二抗)结合,使胶体金聚集在质控线呈现紫红色反应。当检测线与质控线均出现紫红色反应时,结果为阳性,仅有质控线紫红色,结果为阴性。本试验最大特点是所有试剂均干化,操作十分简便。临床早孕诊断所用的 NC 膜诊断试纸作用原理如图 6-5 所示。

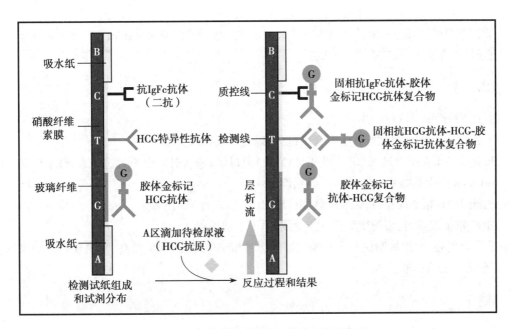

图6-5 胶体金免疫层析双抗夹心法示意图

【材料】

1. 标本 妊娠期妇女尿和非孕健康者尿液(阴性对照),晨尿最佳。
2. 主要试剂 DIGCA 早早孕妊娠诊断试纸条。
3. 主要器材 尿液收集杯等。

【实验流程】

实验流程见图 6-6。

【方法】

打开包装取出试纸条,将试纸条白色一端分别插入待测妊娠期妇女尿和正常人尿液中 10s 左右,尿液面不得超过 MAX 线;取出后放平,置室温下 3~10min 内观察结果。

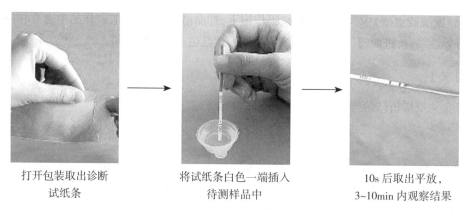

打开包装取出诊断
试纸条

将试纸条白色一端插入
待测样品中

10s 后取出平放,
3~10min 内观察结果

图 6-6 胶体金试纸条检测尿 HCG 流程图

【结果判断】

阳性:质控参照区(C 区)和测试区(T 区)均出现一条紫红色线,表示标本含 HCG,早孕阳性。

阴性:只有质控参照区(C 区)出现一条紫红色线,表示标本中不含 HCG,早孕阴性。

无效:质控参照区(C 区)和测试区(T 区)均未出现紫红色线或仅在测试区(T 区)出现一条紫红色线,表示试剂失效或检测方法不正确,应重新测试。

【注意事项】

1. 本品为体外诊断一次性使用。

2. 打开铝塑袋后,请勿将试纸置于空气中过久,以免受潮导致失效。

3. 试纸条不宜插入尿液过深(应不超过 MAX 线)或过浅,插入时间也不宜过长或过短(5~10s 为宜);取出平放后 3~10min 内观察结果为宜,10min 后判读无效。

4. 妊娠期妇女妊娠 2 周左右,尿液中就能检出 HCG,可进行早期诊断。

5. 当 HCG 浓度很高时,检测线颜色可能变浅,属于正常现象。

6. 绒毛膜上皮癌、水泡状胎块和睾丸畸胎瘤等患者尿 HCG 含量明显增高,可出现阳性结果,应结合临床症状和其他方法进行诊断。

【思考题】

1. 快速斑点金免疫结合试验有哪些类型? 主要优点是什么?

2. 斑点金免疫层析试验(双抗体夹心法)的原理是什么?

3. 尿液 HCG 阳性有何临床意义?

(张　艳)

实验 15　免疫印迹法
(immunoblotting)

【目的要求】

掌握免疫印迹法的原理和用途;熟悉免疫印迹法的操作方法。

【原理】

免疫印迹法(immunoblotting)又称为蛋白质印迹法(Western blotting),是一种常用的蛋白定性和半定量的检测方法。其主要原理是将待测蛋白质样品经十二烷基硫酸钠 - 聚丙烯酰胺凝胶电泳（sodium dodecyl sulfate polyacrylamide gel electrophoresis，SDS-PAGE）后，从凝胶转移至固相支持物上（常用硝酸纤维素膜），然后用靶蛋白的特异性抗体与膜上蛋白反应，结合上的抗体可用酶标二抗及底物进行检测。电泳后蛋白质样品转移的方法，包括半干式转移、湿式转移等，其原理是将膜与胶放在中间，上下加滤纸数层，接通电源后保证带负电荷的蛋白质向阳极方向移动，进而转移至硝酸纤维素膜上。免疫印迹技术结合了电泳分辨率高及免疫组化特异性强的双重优点，可检测出 1~5ng 中等大小的蛋白质。

【材料】

1. 缓冲液

（1）细胞裂解液：50mmol/L 三羟甲基氨基甲烷盐酸（Tris-HCl）溶液（pH 8.0），150mmol/L NaCl 溶液，0.02% 叠氮化钠（NaN₃）溶液，0.1% 十二烷基硫酸钠（SDS）溶液，100μg/ml 苯甲基磺酰氟（PMSF），1μg/ml Aprotinin（蛋白酶抑制剂），1%Nonidet P-40（NP-40，表面活性剂），0.5% 去氧胆酸钠溶液。

（2）6×SDS 凝胶上样缓冲液：300mmol/L Tris-HCl 溶液（pH 6.8），600mmol/L 二硫苏糖醇（DTT）溶液，12%SDS 溶液，0.6% 溴酚蓝，60% 甘油。

（3）30% 丙烯酰胺 / 双丙烯酰胺储存液：去离子水配制含有 29%（质量浓度）丙烯酰胺和 1%（质量浓度）双丙烯酰胺的储存液，4℃避光保存。

（4）分离胶缓冲液：1.5mol/L Tris-HCl 溶液，pH 8.8，于 4℃保存。

（5）浓缩胶缓冲液：0.5mol/L Tris-HCl 溶液，pH 6.8，于 4℃保存。

（6）10%APS 溶液（过硫酸铵）。

（7）TEMED（四甲基乙二胺）原液。

（8）10%SDS 溶液。

（9）Tris- 甘氨酸电泳缓冲液：25mmol/L Tris 溶液，250mmol/L 甘氨酸（pH 8.3），0.1%SDS 溶液。

（10）转移缓冲液：48 mmol/L Tris 碱溶液，39mmol/L 甘氨酸，0.037%SDS 溶液，20% 甲醇。

（11）TBS 缓冲液：25mmol/L Tris 溶液，200mmol/L NaCl 溶液，pH 7.4。

（12）TBST 缓冲液：在 TBS 中加入吐温 -20，浓度为 0.1%。

（13）封闭液：5% 脱脂奶粉，溶于 TBST 缓冲液中，现用现配。

2. 其他试剂　蛋白质分子量标准品、待测蛋白的特异抗体、HRP 或碱性磷酸酶（AKP）酶标二抗、化学发光底物。

3. 器材　垂直板电泳装置、电泳仪、玻璃微量加样器、硝酸纤维素膜、恒温振荡器、半干式电泳凝胶转移仪、3mm 滤纸、胶片、显影液和定影液或化学发光成像仪。

【实验流程】

实验流程见图 6-7。

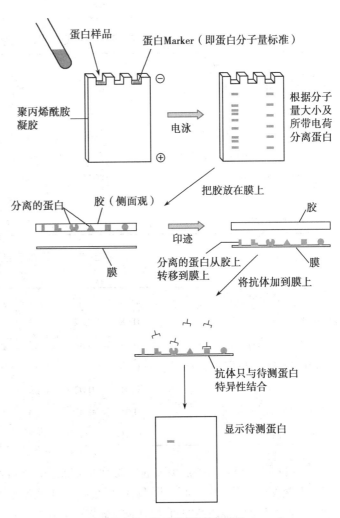

图 6-7　免疫印迹法流程图

【方法】

免疫印迹技术包括 4 个主要部分:①样品的制备。②蛋白质的分离。③蛋白质的转移,将已分离的蛋白多肽转移至固相介质上。④免疫学检测,应用抗原-抗体反应对检品进行特异性分析鉴定。

1. 蛋白样品的制备和电泳(以培养细胞为例)

(1) 收集培养细胞,冷 PBS 充分洗涤细胞后,吸净上清液,以 5 倍细胞体积预冷的细胞裂解液分散细胞。

(2) 置于冰上 10min 后,10 000g 离心 5min,吸取上清液,加入 6×SDS 凝胶加样缓冲液,沸水加热 3~5min。

(3) 组装胶架:将洁净、无水的玻片对齐,形成空腔,插入塑料框的凹槽中,注意箭头向上,并确保下端平齐。放于制胶架上夹紧,下端紧贴密封条。

(4) 凝胶配制:参照表 6-1、表 6-2 和表 6-3,根据待测蛋白的分子量大小,配制相应浓度的 SDS-PAGE 胶(下层为分离胶,上层为浓缩胶)。

表 6-1 SDS-PAGE 的有效分离范围

丙烯酰胺浓度 /%	线性分离范围 /kD	丙烯酰胺浓度 /%	线性分离范围 /kD
15	12~43	7.5	36~94
10	16~68	5.0	57~212

表 6-2 SDS-PAGE 分离胶的配制(以 5ml 为例)

溶液成分	各成分所需体积 /ml				
SDS-PAGE 分离胶	6%	8%	10%	12%	15%
H₂O	2.6	2.3	1.9	1.6	1.1
30% 聚丙烯酰胺溶液	1.0	1.3	1.7	2.0	2.5
1.5mol/L Tris-HCl 溶液(pH 8.8)	1.3	1.3	1.3	1.3	1.3
10%SDS 溶液	0.05	0.05	0.05	0.05	0.05
10%APS 溶液	0.05	0.05	0.05	0.05	0.05
TEMED 溶液	0.004	0.003	0.002	0.002	0.002

表 6-3 5% 浓缩胶的配制方法

单位:ml

组分 / 体积	1	2	3	4	5	6	8	10
H₂O	0.68	1.4	2.1	2.7	3.4	4.1	5.5	6.8
30% 丙烯酰胺溶液	0.17	0.33	0.5	0.67	0.83	1.0	1.3	1.7
0.5mol/L Tris-HCl 溶液(pH 6.8)	0.13	0.25	0.38	0.5	0.63	0.75	1.0	1.25
10%SDS 溶液	0.01	0.02	0.03	0.04	0.05	0.06	0.08	0.10
10%APS 溶液	0.01	0.02	0.03	0.04	0.05	0.06	0.08	0.10
TEMED 溶液	0.001	0.002	0.003	0.004	0.005	0.006	0.008	0.01

(5) 灌胶:取 5ml 分离胶沿玻璃板缓慢注入,胶高度距样品模板梳齿下缘约 1cm,凝胶上方用去离子水补满。当凝胶与液面出现一条肉眼可见的折线后,表明凝胶已经凝固,可倒弃上层去离子水,并用吸水纸吸干;加入已经配好的 5% 浓缩胶,并把制胶梳插入浓缩胶中,小心避免气泡出现。

(6) 加样:待浓缩胶完全聚合后,轻轻拔除梳子,去离子水冲洗浓缩胶,并将其置于电泳槽内,上下槽均加入 Tris- 甘氨酸电泳缓冲液；按顺序加样，每孔 15ml。

（7）电泳：将电泳装置接通电源，凝胶上所加电压为 8V/cm，当染料进入分离胶后，将电压升高到 15V/cm，继续电泳直至染料到达分离胶底部。

（8）关掉电源，卸下玻璃板，取出凝胶。

2. 转膜　蛋白质从 SDS-PAGE 凝胶转移至硝酸纤维素膜。

（1）电泳后的凝胶先切除浓缩胶，然后放在转移缓冲液中平衡 30min 左右。

（2）将转印膜 1 张及 6 张 3mm 滤纸剪成与胶同样大小。转印膜用前需在转移缓冲液中平衡 10~15min，滤纸用前在转移缓冲液中浸湿。

（3）由下至上将 3 层滤纸、膜、凝胶及 3 层滤纸依次放好。每放一层都应注意排出气泡。如有气泡，可用光滑的玻璃棒或试管在各表面缓慢滚动，予以排除。

（4）将转移装置连接好，接通电源。恒流下转移，$0.8mA/cm^2$，转移 30~60min。

（5）关闭电源，取出膜，然后用双蒸水漂洗 1~2min，做好标记。

3. 检测

（1）将膜放在塑料盒中，加入适量封闭液，于室温振荡器 1h，或 4℃过夜。

（2）将膜放入合适容器中，加入用封闭液稀释的待测蛋白的特异性抗体（一抗），于室温孵育 1h 或 4℃过夜。

（3）将膜移至塑料盒中，加 TBST 洗 3 次，每次 15min。

（4）加入稀释好的酶标二抗，室温孵育 1~2h。

（5）同步骤（3），洗膜。

（6）加底物显色液。

（7）用化学发光成像仪或在暗室中显影、定影，胶片记录结果。

【结果判断】

将曝光后的胶片经显影和定影后，检查压膜位置有无出现黑色曝光条带，参照标准蛋白分子量，判断出现的显色条带是否与要检测的蛋白分子量相符。多数情况下，以呈现与待检蛋白分子量一致的单一条带判断为阳性结果。

【注意事项】

1. PMSF 严重损害呼吸道黏膜、眼睛及皮肤，吸入、吞进或通过皮肤吸收后有致命危险。丙烯酰胺和 N, N'- 亚甲双丙烯酰胺具有很强的神经毒性，其作用具有累积性。以上试剂应谨慎操作，做好防护。

2. 取凝胶、滤纸和硝酸纤维素膜时必须戴手套，因皮肤上的油脂和分泌物会阻止蛋白质从凝胶向滤膜转移。

3. 电泳转移操作时，保证滤纸、膜、凝胶之间无气泡存在是技术的关键步骤。因即使有微小的气泡残留，电泳时局部温度升高，气泡膨胀会严重影响印迹结果。

【思考题】

1. 何谓免疫印迹技术？其基本原理是什么？

2. 影响免疫印迹技术的关键因素有哪些？

3. 如果结果背景过高，应如何处理？

4. 如果待测蛋白未能检测到，应如何处理？

（张　艳）

第七章　免疫细胞的分离与纯化

免疫细胞指参与免疫应答或与免疫应答有关的细胞,包括 T、B 细胞、单核 / 巨噬细胞、树突状细胞、肥大细胞、粒细胞、红细胞等。分离与纯化各种免疫细胞是研究其特性及功能的主要手段。免疫细胞的分离方法很多,主要根据细胞来源、理化特性、表面标志及功能等差异而设计。除常规方法外,流式细胞术和免疫磁珠分离法已成为快速、高效、特异的细胞分离方法。

实验 16　人外周血单个核细胞的分离
（Isolation of Peripheral Blood Mononuclear Cells）

外周血含有淋巴细胞、单核细胞、粒细胞、红细胞和血小板等多种细胞成分,这些细胞的理化特性,如细胞的大小、密度、表面电荷、黏附能力和细胞表面分子等均存在差异,借助这些差异可区分不同类别的细胞。外周血单个核细胞(peripheral blood mononuclear cell,PBMC)包括淋巴细胞和单核细胞,是免疫学实验中最常用的细胞。分离 PBMC 常用聚蔗糖 - 泛影葡胺(ficoll-hypaque)密度梯度分离法。

【目的要求】

掌握人外周血单个核细胞分离的原理及操作方法。

【原理】

聚蔗糖 - 泛影葡胺密度梯度分离法是根据各种血细胞密度不同而设计的一种分离 PBMC 的方法。市售人淋巴细胞分离液由聚蔗糖(ficoll)和泛影葡胺(hypaque)按一定比例混合而成,在 20℃时其密度为 1.077 ± 0.001。将稀释的抗凝血置于分离液上,低速水平离心 20min 后,不同血细胞因密度不同而呈梯度分布:单个核细胞密度为 1.050~1.077,悬浮于分离液上层;红细胞和粒细胞的密度为 1.080~1.110,大于分离液密度,故沉于管底;而血浆层(含血小板和破碎细胞)则位于单个核细胞层之上。将单个核细胞层吸出,洗涤后即获得 PBMC,此种分离方法可获得纯度高达 90% 的 PBMC。

【材料】

1. 淋巴细胞分离液　ficoll-hypaque 分离液,密度为 1.077 ± 0.001。
2. Hanks 液(无钙镁,pH 7.2~7.4)。
3. RPMI-1640 培养液(含 5%~10% 小牛血清)。
4. 肝素溶液　用 Hanks 液或生理盐水配制成 500U/ml 溶液,4℃保存备用。
5. 0.4% 台盼蓝染液。
6. 标本　肝素抗凝静脉血。
7. 器材　水平式离心机、光学显微镜、细胞计数板、毛细滴管、15ml 离心管、微量移液器及吸头等。

【实验流程】

实验流程见图 7-1。

【方法】

1. 采血　抽取静脉血 2ml,注入含有 0.1ml 肝素溶液的无菌试管中摇匀,进行白细胞计数和分类计数,再加入等量 Hanks 液,混匀。

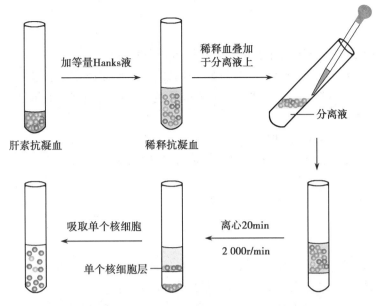

图 7-1 人外周血单个核细胞的分离流程图

2. 加样 取淋巴细胞分离液 2ml 置于 15ml 离心管中。将离心管倾斜 45°,用滴管将稀释血液 3~4ml 沿管壁缓慢加入离心管,使血液叠加于分离液上,保持两者界面清晰。稀释血液与分离液的体积比以 2:1~3:1 为佳。

3. 离心 置水平离心机中,2 000r/min 离心 20min。离心后,从离心管底部到液面分为 4 层,依次为红细胞和粒细胞层、分离液层、单个核细胞层、血浆层。

4. 吸取单个核细胞 用滴管轻轻插入到单个核细胞层,吸出该层细胞,移入另一个 15ml 离心管中。

5. 洗涤 加入 4 倍量以上的 Hanks 液,混匀,1 500r/min 离心 10min。弃上清液,将试管底部细胞混匀,再加入 Hanks 液,洗涤 2 次。

6. 计数 末次离心弃上清液后,用 Hanks 液或 RPMI-1640 培养液将细胞悬液体积还原至 1ml,取样计数细胞总数和单个核细胞数,同时用台盼蓝检测细胞存活率,并计算单个核细胞回收率及纯度。

$$单个核细胞回收率 = \frac{分离后细胞悬液(ml) \times 每毫升单个核细胞数}{全血毫升数 \times 全血中每毫升单个核细胞数} \times 100\%$$

$$单个核细胞纯度 = \frac{分离后单个核细胞总数}{分离后细胞总数} \times 100\%$$

7. 细胞存活率测定 取 20μl 细胞悬液加 20μl 0.4% 台盼蓝溶液混匀,静置 5min 后取样计数。活细胞排斥染料不被着色,但染料可渗入死亡细胞使细胞呈蓝色。正常情况下,活细胞比例应不少于 95%。

8. 细胞计数方法 将盖玻片放好后,取 10μl 已稀释细胞悬液沿计数板与盖玻片的边缘充入计数室内,使盖玻片与计数板之间充满细胞悬液。静置 1~2min 后,低倍镜观察。分别计数四角 4 个大方格中的细胞数并相加。注意位于左线和上线的细胞计算在内,而位于右线和下线者不计算在内。细胞浓度计算公式为

$$细胞数/ml = (4 个大方格中细胞数 \div 4) \times 10^4 \times 稀释倍数$$

【结果判断】

用密度梯度离心法分离外周血单个核细胞,速度快、纯度高,细胞得率可达 80% 以上,纯度达 90% 以上,存活率达 95% 以上。

【注意事项】

1. 血液稀释可降低其黏稠度和红细胞的聚集,提高单个核细胞得率。

2. 将稀释血液叠加于分离液上时动作要轻,避免冲散两者界面而影响分离效果。

3. 实验应在室温(18~25℃)进行,分离液使用前应预温至室温。温度过低,淋巴细胞丢失过多;温度过高,会影响淋巴细胞活性。

4. 检测细胞存活率的步骤不能省略,活细胞数过低会影响某些试验的正常进行。

5. 不同物种单个核细胞的密度不同,分离时需采用相应密度的细胞分离液。如大鼠、小鼠 PBMC 分离液的密度分别为 1.083、1.092。

6. 用于细胞培养功能实验时,所有步骤应无菌操作。

【思考题】

1. 为什么分离人外周血单个核细胞所用分离液的最适密度应为 1.077 ± 0.001?

2. 采用 Ficoll-Hypaque 分离液分离单个核细胞过程中应注意哪些事项?

3. 利用密度梯度离心法分离 PBMC 时,为何要稀释血液样品并叠加于分离液之上?

(温铭杰)

实验 17　小鼠腹腔巨噬细胞的分离
(Isolation of Mouse Peritoneal Macrophages)

单核 / 巨噬细胞是机体重要的固有免疫细胞之一。单核细胞在血液中停留时间较短,迁移至全身各组织器官分化发育为巨噬细胞。巨噬细胞具有很强的变形运动和吞噬杀伤抗原性异物的能力;作为抗原提呈细胞,还具有摄取、加工提呈抗原引发适应性免疫应答的能力。因此,单核 / 巨噬细胞的分离和功能检测对于了解机体的免疫状态具有重要意义。在免疫学研究中常采用外周血或小鼠、大鼠、豚鼠的腹腔巨噬细胞作为单核 / 巨噬细胞的来源。

【目的要求】

1. 掌握分离和纯化小鼠腹腔巨噬细胞的基本操作方法。

2. 熟悉台盼蓝染色检测细胞活力的方法。

3. 了解光镜下巨噬细胞的形态。

4. 了解贴壁细胞的消化和培养方法。

【原理】

腹腔内存在多种免疫细胞,其中包括大量初始巨噬细胞,因此腹腔成为获取巨噬细胞的主要部位。腹腔注射硫乙醇酸盐培养基可诱导局部炎症反应并诱生大量的巨噬细胞。巨噬细胞具有较强的贴壁能力,因此将新鲜收集的腹腔巨噬细胞置于玻璃 / 塑料培养皿内,可进一步有效纯化巨噬细胞。

【材料】

1. 动物　SPF 级 6~8 周龄雌性小鼠。

2. 试剂　PBS 缓冲液(含 3% 胎牛血清)、RPMI-1640 培养液、RPMI-1640 培养液(含 10% 胎牛血清)、细胞消化液(含 0.25% 胰酶 +0.02% 乙二胺四乙酸(EDTA))、0.4% 台盼蓝染液、3% 硫乙醇酸盐培养基、75% 乙醇等。

3. 器材　眼科镊、眼科剪、5ml 无菌注射器、50ml 离心管、细胞培养皿、细胞计数板、石蜡托盘、离心机、显微镜、CO_2 培养箱等。

【实验流程】

实验流程见图 7-2。

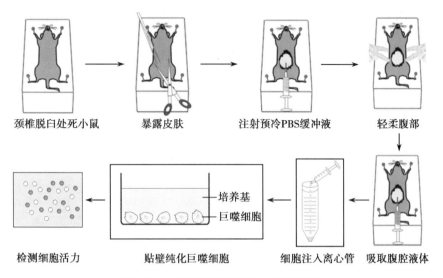

图 7-2　小鼠腹腔巨噬细胞的分离流程图

【方法】

1. 收集腹腔定居的巨噬细胞

(1) 颈椎脱位处死小鼠,用 75% 乙醇消毒腹部皮肤,并将小鼠腹面朝上,四肢固定于石蜡托盘上。

(2) 用眼科镊轻轻提起腹部皮肤,在生殖和排泄孔的稍前方剪开一个裂口,从此处深入眼科剪,沿腹中线向前剖至胸骨剑突处,再向两侧做横剖。用镊子夹住剖面边缘,用刀背轻轻分离皮肤,将皮肤拉向两侧,暴露腹膜。

(3) 抽取 5ml 冰上预冷的 PBS 缓冲液(含 3% 胎牛血清)注入小鼠腹腔。注意针头不要刺入任何腹腔脏器中。注射后,轻柔小鼠腹部 2~3min,使黏附在一起的腹腔细胞分散于 PBS 缓冲液中,静置 5~7min。

(4) 用注射器将腹腔内液体抽出,并注入 50ml 离心管中。再用 5ml RPMI-1640 培养液冲洗腹腔 2~4 次,合并冲洗液于 50ml 离心管中,1 000r/min 离心 10min,弃上清液。

(5) 用预冷的 RPMI-1640 培养液洗涤细胞 2 次,每次 1 000r/min 离心 10min,弃上清液。

(6) 加入 1ml RPMI-1640 培养液进行细胞计数。

(7) 用含 10% 胎牛血清的 RPMI-1640 培养基将细胞配成 2×10^6/ml 的细胞悬液。

(8) 将细胞悬液接种于 35mm 细胞培养皿中(5×10^5 个细胞/孔),37℃,5%CO$_2$ 培养箱中孵育 2h。

(9) 轻轻晃动或吹打培养容器,使悬浮细胞脱离容器底,并将培养液吸除干净,用 RPMI-1640 培养液漂洗 2 次以去除未贴壁的细胞,即得到纯度较高的巨噬细胞。

(10) 加入含 10% 胎牛血清的 RPMI-1640 培养基,37℃ 5%CO$_2$ 培养箱中继续培养。

2. 获得高产量的巨噬细胞

(1) 取 6~8 周龄雌性小鼠,腹腔注射 5ml 3% 硫乙醇酸盐培养基。

(2) 3~4d 后,重复上述"收集腹腔定居的巨噬细胞"步骤。较之前一种方法,此法可获得高于 10 倍数量的腹腔巨噬细胞。

3. 巨噬细胞存活率的鉴定

(1) 在获得纯化巨噬细胞后,于培养皿中加入少量巨噬细胞消化液覆盖细胞表面。显微镜下观察细胞,见细胞质回缩、细胞间隙增大时,终止消化。

(2) 用预冷的 PBS 缓冲液轻轻吹打贴壁细胞使其悬浮,洗涤收集的细胞 3 次,每次 1 000r/min 离心 10min。

（3）用含 10% 胎牛血清的 RPMI-1640 培养液将细胞配成 2×10^6/ml 的巨噬细胞悬液。将细胞悬液与 0.4% 台盼蓝染液以 9:1 混合均匀。

（4）在 3min 内，将 10μl 上述细胞混悬液加入细胞计数板小室中，计数细胞存活率。

（5）显微镜下观察，死细胞着浅蓝色并膨大，无光泽；而活细胞不着色并保持正常形态，有光泽。

（6）计算细胞活力公式为

$$活细胞率（100\%）= \frac{活细胞总数}{活细胞总数 + 死细胞总数} \times 100\%$$

【注意事项】

1. 若分离的腹腔细胞中混有较多红细胞，可加无菌蒸馏水 1ml 作用 30~60 s，加等量的 1.8%NaCl 溶液恢复等渗，再用 RPMI-1640 液洗涤 1 次。

2. 实验中应严格无菌操作。

【思考题】

1. 简述分离和检测腹腔巨噬细胞的意义。

2. 简述贴壁法分离纯化巨噬细胞的原理。

（王　炜）

实验 18　小鼠脾细胞的制备
（Preparation of Mouse Spleen Cells）

脾是最大的外周免疫器官，含有大量的淋巴细胞和巨噬细胞，是机体细胞免疫和体液免疫的主要场所之一。通过机械的方法将小鼠脾细胞分离并纯化，可短期保存，并可对其免疫功能进行快速鉴定。

【目的要求】

掌握分离制备小鼠脾细胞悬液的操作方法。

【原理】

将物理研磨方法制备的小鼠脾细胞悬液，利用 Tris-NH₄Cl 红细胞裂解液进行处理，NH₄Cl 中的氯离子能够与红细胞膜表面氢氧根 / 碳酸氢根交换，改变其渗透压，造成红细胞胀大破裂，进而去除红细胞而保留目的细胞，完成对脾细胞纯化。

【材料】

1. 动物　6~8 周龄 BALB/c 小鼠或其他品系小鼠。

2. 新鲜灭活小牛血清（56℃ 30min 灭活）。

3. RPMI-1640 完全培养液　pH 7.2~7.4，滤过除菌后 4℃保存备用。

4. Tris-NH₄Cl 红细胞裂解液。

5. 75% 乙醇。

6. 器材　200 目不锈钢筛网、烧杯、玻璃注射器针芯、剪刀、镊子、尖吸管、离心管等，以上物品使用前均需经高压灭菌。

【实验流程】

实验流程见图 7-3。

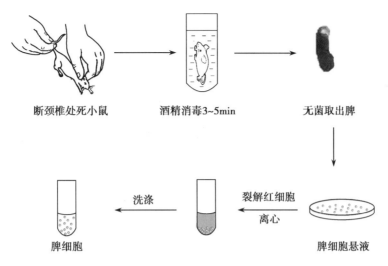

断颈椎处死小鼠　　　酒精消毒3~5min　　　无菌取出脾

洗涤　←　裂解红细胞 离心　←

脾细胞　　　　　　　　　　　　　　　脾细胞悬液

图7-3　小鼠脾细胞的制备流程图

【方法】

1. 无菌操作取脾

(1) 颈椎脱位法处死小鼠,放入装有75%乙醇的烧杯中浸泡3~5min。

(2) 取出小鼠放在无菌平皿中,移入超净工作台内,用剪刀剪开小鼠皮肤,打开腹腔,找到脾,用镊子分离剔除结缔组织和脂肪后取出脾。

2. 制备脾细胞悬液

(1) 将脾置于无菌平皿中,用RPMI-1640完全培养液洗涤。

(2) 另取一个含6ml完全RPMI-1640培养液的平皿,将一张大小适中的200目不锈钢网的中央浸没于液体中,再将洗涤后的脾置于不锈钢网上,一手用镊子持网,另一手用剪刀剪碎脾,并用注射器针芯挤压研磨脾组织,使分散的细胞通过网孔进入平皿内的液体中,获得粗制脾细胞悬液。

(3) 用吸管将细胞悬液转移到10ml离心管中,并用吸管轻轻吹打后自然沉降3~5min(去除大块组织);再用吸管将上层悬浮细胞移入另一10ml离心管,4℃低速离心(1 000~1 500r/min 5~10min);弃上清液,重悬细胞。

3. 低渗去除红细胞　加入预冷Tris-NH$_4$Cl红细胞裂解液1ml,轻轻吹打混匀,室温静置1~2min,溶解红细胞;加5ml RPMI-1640完全培养液终止反应。

4. 洗涤　4℃低速离心(1 000r/min 5~10min),重复2~3次,弃上清液,最后将沉淀细胞重悬于2ml RPMI-1640完全培养液中。

5. 细胞计数及存活率测定后,根据实际需要,用RPMI-1640完全培养液调整细胞浓度。

【注意事项】

1. 整个过程应无菌操作。

2. 上述操作过程,放脾和脾细胞的容器均置于0~4℃冰浴中;处死小鼠后到脾细胞悬液置入冰浴内的时间不宜超过30min。

3. 细胞悬液在冰浴内的放置时间不宜超过3h。

【思考题】

1. 本实验为何需无菌操作?

2. 本实验有哪些应用?有何意义?

(王　冰)

第八章　免疫细胞检测

实验 19　E 花环形成试验
（Erythrocyte Rosette Forming Cell Test，ERFC）

【目的要求】

掌握 E 花环形成试验的原理和应用；熟悉 E 花环形成试验的操作步骤和方法。

【原理】

人外周血 T 细胞表面具有 SRBC 受体，称 E 受体（CD2 分子），是 T 细胞表面标志之一。在体外，人外周血 T 细胞与 SRBC 在一定条件下作用时，SRBC 环绕 T 细胞而形成花环样细胞团，此即 E 花环形成试验。E 花环形成试验早期多用于外周血 T 细胞计数及判断机体的细胞免疫状况，也可用于外周血 T 细胞的分离。由于 T 细胞的异质性，其对 SRBC 的亲和力亦不同，因而 T 细胞可形成不同类型的 E 花环。其中淋巴细胞与 SRBC 按一定比例混合后，在 4℃环境作用 1h 以上，所形成的花环数即代表 T 细胞总数，称总 E 花环试验（EtRFC）；淋巴细胞与 SRBC 按一定比例混合后，不经 4℃作用而立即反应所形成的花环称为活性 E 花环试验（EaRFC）。

【材料】

1. 标本　肝素抗凝人静脉血。

2. 阿氏液。

3. 肝素溶液　用无钙镁 Hanks 液将肝素稀释成 500u/ml，按每管 0.1ml 分装，4℃保存备用。

4. 淋巴细胞分离液　即聚蔗糖 - 泛影葡胺分离液，比重 1.077 ± 0.001。

5. 无钙镁 Hanks 液　pH 7.2~7.4。

6. 0.8% 戊二醛固定液　取 4.5g/L NaCl 溶液 30.25ml，加 25% 戊二醛 1ml。

7. 10% 小牛血清（FCS）　取市售 FCS，经 56℃ 30min 灭活后，用 Hanks 液配成 10%FCS，用 $NaHCO_3$ 调至 pH 7.4，4℃保存备用。

8. 瑞氏 - 吉姆萨染液。

9. 器材　水平离心机、恒温水浴箱、冰箱、显微镜、血细胞计数板、载玻片、吸管、试管、试管架等。

【实验流程】

实验流程见图 8-1。

【方法】

1. 人外周血单个核细胞悬液的制备　方法见实验 17。最后用含 10% 小牛血清的 Hanks 液配制成 $(1~2) \times 10^6$/ml 细胞悬液。

2. 1%SRBC 悬液的配制　取一定量保存于阿氏液中的 SRBC，用 5~10 倍量无钙镁 Hanks 液洗 3 次（前两次为 2 000r/min，离心 5min，第 3 次为 2 000r/min，离心 10min）。弃上清液，取压积血细胞 0.1ml 用 Hanks 液配成 1% 红细胞悬液（细胞浓度约为 2×10^8/ml）。

3. 总 E 花环试验（EtRFC）

（1）取 0.1ml 淋巴细胞悬液，含细胞 $(1~2) \times 10^5$/ml，加 0.1ml 1%SRBC 悬液（约含细胞 2×10^7/ml），混匀后

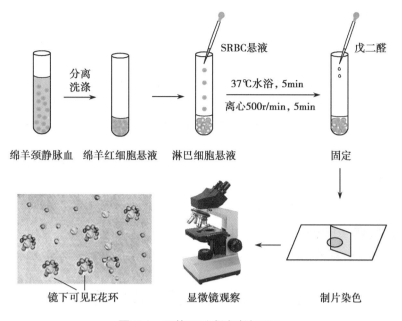

镜下可见E花环　　　显微镜观察　　　制片染色

图 8-1　E 花环形成试验流程图

置 37℃水浴孵育 5min,低速(500r/min)离心 5min,然后置于 4℃冰箱 2h 或过夜。

(2) 取出试管,吸去部分上清液,轻轻使沉淀的细胞重悬浮,沿管壁缓慢滴加 0.8% 戊二醛 0.2ml,置于 4℃固定 20~30min。

(3) 结果观察

1) 湿片法:取 1 滴细胞悬液滴加于载玻片上,再滴加 1 滴瑞氏 - 吉姆萨染液,盖上盖玻片,于高倍镜观察计数。

2) 干片法:取细胞悬液涂片,自然干燥,用瑞氏 - 吉姆萨染液染 10min,水洗,干燥后高倍镜或油镜观察计数。

4. 活性 E 花环试验(EaRFC)　方法同上,不同之处是所用 SRBC 悬液的浓度为 0.1%,SRBC 与淋巴细胞之比为 10∶1~20∶1,混匀后立即 500r/min,离心 5min。离心后立即加入 0.8% 戊二醛固定、染色。结果观察方法均与总 E 花环试验相同。

【结果判断】

在显微镜下,T 细胞呈紫色或淡蓝色(细胞核染色),SRBC 无细胞核不着色。一个淋巴细胞结合 3 个或 3 个以上 SRBC 即为 E 玫瑰花环形成细胞(E rosette forming cell,ERFC)。计数 200 个淋巴细胞(形成花环细胞 + 未形成花环的淋巴细胞数)。计算 E 花环形成率公式为:

$$E \text{ 花环形成率}(\%)= \frac{\text{形成花环细胞数}}{\text{形成花环细胞数} + \text{未形成花环的淋巴细胞数}} \times 100\%$$

正常参考值:EtRFC 为 60%~80%,EaRFC 为 20%~40%。

【注意事项】

1. 总 E 花环试验受温度影响较大,一般在 15~23℃条件下操作为宜,使试验条件保持一致。

2. 淋巴细胞与 SRBC 混合后离心速度不能过高,在总 E 花环试验中,4℃反应时间以 2h 为宜。

3. 在总 E 花环试验中,SRBC 与淋巴细胞比例以 100∶1~200∶1 为宜;活性 E 花环试验中,以 10∶1~20∶1 为宜。淋巴细胞离体后不能超过 6h,否则会影响花环形成率。

4. 计数前重悬沉淀细胞时,操作应轻柔,使细胞团块松散均匀,切忌强力吹打,以免 SRBC 从淋巴细胞上脱落。

5. 最好用新鲜的 SRBC,保存于阿氏液中的 SRBC 2 周内可以用,超过 2 周则与淋巴细胞的结合力下降,超过 5~6 周则不能再用。

6. SRBC 悬液的配制　从绵羊颈静脉采血后,置于无菌阿氏液中抗凝保存(血液与阿氏液等量混合),放 4℃冰箱备用,可使用 2~4 周。试验时取一定量无钙镁 Hanks 液或生理盐水将离心沉淀的血细胞洗涤 3 次。第 1、2 次洗涤时均以 2 000r/min 离心 5min。第 3 次离心 10min。洗涤过程中,尽量将红细胞上层的白细胞除尽,最后取压积红细胞用 Hanks 液配成 0.1% 或 1%SRBC 悬液。

【思考题】

1. E 花环形成试验有何用途? 其原理是什么?
2. 列举检测 T 细胞数量的方法,并比较其优缺点。

(潘海婷　新　燕)

实验 20　淋巴细胞增殖试验
(Lymphocyte Proliferation Test)

淋巴细胞增殖试验又称淋巴细胞转化试验(lymphocyte transformation test),是检测淋巴细胞免疫功能常用的体外实验方法。当淋巴细胞受有丝分裂原(mitogen)或特异性抗原刺激后,发生一系列增殖反应,主要表现为胞内蛋白质和核酸合成增加、细胞体积增大、胞浆增多、胞浆出现空泡、核染色质疏松、核仁明显,并转化为淋巴母细胞,进而分裂为两个子细胞。不同的刺激因子可刺激不同的淋巴细胞转化增殖,其转化率的高低可反映不同淋巴细胞群体的免疫功能。体外测定淋巴细胞转化反应可用形态学方法、放射性核素掺入法、MTT 比色法以及荧光染料染色流式细胞仪计数法等,可根据不同的实验条件及实验目的,选择不同的实验方法。

【目的要求】

掌握淋巴细胞增殖试验的原理及用途;熟悉淋巴细胞增殖试验常用的技术方法。

一、形态学方法

【原理】

T 细胞在体外培养过程中,当加入有丝分裂原如植物血凝素(PHA)等刺激后,可转化为体积较大的淋巴母细胞,胞浆增多而深染,核增大并可见核仁,部分细胞可出现有丝分裂。将细胞制片,在显微镜下可观察到细胞转化的典型形态,计数转化细胞的百分率,可反映出机体的细胞免疫功能状态。

该法操作简便易行,无须特殊试剂及仪器设备,结果直观,易于开展。

【材料】

1. 待检标本　肝素抗凝人静脉血。
2. RPMI-1640 完全培养液(pH 7.2~7.4)。
3. PHA(用 RPMI-1640 培养液配成 100μg/ml)。
4. 8.5g/L NH_4Cl。
5. 吉姆萨染液(Giemsa stain)。
6. 固定液(甲醇与冰醋酸按 9:1 混合)。
7. 器材　CO_2 培养箱、离心机、细胞培养瓶、载玻片、计数器及显微镜等。

【方法】

1. 取 1.8ml RPMI-1640 完全培养液置于无菌细胞培养瓶中,加无菌肝素抗凝静脉血 0.1ml,同时加入 PHA(100μg/ml)0.lml,混匀。将细胞置 37℃、5%CO_2 培养箱孵育 72h,摇动 1~2 次 /d。

2. 培养结束时吸弃大部分上清液,加入 4ml NH_4Cl(8.5g/L)溶液混匀,置 37℃水浴 10min,溶解红细胞。

3. 1 000r/min,离心 10min,弃上清液,沉淀加 5ml 固定液,室温作用 10min。

4. 1 000r/min,离心 10min,尽量将上清液吸弃,留 0.2ml 沉淀细胞,混匀后取 1 滴置于载玻片上推成血膜,迅速吹干。

5. 用吉姆萨染液染色 10~20min,水洗,干燥,镜检。

【结果观察】

1. 油镜下观察 淋巴母细胞的形态学标准是细胞核的大小、核与胞浆的比例、胞浆染色性及核的构造与核仁的有无。可以见到以下几种类型细胞(图 8-2):

(1) 未转化的成熟小淋巴细胞:小淋巴细胞一般为 6~8μm,核染色致密,无核仁,核与胞浆比例大,胞浆染色为轻度嗜碱性。

(2) 过渡型淋巴细胞:比小淋巴细胞大,10~30μm,核染色较疏松,可见核仁,此为与成熟小淋巴细胞鉴别要点。

(3) 淋巴母细胞:细胞体积增大,20~30μm,形态不规则,常有小突出,核变大,核质染色疏松,有核仁 1~2 个,胞浆增多,常出现胞浆空泡。

(4) 其他细胞:如中性粒细胞在培养 72h 后,绝大部分衰变或死亡呈碎片。

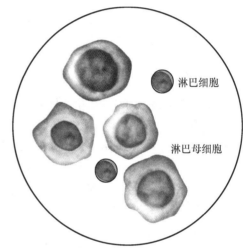

图 8-2 淋巴细胞转化示意图

2. 转化率的计算 按上述分类检查推片的头、体、尾三部分,计数 200 个淋巴细胞(转化的淋巴细胞数 + 未转化的淋巴细胞数)。转化率公式为

$$淋巴细胞转化率 = \frac{转化的淋巴细胞数}{转化的淋巴细胞数 + 未转化的淋巴细胞数} \times 100\%$$

转化的淋巴细胞包括淋巴母细胞和过渡型淋巴细胞,未转化的淋巴细胞指的是成熟的小淋巴细胞。在正常情况下,PHA 诱导的淋巴细胞转化率为 60%~80%,如为 50%~60% 则偏低,50% 以下则为降低。

【注意事项】

1. 培养基成分对转化率影响较大,注意其有效期。

2. 小牛血清用前需灭活。

3. 培养时要保证有足够的气体,一般 10ml 培养瓶内液体总量不要超过 2ml。

4. PHA 剂量过大对细胞有毒性、太小不足以刺激淋巴细胞转化,试验前应先测定 PHA 转化反应剂量。

5. 实验中要严格无菌操作,防止污染。

二、^{3}H-TdR 掺入法

【原理】

在淋巴细胞中加入 PHA 或特异性抗原刺激培养后,细胞可发生有丝分裂,此时在细胞培养液中加入氚标记的胸腺嘧啶核苷(^{3}H-Thymidine riboside,^{3}H-TdR),可被细胞摄入而掺入到 DNA 中。细胞增殖水平越高,掺入的放射性核素就越多。测定每个样品的放射活性强弱,可判定细胞的增殖程度。

该方法常用来检测外周血淋巴细胞及脾淋巴细胞等的增殖反应。该技术敏感可靠,应用广泛,可避免主观因素的影响;但需特定的仪器设备,且有放射性污染。

【材料】

1. 待检标本　人外周血单个核细胞。

2. RPMI-1640 完全培养液。

3. ^{3}H-TdR　最好选用放射比活性为 74~370MBq/mmol 的制品,将 1mCi/ml 的溶液用无菌生理盐水稀释 20 倍,4℃保存,用时每孔加 20μl。

4. 无水乙醇。

5. 闪烁液　PPO(2,5- 二苯基噁唑)5.0g,POPOP〔1,4- 双(5- 苯基噁唑基 -2- 苯)〕0.3g,200ml 及二甲苯 800ml 混匀。

6. 49 型玻璃纤维滤纸、多头细胞收集器、闪烁杯、β- 液体闪烁计数器。

7. 96 孔细胞培养板、CO$_2$ 培养箱等。

【方法】

1. 常规无菌分离外周血单个核细胞,见实验 17,用 RPMI-1640 培养液调细胞浓度至 1×10^6/ml。

2. 取上述细胞悬液加入 96 孔细胞培养板内,每孔 100μl。每个样品做 6 孔,其中 3 孔为实验组,每孔加 RPMI-1640 培养液配制的 PHA(100μg/ml)100μl;3 孔为对照组,每孔加 RPMI-1640 培养液 100μl。

3. 置 37℃、5%CO$_2$ 培养箱孵育 56h,每孔加 ^{3}H-TdR 20μl(即 1uCi/ 孔)后,继续培养 16h。

4. 用多头细胞收集器将每孔培养物分别吸收于直径 24mm 的圆形玻璃纤维纸上,抽气过滤并用蒸馏水充分洗涤,抽吸。

5. 加无水乙醇适量,抽吸脱水。

6. 将滤纸片放 80℃烘干约 lh 后分别浸于脂溶性闪烁液(每杯 5ml)中。

7. 置 β- 液体闪烁计数器上测定每个样品的每分钟脉冲数(cpm)值。

【结果观察】

结果以液闪仪记录每分钟的脉冲数(cpm)表示。

$$转化值 = 实验组\ cpm\ 均值 - 对照组\ cpm\ 均值$$

亦可用刺激指数(stimulating index,SI)表示。

$$刺激指数(SI)=\frac{实验组(加\ PHA\ 组)cpm\ 均值}{对照组(未加\ PHA\ 组)cpm\ 均值}$$

【注意事项】

1. ^{3}H-TdR 法影响因素较多,如细胞数、培养时间、培养液成分及 ^{3}H-TdR 的活性等,需准确加样,精细操作,严格控制实验条件。

2. ^{3}H-TdR 法克服了形态学方法易受主观因素影响的缺点,但需具备特定的仪器设备。另外,使用放射性核素 ^{3}H-TdR 易造成环境污染,应具备有严格控制的实验环境条件,以避免污染。

3. 闪烁液一般可重复使用 3~5 次,重复使用前先测本底,若大于 250cpm 则不能再用。

4. 平行样品的孔间误差应≤20%,否则实验数据不可信。

三、MTT 比色法

【原理】

MTT 是一种噻唑盐,化学名 3-(4,5-二甲基 -2- 噻唑 -2,5- 二甲基溴化四唑)[3-(4,5-dimethyl2-thiazolyl)-2,5-dipH enyltetrazoliumbromide],是一种黄色可溶性物质,作为细胞内线粒体琥珀酸脱氢酶的底物参与反应。细胞活化增殖时通过线粒体能量代谢过程,将 MTT 代谢形成紫蓝色的甲䐶(fomazan)沉积于细胞内或细胞周围,甲䐶可经异丙醇或二甲亚砜完全溶解,释放于细胞液中。可用酶标仪测定细胞培养上清的 OD 值。因甲䐶形成的量与细胞活化增殖的程度成正比,故可根据 OD 值反映细胞活化增殖情况。该法也可用于某些细胞因子活性测定(细胞因子依赖的细胞株增殖法)。

该法敏感性不及 ^{3}H-TdR,但操作简便,无放射性污染。

【材料】

1. 待测外周血单个核细胞。
2. 细胞培养液、Hanks 液、PHA 等同 "形态学方法"。
3. MTT 溶液(5mg/ml,用 0.1mol/L pH 7.4 的 PBS 缓冲液配制,溶解后用针头滤器经 0.22μm 滤膜过滤除菌,4℃避光保存)。
4. 0.04mol/L HCl- 异丙醇。
5. 酶标仪、96 孔细胞培养板、CO_2 培养箱等。

【方法】

1. 常规无菌分离外周血单个核细胞,方法见实验 17,用含 10% 小牛血清的 RPMI-1640 完全培养液悬浮细胞,调细胞浓度至 2×10^6/ml。
2. 取上述细胞悬液加入 96 孔培养板中,每孔加 100μl,实验孔每孔加含 PHA(100μg/ml)的培养液 100μl,每个样品 3 个复孔,并设相应对照孔,对照孔加不含 PHA 的 RPMI-1640 培养液 100μl,混匀后置 37℃ 5%CO_2 孵育 68h。
3. 实验终止前 4h 每孔吸弃上清液 100μl,加 MTT 溶液 10μl/ 孔,混匀后继续置于孵箱培养 4h。培养结束时每孔加 100μl 盐酸异丙醇,充分溶解静置 10min 后置酶标仪分别在波长 570nm 和 630nm 下测定 OD 值。

【结果判断】

以刺激指数(SI)判断淋巴细胞增殖程度,公式为:

$$刺激指数(SI)= \frac{实验孔\ OD_{570\sim630}\ 值}{对照孔\ OD_{570\sim630}\ 值}$$

【注意事项】

加入盐酸异丙醇后要在 1h 内进行测定,若 1h 内不能测定,可将未加盐酸异丙醇的培养板置 4℃保存,测定前取出,室温放置数分钟后再加盐酸异丙醇,依上法测定。

【思考题】

1. 何谓淋巴细胞增殖试验? 淋巴细胞增殖试验有哪些用途?
2. 淋巴细胞增殖试验常用的方法有哪些? 各有何优缺点?
3. 各种淋巴细胞增殖试验方法有哪些注意事项?

(潘海婷　新　燕)

实验 21　T 细胞亚群的检测
（Assay for T lymphocyte Subpopulation）

【目的要求】

掌握 T 细胞亚群检测的原理及其用途；熟悉 T 细胞亚群检测的方法与操作步骤。

【原理】

T 细胞可分为 CD4⁺T 细胞和 CD8⁺T 细胞。在正常机体中 CD4⁺T 细胞和 CD8⁺T 细胞数量比值处于一定范围。当处于异常范围时，显示机体免疫功能发生紊乱。可以利用抗 T 细胞表面的 CD 分子的单克隆抗体进行标记 CD4⁺T 细胞、CD8⁺T 细胞、CD3⁺T 细胞。

APAAP 法即碱性磷酸酶 - 抗碱性磷酸酶桥联酶染色法，是一项免疫组化技术，将鼠源的抗人 T 细胞亚群 CD 单抗（一抗）与人 T 细胞结合，用羊抗鼠的单抗（二抗）起桥连作用，二抗的一个 Fab 段连接抗人 T 细胞单抗，另一个 Fab 段连接 APAAP 复合物，再通过复合物中的碱性磷酸酶催化底物显色来判断 CD 分子的存在，确定 T 细胞各亚群及其数量（图 8-3）。

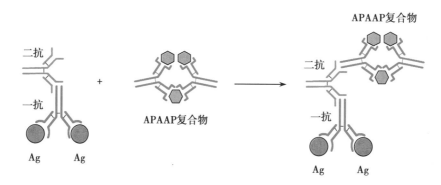

图 8-3　碱性磷酸酶 - 抗碱性磷酸酶桥联酶染色法示意图

【材料】

1. 肝素。
2. 淋巴细胞分离液。
3. 载玻片及记号笔。
4. 吹风机。
5. 固定液。
6. 一抗　鼠抗人 T 细胞的单抗（与待测抗原结合）。
7. 二抗　山羊抗鼠球蛋白的单抗（起桥联作用）一个 Fab 段连接一抗，另一个 Fab 段连接 APAAP 复合物。
8. 三抗　鼠抗碱性磷酸酶的单抗（碱性磷酸酶 - 抗碱性磷酸酶免疫复合物）
9. 碱性磷酸酶 HRP 底物液。
10. 苏木素复染液。
11. 器材　湿盒、水浴箱、20μl 及 100μl 加样器、塑料吸头、滤纸等。

【方法】

1. 标本制备　外周血分离单个核细胞，涂片。取细胞悬液滴于玻片，再吸取液滴，剩一薄层细胞，快速冷风吹干,密封保存。

2. 固定　加 20μl 固定液于标本上,固定 2min,PBS 洗 3 次,甩水,滤纸吸干。

3. 加一抗　加鼠抗人 T 细胞 CD3 或 CD4 或 CD8 单抗 10μl,放湿盒 37℃温育 20~25min,PBS 洗 3 次,甩水,滤纸吸干。

4. 加二抗　羊抗鼠 IgG 二抗 10μl,放湿盒 37℃温育 20~25min,PBS 洗 3 次,甩水,吸干。

5. 加三抗(APAAP 复合物)　10μl,放湿盒 37℃温育 20~25min,PBS 洗 3 次,甩水,滤纸吸干。

6. 显色　滴加底物液(现用现配)20μl,放湿盒 37℃温育 15min,自来水冲洗终止显色。

7. 复染　苏木素复染液 1 滴,染色 10s,自来水洗,镜下观察。高倍镜下,细胞核为蓝色,细胞表面有红色标记物的细胞为阳性细胞,计数 100~200 个单个核细胞,计算阳性细胞百分率。

【结果判断】

高倍镜下,细胞核为蓝色,表面有红色标记物的细胞为阳性细胞(图 8-4)。

正常人外周血 T 细胞参考值:CD3$^+$T 细胞 60%~80%;CD4$^+$T 细胞 35%~55%;CD8$^+$T 细胞 20%~30%;CD4/CD8 比值 1.5~2.0。

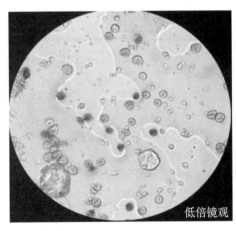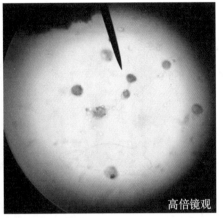

图 8-4　淋巴细胞亚群检测镜检示意图

【注意事项】

1. 外周血分离单个核细胞分离操作要熟练,要准确收取足量的细胞。

2. 包被细胞液细胞浓度要高,包被细胞的面积不要太大,约直径为 1cm 的圆形。

3. 快速吹冷风固定包被细胞。

4. 固定液、一二三抗及复染的操作要严格按照实验步骤。

【思考题】

1. CD3$^+$T 细胞、CD4$^+$T 细胞和 CD8$^+$T 细胞在显微镜下无任何区别,应在哪一个操作步骤中做标记?

2. 如何评定检测结果?如何分组计算 CD3$^+$T 细胞、CD4$^+$T 细胞和 CD8$^+$T 细胞的百分比?

3. T 细胞亚群检测在临床疾病和基础动物实验中的应用。

(李全海)

实验 22　溶血空斑形成实验
（Hemolytic Plaque Formation Test）

【目的要求】

掌握溶血空斑试验的原理和用途；熟悉溶血空斑试验的操作方法。

【原理】

溶血空斑形成实验是一种体外检测 B 细胞抗体产生能力的方法，又称体外抗体形成细胞（plaque forming cell，PFC）检测技术。原理是将一定量洗涤过的 SRBC 注射入小鼠腹腔，4d 后取免疫过小鼠的脾制成脾细胞悬液，内含 PFC。然后将脾细胞、SRBC、补体混合孵育，由于 PFC 所分泌的抗体和 SRBC（抗原）结合形成抗原抗体复合体，在补体作用下可使红细胞溶解，于特制的小室内可形成肉眼可见的溶血空斑。一个空斑即代表一个抗体形成细胞。

溶血空斑形成实验方法很多，主要有直接法（检测 IgM 类抗体形成细胞）、间接法（检测 IgG 类抗体形成细胞）、琼脂固相法、小室液相法、单层细胞法等。本试验主要介绍小室液相法。

【实验流程】

实验流程见图 8-5。

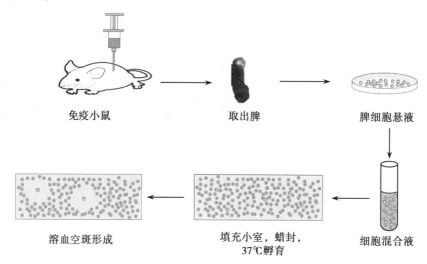

图 8-5　溶血空斑形成实验流程图

【材料】

1. 动物　小鼠（以纯系小鼠为好），体重 18~22g，雌雄均可。

2. 补体　豚鼠新鲜血清。

3. SRBC 悬液　用 pH 7.2 的 Hanks 液配制 5% 和 15% SRBC 悬液。

4. pH 7.2 的 Hanks 液、小牛血清（56℃ 30min 灭活）。

5. 解剖器材、用双面胶粘制而成的小室、200 目钢网、5ml 注射器针芯、石蜡盘、37℃温箱、微量加样器、枪头、试管、平皿等。

【方法】

1. 免疫小鼠　用 5% 的 SRBC 悬液 0.4ml（约 4×10^6 个）注射于小鼠腹腔。

2. 制备脾细胞悬液 4d 后,将小鼠拉脱颈椎处死,取出脾,放入含 6ml Hanks 液的平皿中;然后置 200 目不锈钢网上,用 5ml 注射器针芯研磨成单细胞悬液;用 Hanks 液洗涤 2 次,每次 1 000r/min,离心 5min,调整细胞数为 1×10^7/ml。

3. 补体制备 新鲜豚鼠血清,经 SRBC 吸收后,用 Hanks 液配成 1∶8~1∶6 浓度。

4. SRBC 取脱纤维 SRBC,用生理盐水洗 3 次(每次 1 500r/min 10min,最后一次要 2 500r/min 15min),取压积 SRBC 配成 10% 的 SRBC 悬液。

5. 取 1×10^7/ml 脾细胞 100μl,15%SRBC 200μl,1∶8~1∶6 补体 200μl,Hanks 液 1 000μl,混匀,用微量加样器将混合液注入事先制备好的小室中(每小室 100μl),然后以石蜡封口,放 37℃温箱 1h,取出观察结果。

【结果观察】

进行空斑计数,可肉眼直接观察或借助放大镜,计算 10^6 个脾细胞所含空斑数。

【注意事项】

1. 小室注入液体时不能留有气泡。
2. 小室边缘须用石蜡封严。
3. 放 37℃温箱孵育时必须放平,不可倾斜。
4. 观察结果时,应注意辨别空斑与气泡的区别,避免将气泡误认为溶血空斑。

【问题与思考】

1. PFC 实质是什么细胞?
2. 溶血空斑是如何形成的? 有何意义?

(王 冰)

实验 23 中性粒细胞吞噬功能测定
(Assay for Phagocytosis of Polymorphonuclear Leukocyte)

【目的要求】

掌握中性粒细胞吞噬功能实验的原理;熟悉中性粒细胞吞噬功能实验的操作方法。

【原理】

中性粒细胞具有吞噬细菌和异物颗粒的能力,在体外将中性粒细胞与细菌或异物颗粒共同孵育后,显微镜观察可见中性粒细胞内有细菌或异物颗粒。计数吞噬有细菌或异物颗粒的中性粒细胞占中性粒细胞总数的百分率和每个中性粒细胞平均吞噬的细菌或异物颗粒数,可反映中性粒细胞的吞噬功能。该试验常用白色葡萄球菌作为中性粒细胞的吞噬物。

【材料】

1. 待测样本 新鲜抗凝静脉血。
2. 被吞噬物 表皮葡萄球菌。
3. 试剂 肉汤培养基、琼脂、无菌生理盐水、肝素溶液(浓度为 20U/ml,以生理盐水配制)、甲醇、瑞氏-吉姆萨染液。
4. 器材 血红蛋白吸管、试管、0.5ml EP 管(一种小型的离心管)、平皿、采血针、75% 酒精棉球、载玻片、恒温箱、显微镜。

【方法】

1. 表皮葡萄球菌液的制备 将白色葡萄球菌接种于 5ml 肉汤培养基中,置 37℃温箱中培养 12h 后,取 0.1ml 用作细菌计数;然后置 100℃水浴中 10min 杀死细菌,计算每毫升细菌数,用生理盐水调整至 6×10^8 细菌 /ml,置 4℃备用。

2. 菌液计数 取 0.1ml 表皮葡萄球菌液,以肉汤培养基稀释 10 倍,再取其 0.1ml,以肉汤培养基稀释 10 倍,如此稀释,最终稀释 10 000 倍。取 1ml 稀释液,加入 75mm 平皿,再加入 2% 琼脂溶液 9ml(肉汤培养基 100ml 加琼脂 2g,溶解后待温度降至 45℃左右),水平晃匀,凝固后平皿倒扣,放 37℃温箱中培养。待长出菌落后计数,每个菌落算一个细菌,再计算原菌液每毫升细菌数。菌液计数也可用比浊法测定。

3. 待测样本制备 于洁净的 0.5ml EP 管内加 20μl 肝素溶液,用 75% 酒精棉球对受试者耳垂或指腹消毒,干燥后用采血针针刺,轻轻揉挤出血,用血红蛋白吸管吸取 40μl,与 EP 管内的肝素溶液轻轻吹吸混匀。

4. 孵育 待测样本中加入表皮葡萄球菌液 20μl 轻轻吹吸混匀,放入恒温箱 37℃孵育 30min,期间每隔 10min 摇匀一次。

5. 制片 取一小滴孵育后的待测样本于洁净载玻片上推成薄涂片,晾干后甲醇固定 4~5min。

6. 瑞氏 - 吉姆萨染色 滴加瑞氏 - 吉姆萨染液染色 3min,流水轻轻冲洗,自然晾干,油镜检查。

【实验流程】

流程图见图 8-6。

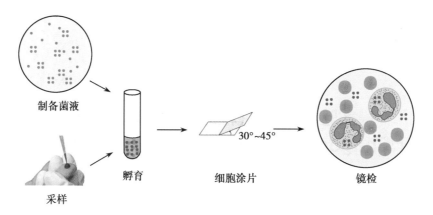

制备菌液

采样

孵育

细胞涂片 30°~45°

镜检

图 8-6 中性粒细胞吞噬功能测定流程图

【结果观察】

计数 200 个中性粒细胞,分别记录吞噬细菌的细胞数和每个中性粒细胞吞入的细菌数,按下式计算吞噬率和吞噬指数。

$$吞噬率 = \frac{200 \ 个中性粒细胞中吞噬细菌的细胞数}{200} \times 100\%$$

$$吞噬指数 = \frac{200 \ 个中性粒细胞中吞噬细菌的总数}{200} \times 100\%$$

【注意事项】

1. 所用器材要清洁。

2. 如细菌数太多可增加稀释倍数作平皿培养后计数。

3. 越接近推片末梢,细胞数越多。计数时应取玻片前、中、后三段计数,以提高准确率。

【思考题】

1. 简述中性粒细胞吞噬功能测定的原理。

2. 该实验过程中应注意哪些事项?

3. 如何综合判断中性粒细胞的功能,需要哪些方法?

（宋文刚　徐英萍）

实验 24　巨噬细胞功能的检测
（Assay for Macrophage Function）

一、巨噬细胞吞噬功能测定

【目的要求】

掌握巨噬细胞吞噬功能测定的原理;熟悉巨噬细胞吞噬功能测定的操作方法。

【原理】

巨噬细胞具有吞噬较大颗粒性异物的特性。如将鸡红细胞注入小鼠腹腔,腹腔巨噬细胞将会吞噬鸡红细胞,并进一步将其消化。取小鼠腹腔液涂片,染色,在显微镜下可见鸡红细胞被吞噬的现象。计算吞噬百分率和吞噬指数,可判断巨噬细胞的吞噬功能。同时,通过观察红细胞被消化的程度,可以判断巨噬细胞的消化能力。该方法简便、易行,可用于研究某些药物的免疫调节机制和筛选。

临床上有用斑蝥酊诱发受试者的皮肤炎性渗出,抽取含大量巨噬细胞的渗出液,与鸡红细胞共同孵育,观察鸡红细胞被吞噬的现象,以检测受试者巨噬细胞吞噬功能。

近年来也有用荧光球或酵母菌作吞噬颗粒的,同样能清晰地观察到巨噬细胞的吞噬现象。本实验介绍采用小鼠腹腔内注入鸡红细胞法检测巨噬细胞吞噬功能。

【实验流程】

实验流程见图 8-7。

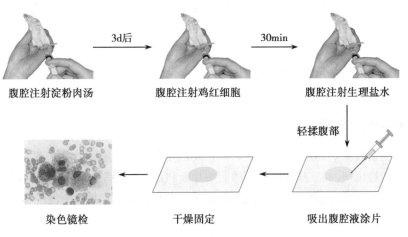

图 8-7　小鼠巨噬细胞吞噬鸡红细胞实验流程图

【材料】

1. 小鼠　昆明鼠或其他品系小鼠,雌雄皆可,体重 18~20g。
2. 鸡红细胞　用 75% 酒精棉球消毒后从鸡翅下静脉或心脏采集鸡血,按 1:5 比例保存于阿氏保养液中,置 4℃冰箱可保存 1 个月。临用前,将鸡红细胞悬液用生理盐水洗涤 3 次,2 000rpm/min,离心 5min,弃上清液,按压积比用生理盐水配成 1% 鸡红细胞悬液。
3. 可溶性淀粉肉汤　取可溶性淀粉 6g 加入肉汤培养液 100ml 中,混匀后煮沸灭菌备用。
4. 试剂　75% 酒精棉球、生理盐水、甲醇、瑞氏 - 吉姆萨染液。
5. 器材　无菌注射器、试管、载玻片、显微镜。

【方法】

1. 实验前 3d,于小鼠腹腔注射 6% 可溶性淀粉肉汤,每只 1ml。
2. 实验时,于小鼠腹腔注射 1% 鸡红细胞悬液每只 0.5~1ml,并轻揉腹部。
3. 注射后 30min,于小鼠腹腔注射生理盐水每只 2ml,并轻揉腹部数次,用注射器吸出小鼠腹腔液,滴 1 滴于洁净载玻片上,推成薄片或涂片,晾干后甲醇固定 4~5min。
4. 滴加瑞氏 - 吉姆萨染液 1 滴,染色 3min,流水轻轻冲洗,自然晾干,油镜下观察。

【结果判断】

镜下可见巨噬细胞核呈蓝色,被吞噬的鸡红细胞呈椭圆形,核呈蓝色,而胞浆被染成红色。镜下随机计数 100 个巨噬细胞,记录吞噬有鸡红细胞的巨噬细胞数和被吞噬的鸡红细胞总数。按下列公式计算吞噬率和吞噬指数。

$$吞噬率 = \frac{100 \text{ 个巨噬细胞中吞噬鸡红细胞的细胞数}}{100} \times 100\%$$

$$吞噬指数 = \frac{100 \text{ 个巨噬细胞中吞噬鸡红细胞总数}}{100}$$

【注意事项】

1. 小鼠腹腔注射时注意不要刺伤内脏。
2. 被吞噬的鸡红细胞时间过长可被消化,时间过短则尚未被吞噬,因此必须掌握好吞噬作用时间。

【思考题】

如欲测定某一药物对巨噬细胞吞噬功能的影响,应该如何设计实验?

(官　杰)

二、巨噬细胞趋化试验

趋化活性指细胞沿着某一物质的浓度梯度所作的定向移动。具有趋化作用的物质包括种类繁多的趋化性细胞因子和某些趋化剂,如某些补体成分的裂解片断和细菌的代谢产物等。具有趋化活性的细胞则包括粒细胞、单核巨噬细胞、淋巴细胞、树突状细胞和成纤维细胞等。细胞趋化活性的检测方法主要有微孔小室法和琼脂糖平板法。最早使用的微孔小室法是 Boyden 小室法,因其是单孔小室,试验误差较大,已较少使用。目前应用较多的是一种改良的微孔小室趋化试验装置,可以满足快速、准确、多孔同时测定的需要。本试验采用改良的微孔小室法检测小鼠腹腔巨噬细胞趋化活性。

【目的要求】

掌握微孔小室法趋化试验的原理和用途;熟悉其操作方法。

【原理】

微孔小室法趋化试验是根据细胞(单核巨噬细胞、中性粒细胞或淋巴细胞等)能够趋化性主动迁移,穿过一定孔径的滤膜而设计的。趋化小室由上下两层微孔板组成,其间有微孔滤膜相隔,分为上下小室。在下层趋化小室中加入细胞趋化因子,可引起上层小室的细胞向下层小室迁移,细胞穿过微孔滤膜迁移到下层膜面,经染色后计数下层膜面的迁移细胞即可测出趋化因子的趋化活性和细胞的相对趋化能力。

【实验流程】

实验流程见图 8-8。

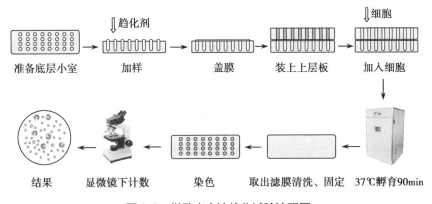

图 8-8　微孔小室法趋化试验流程图

【材料】

1. 趋化剂　趋化性细胞因子(如 IL-8)以无血清 RPMI-1640 培养液作适当稀释(经预试验确定)。也可用大肠杆菌培养物作为趋化剂。

2. 靶细胞悬液　小鼠腹腔巨噬细胞悬液的制备方法见实验 17。用 RPMI-1640 培养液调整细胞浓度为 4×10^5/ml。

3. 试剂　70% 甲醇、1% 考马斯亮蓝溶液(考马斯亮蓝 1g、冰醋酸 10ml、甲醇 45ml、蒸馏水 45ml 混匀,放置 60℃ 水浴加热助溶,过滤)、无血清 RPMI-1640 培养液。

4. 微孔滤膜　趋化滤膜的材料和孔径需根据靶细胞的大小选择;中性粒细胞用 3μm 孔径的聚碳酸膜(polycarbonate membranes),趋化时间为 30min;单核细胞用 8μm 孔径的聚碳酸膜,趋化时间为 90min;黏附力弱的淋巴细胞则用表面复以明胶或纤黏素的 5 或 8μm PVPF 聚碳酸膜,以免淋巴细胞穿过膜后落入下室,趋化时间为 180min。

5. 48 微孔小室趋化试验装置　见图 8-9。

6. 器械　微量加样器、Tip 头、显微镜等。

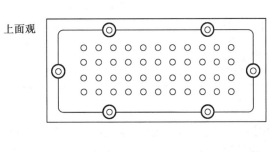

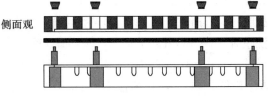

图 8-9　48 微孔小室趋化实验装置示意图

【方法】

1. 准备底层小室和加样

(1) 将趋化小室底层板放水平台上,NP 标记位于右下方。将经 RPMI-1640 连续 10 倍系列稀释的样品(趋化剂)加入孔中,使液面微微隆起,每孔约为 26.5μl;阴性对照孔中加入 RPMI-1640 培养液;均为 3 个复孔。所加试剂在使用前需经 37℃预温,加样时可避免出现气泡。

(2) 将适当孔径的滤膜取出,在滤膜的一角剪去 1mm 的小角,缺角对着 NP 标记。分别用镊子夹住滤膜两端(膜的光面朝下),水平下移,使中间部位最先接触小室液面,将膜轻轻覆盖于加完样的底层板各孔上,使滤膜与小室液面完全接触,要求没有气泡,也不能让各孔中的液体相混。

(3) 依次铺上硅胶垫,装上上层板,硅胶垫的缺角及上层板的 NP 标记均位于右下方。装上螺母,拧紧装置。

2. 加入细胞

(1) 将已稀释好的细胞悬液加入上层板小孔中,每孔 50μl。加样时微量加样器 Tip 头贴着小孔壁,Tip 头末端恰好位于滤膜稍上方,垂直快速加样,避免孔底滞留气泡。

(2) 检查上层液体中是否有气泡,一个比较简便的方法是观察小孔凸面的反射光,如果小孔上方有一个异常大的凸液面,通常表明有滞留气泡。解决的办法是用 Tip 头将孔中的液体吸干净,重新加样。

3. 孵育 将趋化小室置 37℃ 5%CO$_2$ 培养箱中,孵育 90min。

4. 染色

(1) 取出趋化小室,拧下螺帽,将整个小室倒置,托着上层板的四角,将小室慢慢地水平放在纸巾上,卸下下层板。

(2) 清洗,迁移细胞现位于滤膜朝上的一面,此面称为细胞面;另一面为非细胞面,用镊子夹起滤膜的一角,然后用大塑料夹夹住滤膜这一端距边缘 1mm 的宽度,拎起滤膜,迅速用塑料夹夹住滤膜另一端。在盛有 PBS 缓冲液的平皿中沾湿非细胞面,注意细胞面不要接触到 PBS。

(3) 用橡皮刮刮去非细胞面上的细胞,靠近大夹子处的滤膜先接触细胞刮,在与细胞刮成 30°角方向轻轻上拉,该过程重复两次。

(4) 固定,小心将滤膜浸入 70% 甲醇中,室温固定 10min,将滤膜取出,用塑料夹夹住,自然干燥。

(5) 染色,将固定后的滤膜放入 1% 考马斯亮蓝染液中,染色 5min(也可用吉姆萨染液染色 15~30min),用自来水漂洗 3 遍,干燥后平铺在一张载玻片上(注意:趋化膜的原下表面翻转朝上),显微镜下观察。

【结果判断】

1. 在高倍镜下,每孔随机选取 5 个视野,累计细胞数,求得 3 个复孔的平均值,作为该稀释度试验孔趋化细胞数。同样方法计数阴性对照孔趋化细胞数。

2. 计算趋化指数(chemotactic index,CI):试验孔趋化细胞数与阴性对照孔趋化细胞数的比值即为 CI。

【注意事项】

1. 为使结果有较好的可重复性及可比性,在试验前的预试验中要摸索出最适宜细胞浓度和趋化剂浓度。

2. 用该试验测定某一趋化性细胞因子活性或者比较不同来源的细胞趋化能力时,所有待测样品或细胞最好都在同一块板上进行,结果会更加准确。

3. 放膜时,要对准位置,否则过多调整位置时易发生样品间的交叉污染。

4. 洗膜时,注意不要把细胞面与非细胞面弄反。

5. 微孔小室法趋化试验也可选用纤维素脂(cellulose ester) 滤膜(150μm 厚),通过测量细胞在膜中趋化的深度可反映趋化强度。单核细胞和淋巴细胞用 8μm 孔径,中性粒细胞用 3~5μm 孔径。

6. 做试验前要把小室洗净、晾干。

【思考题】

1. 何谓趋化活性？具有趋化活性的细胞及其相应的趋化因子有哪些？
2. 如何保证趋化试验结果的准确性和可比性？
3. 试分析微孔小室法趋化试验的优缺点，还可以在哪些方面加以改进？

（官 杰）

第九章 超敏反应的免疫学检测

实验 25 豚鼠过敏反应观察
（Anaphylaxis in Guinea Pig）

【目的要求】

掌握实验性豚鼠过敏反应的原理和方法；熟悉过敏反应的表现。

【原理】

豚鼠初次接受异种血清（马血清）注射后，经一定潜伏期，可以产生特异性 IgE，IgE 吸附于组织、血管周围的肥大细胞和血液中的嗜碱性粒细胞表面，使机体致敏。当致敏机体再次接触相同的致敏原时，致敏原迅速与细胞表面 IgE 结合，使肥大细胞、嗜碱性粒细胞脱颗粒。释放的组织胺等生物活性介质作用于局部效应器官，引起小血管扩张，毛细血管通透性增高，平滑肌收缩，腺体分泌增加，出现局部过敏反应。如果这些生物活性介质为全身性释放，则发生全身过敏反应，甚至过敏性休克、死亡。

【材料】

1. 豚鼠 体重 150g 左右的幼小豚鼠。
2. 变应原 马血清、鸡蛋清。
3. 其他 生理盐水、无菌注射器、针头、碘酊、70% 乙醇、棉球等。

【实验流程】

流程图见图 9-1。

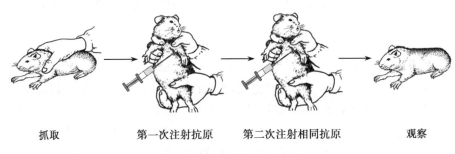

抓取　　　　第一次注射抗原　　　第二次注射相同抗原　　　观察

图 9-1 豚鼠过敏反应流程图

【方法】

1. 取豚鼠 3 只，编号标记。

2. 按 1∶10 分别稀释马血清和鸡蛋清。按表 9-1 操作，末次注射后 1~5min 观察结果。

表 9-1 豚鼠过敏反应注射程序

项目	豚鼠 1	豚鼠 2	豚鼠 3
马血清	0.1ml 皮下注射	0.1ml 皮下注射	—
生理盐水	—	—	0.1ml 皮下注射
间隔 2~3 周后			
马血清	2ml 心内注射	—	2ml 心内注射
鸡蛋清	—	2ml 心内注射	—
1~5min 观察结果			

【结果判断】

豚鼠 1 注射马血清后 1~5min 出现不安、抓鼻、喷嚏、呼吸困难、竖毛、大小便失禁、痉挛性跳跃，重者在数分钟内死亡。解剖时见肺脏高度水肿。豚鼠 2、3 无任何症状。

【注意事项】

1. 心脏注射时，应于心跳最明显处进针，感觉有搏动，注射器内有回血后再注射致敏原。皮下注射应注意什么？

2. 由于动物个体反应性不同，大多数豚鼠发生过敏性休克，但有少数豚鼠不出现明显过敏反应症状。

【思考题】

1. 对 3 只豚鼠出现的结果分别予以解释。

2. 请查阅有关资料，回答当豚鼠出现严重过敏反应症状时，应如何进行抢救？

3. 如用鸡蛋清作为变应原替换马血清，豚鼠是否出现过敏反应？该实验应如何设计？

（宋文刚 徐英萍）

实验 26 皮肤迟发型超敏反应试验
（Skin Delayed Hypersensitivity Test）

【目的要求】

掌握皮肤迟发型超敏反应试验的原理和方法；熟悉其结果的判断及临床应用。

【原理】

迟发型超敏反应（Ⅳ型超敏反应）是由效应 T 细胞与相应抗原作用后而引起的以单个核细胞和组织细胞损伤为主要特征的炎症反应。该反应发生较迟缓，当机体再次接受相同抗原刺激后，18~24h 出现反应，48~72h 达到高峰，故又称迟发型超敏反应。皮肤迟发型超敏反应试验是一种通过皮内接种相应抗原而诱发的皮肤迟发型超敏反应，当局部注射相同抗原后，注射局部皮肤出现红肿和硬结，反应强烈时可发生水疱、坏死等现象，以此来判断该抗原是否引起机体发生迟发型超敏反应或机体的细胞免疫功能状态。

结核菌素试验是临床上广泛使用的典型的皮肤迟发型超敏反应，该试验使用的抗原为旧结核菌素（old tuberculin，OT）或纯蛋白衍化物（purified protein derivative，PPD），两者均为结核杆菌的菌体蛋白成分。如受试者曾感染过结核杆菌或接种过卡介苗，体内形成的效应 T 细胞即与注入皮内的 OT 或 PPD 发生特异性结合反应，在抗原注射后 48~72h，注射局部会出现阳性反应，如红肿、硬结，据此可判断机体的致敏状态和细胞免疫功能状态。

【实验流程】

实验流程见图9-2。

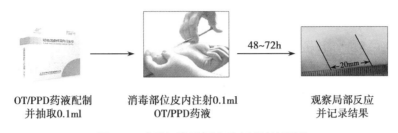

OT/PPD药液配制　　　消毒部位皮内注射0.1ml　　　观察局部反应
并抽取0.1ml　　　　　OT/PPD药液　　　　　　　并记录结果

图9-2　皮肤迟发型超敏反应试验流程图

【材料】

1. 受试对象　患者或志愿者。

2. 结核菌素试剂　OT每支2ml,已用生理盐水稀释1:2 000,每0.1ml含5IU;或者PPD每0.1ml溶液含0.1g蛋白。

3. 无菌生理盐水。

4. 75%乙醇、无菌棉签或棉球。

5. 结核菌素注射器、4号针头、毫米刻度尺。

【方法】

1. 在受试者左前臂掌侧前1/3处,用75%乙醇做皮肤消毒。

2. 用结核菌素注射器抽取OT或PPD药液0.1ml,排出注射器内的空气。

3. 在消毒部位皮内注射0.1ml,局部皮肤隆起形成明显的丘状突起为宜。

4. 注射48~72h后观察局部反应(注意局部有无硬结,不可单独以红晕为测量标准),测量硬结的直径并记录结果。

【结果判断】

1. 阴性反应　注射部位仅留有针刺痕迹或略有红肿、硬结直径小于0.5cm。表明机体未曾感染过结核分枝杆菌或未接种过卡介苗,对结核分枝杆菌无免疫力。但应除外以下情况:①感染初期,机体尚未获得细胞免疫力。②老年人。③各种细胞免疫功能低下者,如严重的结核病、麻疹、艾滋病、肿瘤等患者,或使用免疫抑制剂者。

2. 阳性反应　注射局部出现红肿、硬结,硬结平均直径在0.5~1.5cm。表明机体曾感染过结核分枝杆菌或卡介苗接种成功,机体对结核分枝杆菌有一定免疫力且细胞免疫功能正常。

3. 强阳性反应　注射局部红肿硬结直径超过1.5cm以上,或局部反应强烈,出现水疱、溃疡及淋巴管炎。表明机体可能有活动性感染,应进一步检查是否患有结核病。

【临床应用】

1. 选择卡介苗接种对象和免疫效果的测定。若结核菌素试验阴性,应接种卡介苗。接种后若反应转为阳性,即表示接种已产生免疫效果;若为阴性,则说明接种无效,应重新接种。

2. 辅助诊断婴幼儿结核病。结核菌素试验对婴幼儿患者的诊断价值较高,因为年龄越小,自然感染率越低;3岁以下强阳性反应者,应视为有新近感染的活动性结核病,须给予治疗。

3. 用于结核病的流行病学调查。

4. 用于机体细胞免疫功能的检测。结核菌素试验阳性表明机体细胞免疫功能正常,但试验阴性反应者,并不一定表示受试者的细胞免疫功能低下。此时,常需要对受试者,同时用两种或两种以上的生物性抗原(或加 PHA 皮试)进行试验,综合多种抗原的皮试结果,才能较正确地反映受试者的细胞免疫功能状态。

【注意事项】

1. 已明确诊断为活动期结核患者,特别是婴幼儿,禁用此试验。慎用或不选作此试验。

2. 判定结果时,以硬结为测量标准,其周围红晕不能计算在内。若注射局部只有红晕而无硬结,可能是因注射部位针刺较深所致,必要时应重新进行试验。

3. 对常规试验结果为阴性反应者,最好再分别用 1∶1 000 与 1∶100 的稀释度作皮试,若仍为阴性反应,则可最后判定为阴性。

【思考题】

1. 简述皮肤迟发型超敏反应的原理及用途临床应用?

2. 如何正确判断结核菌素试验的结果判断应注意哪些问题?

(任云青　车昌燕)

附　　录

附录 1　免疫学研究常用实验动物及基本操作技术

一、实验动物的作用与意义

实验动物是根据科学研究需要在实验室条件下有目的、有计划进行人工驯养、繁殖和科学培育而获得的动物。实验动物来源于野生动物或家畜家禽,即具有野生动物的个性,同时又具有生物学特性明确、遗传背景清楚、表型均一、对刺激的敏感性和反应性一致等特点。这些特点有利于科研人员仅用少量动物即获得精确、可靠的动物实验结果,并具有良好的可重复性,因而被广泛用于生物医学研究和教学中。

实验动物可以作为研究机体正常生理生化反应和免疫学反应的对象。由实验动物所获得的实验数据与人体具有一定的共性,因此可为医学研究提供丰富而有价值的参考。

实验动物也是多种疾病的良好模型。由于人类各种疾病的发生、发展十分复杂,要揭示疾病发生、发展的规律,研究药物的作用效果和作用机制,不可能完全在人身上进行实验。采用实验动物模拟人类疾病过程,观察药物及其他各种因素对机体生理、生化、免疫及遗传学的影响,既方便、有效、可比性强,又易于管理和操作。在基础医学研究、药物研究及疾病发生与防治手段研究等领域,均具有十分重要的意义。

二、免疫学实验常用动物

在免疫学实验中,常根据实验目的和要求的不同而选用不同的动物。常用的动物有小鼠、大鼠、豚鼠、家兔和绵羊等。

1. 小鼠　因繁殖周期短,生长速度快,容易饲养,操作方便,是现代医学科研中用途最广泛和最常用的实验动物。在免疫学方面,常利用纯系小鼠制备单克隆抗体,利用免疫功能缺陷小鼠进行免疫学研究。如无胸腺的突变系裸鼠由于缺乏 T 细胞,常用于研究 T 细胞的功能以及细胞免疫在免疫应答中的作用。20 世纪 80 年代培育出的 Scid 小鼠,因 T 和 B 细胞联合缺陷,有利于研究 NK 细胞和巨噬细胞的分化及功能,以及它们与淋巴细胞的相互作用。Scid 小鼠能接受同种或异种淋巴细胞移植,是研究淋巴细胞分化和功能的有效活体测试系统。

2. 豚鼠 特点是性情温顺,繁殖快,易饲养,是较早用于生物医学研究的常用动物。在免疫学研究方面,豚鼠是较好的动物过敏反应模型,常用于抗过敏药物实验。豚鼠血清中补体含量高,也是免疫学实验中所需补体的直接来源。

3. 家兔 性情温顺,易于饲养和繁殖,体型较大,耳静脉大而清晰,易于抽血或注射。在免疫学方面被用来制备各种免疫血清及过敏反应的研究。

4. 绵羊 体型大,容易饲养和管理,颈静脉粗,容易触摸,利于采血。在免疫学方面,SRBC 是一种常用的抗原,SRBC 与其相应抗体(溶血素)被广泛用于许多血清学反应。也可用绵羊制备免疫血清。

三、实验动物的抓取与固定

抓取和固定是动物实验操作技术中很重要的一项基本功。抓取和固定各种动物的原则:保证实验人员的安全,防止动物意外性损伤,禁止对动物采取粗暴动作。具体的方法应根据实验内容和动物种类而定。抓取、固定动物前,应对动物的习性有所了解。抓取时应准确、迅速、熟练,力求在动物感到不安之前抓取为好。

1. 小鼠 右手抓住小鼠尾部提起,将其放在鼠笼盖或其他粗糙面上。在小鼠向前爬行时,迅速用左手拇指、示指沿其背向前抓住小鼠的双耳及颈后部皮肤,将其置于掌心,拉直躯干,并以左手无名指、小指与掌部夹住其背部皮肤和尾部固定在手上(附图 1-1)。这类方法多用于灌胃,以及肌内、腹腔和皮下注射等。在一些特殊实验中,如进行解剖、手术、心脏采血和尾静脉注射等,则可使用相应的固定方法(如固定在蜡板上)或使用特殊的固定装置(尾静脉注射架或粗试管)。

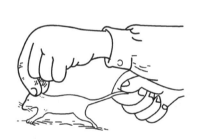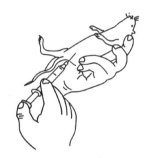

附图 1-1 小鼠的抓取方法

2. 豚鼠 生性胆小、易惊,抓取时要求稳、准、迅速。先用手掌迅速而又轻轻地扣住豚鼠背部,抓住其肩胛上方,以拇指、示指环握颈部,其余手指握持躯干,轻轻提起、固定。对于体重大的豚鼠,要用另一只手托住其臀部(附图 1-2)。

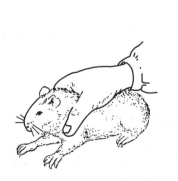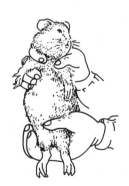

附图 1-2 豚鼠的抓取方法

3. 家兔 抓取方法一般是用一只手从兔头前部把两耳轻轻压于手掌内,兔便匍匐不动,将颈部的被毛连同皮一起抓住提起,再以另一只手托住臀部(附图 1-3)。不能采取抓家兔双耳、腰部或四肢的方法,以免造

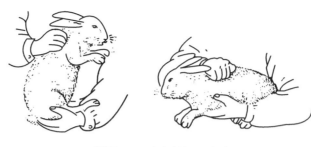

附图 1-3　家兔的抓取方法

成双耳、颈椎或双肾的损伤。

　　家兔的固定方法可以根据实验需要而定。如做兔耳取血、注射或观察兔耳血管变化,可采用盒式固定(附图 1-4),如需作测量血压、呼吸等实验或颈动脉放血等手术时,需将兔固定在手术固定台上(附图 1-5),其头部的固定可用一根粗棉绳,一端拴住家兔的两只门齿,另一端固定在手术台的铁柱上。

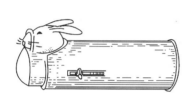

附图 1-4　家兔的盒式固定法

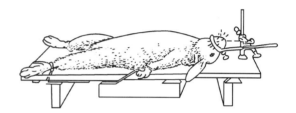

附图 1-5　家兔的台式固定法

四、实验动物给药方法

　　1. 皮下注射　　用左手拇指、食指轻轻提起皮肤,右手持注射器将针头刺入皮下,针头摆动无阻力,证明已进入皮下,推进药液。皮下注射部位,一般小鼠在腹部两侧,豚鼠在大腿内侧或下腹部,家兔为背部或耳根部。

　　2. 皮内注射　　先将动物注射部位的毛剪去,消毒后,用皮试针头紧贴皮肤表层刺入皮内,然后向上挑起并再稍刺入一点,随之缓慢注入一定量的药液。若注射成功,可见皮肤表面鼓起一小皮丘。注射部位,兔和豚鼠均为背部脊柱两侧的皮肤。

　　3. 肌内注射　　宜选肌肉发达、无大血管经过的部位。针头直接刺入肌肉,回抽针芯无回血现象,可注射。家兔等大动物多在臀部注射,用 6 号半针头,每只每次注射量不超过 2ml;小鼠因体积小,很少采用肌内注射,若必须肌内注射给药,常选在股部。

　　4. 腹腔注射　　小鼠腹腔注射方法:左手固定动物,右手持注射器在下腹部左侧或右侧刺入皮下,沿皮下朝头的方向推进 0.5cm,再使针头与腹平面成 45°角穿过腹肌刺入腹腔,此时有落空感,回抽无肠液、尿液或血液后,缓缓推入药液。家兔等较大动物进行腹腔注射时,应先行固定,然后在其下腹部两侧进行注射。注射量小鼠一般为 0.5~1ml,豚鼠、兔一般为 5ml。

　　5. 静脉注射法

　　(1) 小鼠尾静脉注射法:小鼠尾静脉共 3 根,左右两侧和背部各一根,两侧尾静脉比较容易固定,故常被采用。操作时,先将鼠装入鼠筒或鼠盒内固定好,露出尾巴,用 45~50℃温水浸泡 1~2min 或用 75% 乙醇反复擦拭使血管扩张,并可使表皮角质软化。以左手拇指、食指捏住鼠尾两侧,使静脉充盈,右手持带细针头的注射器使针头尽量采取与鼠尾平行的角度进针。先缓缓推进少许药液,如无阻力,表示针头已进入静脉,如阻力较大,并出现白色皮丘,则表示未刺入血管,应换部位重刺。如需反复注射,应尽量从鼠尾的末端开始。

　　(2) 豚鼠静脉注射法

　　1) 腿部静脉注射法:由助手抓握固定好动物,操作者左手握住后腿,右手用手术弯剪,在后小腿根部水平方向剪一缺口,揭起皮肤暴露静脉,注射。

2) 趾间静脉注射法:用 75% 乙醇擦拭豚鼠脚趾,使趾间静脉显露,进行注射。

(3) 兔耳静脉注射法:将兔固定好,用 75% 酒精棉球轻轻擦拭耳部外缘,静脉即明显可见。注射由耳尖部开始,若失败,再逐步向耳根部移动重新注射。注射完毕,压迫针孔。

五、实验动物采血方法

1. 小鼠血液的采集

(1) 尾尖采血:将鼠置盒内固定好,露出鼠尾,用手轻揉或浸泡于 45℃温水中数分钟或涂二甲苯,使尾静脉充血后,用剪刀剪去尾尖约 5mm。然后用手指从尾根部向尾尖部按摩,血即从断端流出。采血结束后,伤口应消毒,并压迫止血。此法每只鼠一般可采用 10 次以上,每次可采血约 0.1ml。

(2) 眼眶后静脉丛采血:用一根 7~10cm 长的玻璃采血管,一端拉成直径为 1.5mm、长为 1cm 的毛细管,另一端逐渐扩大成喇叭形。将采血管浸入 1% 肝素溶液,干燥后使用。采血时用左手拇指、食指抓住鼠两耳间皮肤,将头按在桌面上或鼠笼上,并轻压颈部两侧颈静脉,使眼球充分外突,此时,眼眶后静脉丛充血。右手持采血管,将其尖端插入眼内眦部,并轻轻向眼底方向刺入,深度 2~3mm。有阻挡感时停止刺入,旋转采血管以切开静脉丛,血液即流入采血管中(附图 1-6)。采血结束后,拔出采血管放松左手,出血即停止。此法在短期内可重复采血,一次可采血 0.2~0.3ml。

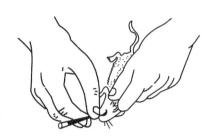

附图 1-6　小鼠眼眶后静脉丛采血法

(3) 摘眼球采血:用左手拇指、食指尽量将鼠头捏紧,使眼球突出,右手用镊子或止血钳迅速将眼球摘除,并将鼠倒置,血液即可从眼眶内流出。此法采血量较大,只适用于一次性采血。

2. 豚鼠血液的采集

(1) 心脏穿刺采血:一人抓取固定豚鼠,使胸腹部朝上;另一人用左手触摸豚鼠左侧第 4、5、6 肋间,选择心尖搏动最明显处将注射器针头刺入心脏。所用针头应细长,以免采血后穿刺孔出血。体重 500g 豚鼠每次可抽血 6~7ml,间隔 2~3 周后可再次采血。

(2) 耳缘切口采血:将豚鼠耳部消毒,用刀片割破耳缘,血液即自切口处流出。每次可采血 0.5ml。

3. 家兔血液的采集

(1) 耳缘静脉采血:将家兔固定好,用手轻揉动物耳缘,待耳缘静脉充血后,在靠耳尖部静脉处,用针尖刺破静脉,血液流出;也可用 5 号半针头刺入静脉抽取血液,一次可采血 5~10ml。

(2) 耳中央动脉采血法:在兔耳中央有一条较粗的、颜色较鲜红的中央动脉。用左手固定兔耳,右手持注射器,在中央动脉的末端,沿向心方向刺入即可见血液进入针管。此法一次可抽血 15ml。

(3) 心脏穿刺采血法:将家兔仰卧固定于解剖台上,剪去心前区兔毛,用碘酊、75% 乙醇消毒皮肤。在胸骨左缘外 3mm 左右第 3~4 肋间,选心脏搏动最明显处进针。当针头接近心脏时,就会感到针头有明显的搏动,此时,再进针可进入心室,血液会自动涌入针管。体重 2kg 重的家兔每次抽血一般不超过 20~25ml,2 周后可再次抽血。

(4) 颈动脉放血法:将家兔仰卧固定,使头部后仰,整个颈部伸直露出,用消毒液擦湿,除颈部外,其他部位用消毒湿纱布覆盖起来。将颈下皮肤做纵向切开,剥离皮下组织,分离肌肉与气管,在颈静脉下,可见平行的迷走神经和强烈搏动的颈动脉。将颈动脉周围组织分离后,用止血钳夹死上下两端,在两钳中间切断血管,再用镊子夹住近心端,然后在钳子和镊子中间的血管壁上切开一小口,放入采血瓶中,松动镊子,血液便可流入瓶中,放血速度可由镊子掌握,以免过快。

4. 绵羊颈静脉抽血法　将绵羊放倒,取侧卧位,一人固定头部,使颈部拉直,头尽量后仰;另一人固定四肢,抽血者先剪去颈部被毛。碘酊、75% 乙醇消毒皮肤,用止血带扎住颈部下端,使颈静脉怒张,左手抓起皮肤,右手持注射器刺入皮下,针头沿血管平行方向向心端刺入颈静脉。采血后应压迫止血。

(官　杰)

附录 2 免疫学实验常用试剂及配制方法

一、缓冲液

1. 阿氏血细胞保存液 将以下试剂溶解于 1 000ml 蒸馏水,经 4.5kg/cm² 高压蒸汽灭菌 15min,4℃保存备用。

葡萄糖	20.5g
氯化钠	4.2g
枸橼酸钠	8.0g
枸橼酸	5.5g

2. Hanks 液

(1) 原液甲:溶于 1 000ml 双蒸水,加三氯甲烷 2ml 防腐,4℃保存。

NaCl	160g
KCl	8g
$MgSO_4 \cdot 7H_2O$	2g
$MgCl_2 \cdot 6H_2O$	2g
$CaCl_2$	2.8g(先溶于 100ml 双蒸水中)

(2) 原液乙

1) 将下述各物溶于双蒸水 800ml 中。

$Na_2HPO_4 \cdot 12H_2O$	3.04g
KH_2PO_4	1.2g
葡萄糖	20.0g

2) 0.4% 酚红溶液:称取酚红 0.4g,放入玻璃研钵中,滴加 0.1mol/L NaOH 溶液,不断研磨,直至完全溶解,约加 0.1mol/L NaOH 溶液 10ml。将溶解的酚红吸入 100ml 量瓶中,用双蒸水洗下研钵中残留酚红液,并移入量瓶中,最后补加双蒸水至 100ml。

将 1)液和 2)液混合,补加双蒸水至 1 000ml,即为原液乙,加三氯甲烷 2ml 防腐,置 4℃保存。

(3) 应用液:将下述成分混合后分装于 200ml 小瓶中,4.5kg/cm² 高压蒸汽灭菌 15min,4℃保存可使用 1 个月,临用前用无菌的 5.6%NaHCO₃ 溶液调 pH 至 7.2~7.6。

原液甲	1 份
原液乙	1 份
双蒸水	18 份

3. 无 Ca^{2+}、Mg^{2+} Hanks 液 将下述成分依次溶解或加入到双蒸水中,最后补加双蒸水至 1 000ml,以 5.6% NaHCO₃ 溶液调整 pH 至 7.4,4℃冰箱保存备用。

NaCl	8g
KCl	0.4g
$NaHCO_3$	0.35g
$Na_2HPO_4 \cdot 12H_2O$	0.152g
KH_2PO_4	0.06g
葡萄糖	1g
0.4% 酚红	5ml

4. 0.2mol/L 磷酸盐缓冲液(PB)

(1) A 液(0.2mol/L NaH_2PO_4):称取 $NaH_2PO_4 \cdot H_2O$ 27.6g(或 $NaH_2PO_4 \cdot 2H_2O$ 31.2g),溶于蒸馏水中,最后补加蒸馏水至 1 000ml。

（2）B 液（0.2mol/L Na₂HPO₄）：称 取 Na₂HPO₄·7H₂O 53.6g（或 NaH₂PO₄·12H₂O 71.6g，或 Na₂HPO₄·2H₂O 35.6g），加蒸馏水溶解，最后加水至 1 000ml。

（3）0.2mol/L 缓冲液配制：A 液 x ml 中加入 B 液 y ml，为 0.2mol/L PB（附表 2-1）。若再加蒸馏水至 200ml 则成 0.1mol/L PB。

附表 2-1　0.2mol/L 缓冲液配制

pH	x/ml	y/ml	pH	x/ml	y/ml
5.7	93.5	6.5	6.9	45.0	55.0
5.8	92.0	8.0	7.0	39.0	61.0
5.9	90.0	10.0	7.1	33.0	67.0
6.0	87.7	12.3	7.2	28.0	72.0
6.1	85.0	15.0	7.3	23.0	77.0
6.2	81.5	18.5	7.4	19.0	81.0
6.3	77.5	22.5	7.5	16.0	84.0
6.4	73.5	26.5	7.6	13.0	87.0
6.5	68.5	31.5	7.7	10.0	90.0
6.6	62.5	37.5	7.8	8.5	91.5
6.7	56.5	43.5	7.9	7.0	93.0
6.8	51.0	49.0	8.0	5.3	96.7

若先分别配成 0.1mol/L、0.07mol/L 和 0.005mol/L 的 A 液（NaH₂PO₄·H₂O 或 KH₂PO₄）和 B 液（Na₂HPO₄），可按附表 2-2 配成不同 pH 的 PB。

附表 2-2　配成制不同 pH 的 PB

A 液/ml	B 液/ml	0.1mol/L PB 的 pH	0.07mol/L PB 的 pH	0.005mol/L PB 的 pH
46	4	5.67	5.74	5.95
45	5	5.78	5.83	6.06
44	6	5.86	5.91	6.14
43	7	5.94	5.99	6.22
42	8	6.02	6.07	6.30
41	9	6.08	6.14	6.36
40	10	6.12	6.19	6.46
39	11	6.17	6.24	6.47
38	12	6.23	6.28	6.57
37	13	6.28	6.32	6.61
36	14	6.33	6.37	6.65
35	15	6.39	6.41	6.68
34	16	6.41	6.45	6.72
33	17	6.45	6.49	6.75
32	18	6.49	6.53	6.79
31	19	6.53	6.56	6.82
30	20	6.55	6.59	6.86
29	21	6.58	6.63	6.91
28	22	6.61	6.68	6.95

A 液 /ml	B 液 /ml	0.1mol/L PB 的 pH	0.07mol/L PB 的 pH	0.005mol/L PB 的 pH
27	23	6.65	6.72	7.00
26	24	6.70	6.76	7.05
25	25	6.76	6.81	7.09
24	26	6.81	6.86	7.16
23	27	6.84	6.91	7.18
22	28	6.89	6.94	7.18
21	29	6.89	6.96	7.20
20	30	6.91	6.98	7.22
19	31	6.94	7.01	7.25
18	32	6.97	7.03	7.28
17	33	7.00	7.05	7.31
16	34	7.02	7.07	7.34
15	35	7.06	7.11	7.38
14	36	7.10	7.15	7.41
13	37	7.14	7.20	7.45
12	38	7.17	7.24	7.45
11	39	7.24	7.28	7.51
10	40	7.30	7.33	7.59
9	41	7.36	7.40	7.65
8	42	7.42	7.49	7.70
7	43	7.49	7.54	7.75
6	44	7.57	7.61	7.80
5	45	7.65	7.69	7.87
3	47	7.81	7.85	8.05
2	48	7.92	7.97	8.15

5. 磷酸盐缓冲生理盐水（PBS）

（1）0.01mol/L PBS（pH 7.0）

0.2mol/L	A 液	16.5ml
0.2mol/L	B 液	33.5ml

加 NaCl 8.5g 用蒸馏水稀释至 1 000ml

（2）0.02mol/L PBS（pH 7.2）

0.2mol/L	A 液	28ml
0.2mol/L	B 液	72ml

加 NaCl 8.5g 用蒸馏水稀释至 1 000ml

6. Tris 缓冲液（TBS 和 THB）

（1）0.05mol/L TBS（pH 7.4）的配制：将下述成分混合，磁性搅拌下滴加浓 HCl 溶液至 pH 为 7.4，再加蒸馏水至 2 000ml。如需含 1% TritonX-100（聚乙二醇辛基苯基醚），则在滴加 HCl 溶液前先加 200ml Triton X-100。

Tris（三羟甲基胺基甲烷）	12.1g
NaCl	17.5g
加蒸馏水	1 500ml

（2）THB 的配制

1）A 液（0.2mol/L Tris 溶液）：称取 2.423g Tris（分子量 121.14）溶于 100ml 蒸馏水中。

2）B 液（0.1mol/L HCl 溶液）：取 37% HCl 溶液（比重 1.19）0.84ml，加入蒸馏水中，使成 100ml。

3）不同 pH（7.19~9.10）的 0.05mol/L THB 配制：取 A 液 25ml 加入 B 液 x ml（附表 2-3），补加蒸馏水至 100ml。

附表 2-3　不同 pH（7.19~9.10）的 0.05mol/L THB 配制

x/ml	pH	x/ml	pH
45.0	7.19	25.0	8.14
42.5	7.36	22.5	8.20
41.4	7.40	22.0	8.23
40.0	7.54	20.0	8.32
38.4	7.60	17.5	8.41
37.5	7.66	15.0	8.51
35.0	7.77	12.5	8.62
32.5	7.87	10.0	8.74
30.0	7.96	7.5	8.92
27.5	8.05	5.0	9.10

7. 碳酸盐 - 碳酸氢钠缓冲液（0.1mol/L）如附表 2-4 配制碳酸盐 - 碳酸氢钠缓冲液（0.1mol/L）。注意：该缓冲液在 Ca^{2+}、Mg^{2+} 存在时不得使用。

附表 2-4　碳酸盐 - 碳酸氢钠缓冲液（0.1mol/L）

pH		0.1mol/L Na_2CO_3 溶液	0.1mol/L $NaHCO_3$ 溶液
20℃	37℃	/ml	/ml
9.16	8.77	1	9
9.40	9.12	2	8
9.51	9.40	3	7
9.78	9.50	4	6
9.90	9.72	5	5
10.14	9.90	6	4
10.28	10.08	7	3
10.53	10.28	8	2
10.83	10.57	9	1

8. 0.1mol/L 醋酸缓冲液（pH 3.6~5.6）

（1）A 液：0.2mol/L 醋酸。冰醋酸［99%~100%，相对密度（比重）1.050~1.054］11.5ml，加蒸馏水使成 1 000ml。

（2）B 液：0.2mol/L 醋酸钠水溶液。醋酸钠（$C_2H_3O_2Na$）16.4g 或（$C_2H_3O_2Na \cdot 3H_2O$）27.2g，加蒸馏水使成 1 000ml。

（3）缓冲液：按附表 2-5 将 A 液 x ml+B 液 y ml+ 蒸馏水至 1 000ml，即配成所需的 pH。

附表 2-5　配成 0.1mol/L 醋酸缓冲液（pH 3.6~5.6）

pH	x/ml	y/ml	pH	x/ml	y/ml
3.6	46.3	3.7	4.8	20.0	30.0
3.8	44.0	6.0	5.0	14.8	35.2
4.0	41.0	9.0	5.2	10.5	39.5
4.2	36.8	13.2	5.4	8.8	41.2
4.4	30.5	19.5	5.6	4.8	45.2
4.6	25.5	24.5			

9. 0.05mol/L pH 8.6 巴比妥缓冲液　按下述成分配制,加蒸馏水溶解,并补加到 1 000ml。

巴比妥	1.84g(加蒸馏水 200ml 加热溶解)
巴比妥钠	10.3g
叠氮化钠	0.2g

二、培养液

1. RPMI-1640 培养液

(1) RPMI-1640 20.8g;蒸馏水 1 800ml。

(2) 1mol/L HEPES 缓冲液:下述成分中,HEPES 为 N-2 羟乙基哌嗪 -N′-2- 乙磺酸,分子量 238.3。

HEPES	11.915g
三蒸水	50ml

(3) 将(1)和(2)分别溶解后,混合在一起,补充蒸馏水至 1 920ml,混匀后用 0.22μm 或更小的微孔滤膜滤过消毒。分装 100ml 一瓶,4℃保存。

2. 200mmol/L L- 谷氨酰胺溶液　按下述成分配制,溶解后,过滤除菌,分装小瓶,每瓶 10ml,–20℃,保存。

L- 谷氨酰胺	2.922g
三蒸水	100ml

3. 抗生素配法(1 万单位 /ml)　按下述成分配制,溶解后,无菌手续分装小瓶,每瓶 1ml,–20℃保存。

青霉素	100 万单位
链霉素	100 万 /μg
无菌三蒸水	100ml

4. 两性霉素 B 配法(25g/ml)　按下述成分配制,过滤除菌,分装小瓶,每瓶 1ml,–20℃保存。

两性霉素 B	2.5mg
三蒸水	100ml

5. 无血清 RPMI-1640 的配法　按下述成分配制,混匀后使用。

RPMI-1640 培养液	100ml
L- 谷氨酰胺(200mmol/L)	1ml
抗生素(青链霉素)	1ml
7.5%NaHCO$_3$ 溶液	2.8ml

6. RPMI-1640 完全培养液　按下述成分配制,混匀后使用。

RPMI-1640 培养液	100ml
L- 谷氨酰胺(200mmol/L)	1ml
抗生素(青链霉素)	1ml
两性霉素 B(25g/ml)	1ml
7.5%NaHCO$_3$ 溶液	2.8ml
灭活小牛血清	15ml

7. TC199 培养液　取 199 培养基干粉 9.9g,溶于三蒸水 1 000ml,加温使溶解,加 NaHCO$_3$ 1.0g,使 pH 调至 7.2,滤膜除菌,分装,4℃保存。

8. Eagle MEM 培养液

(1) 将 MEM(标准包装)干粉倒入 500ml 三蒸水(温度为 18~20℃)搅匀,待溶解。并用另外 500ml 三蒸水冲洗 MEM 包装内的剩余粉末,汇集到一块,搅拌直至完全溶解透明。

(2) 每升 MEM 加入 2.2g NaHCO$_3$(或 7.5%NaHCO$_3$ 溶液 29.3ml),同时,也可加入其他补充物如抗生素、HEPES 等。

（3）用 1mol/L NaOH 溶液和 1mol/L HCl 溶液调 pH。pH 可比需要值高出 0.1。

（4）滤膜除菌，分装，置 4℃保存。

三、ELISA 试剂

1. 包被缓冲液（pH 9.6 0.05mol/L 碳酸盐缓冲液）　按下述成分配制：

Na_2CO_3	1.59g
$NaHCO_3$	2.93g

加入蒸馏水至 1 000ml。

2. 洗涤缓冲液（pH 7.4 0.02mol/L Tris-HCl- 吐温 -20）　按下述成分配制：

Tris（三羟甲基氨基甲烷）	2.42g
1mol/L HCl 溶液	13.0ml
吐温 -20	0.5ml

加入蒸馏水至 1 000ml。

3. 稀释液　按下述成分配制；或者使用以羊血清、兔血清等血清与洗涤液配成的 5%~10% 溶液。

牛血清白蛋白（BSA）	0.1g

加洗涤缓冲液至 100ml。

4. 终止液（2M H_2SO_4）　蒸馏水 178.3ml，逐滴加入浓硫酸（98%）21.7ml。

5. 底物缓冲液（pH 5.0 磷酸 - 柠檬酸缓冲液）　按下述成分配制。

0.2mol/L	Na_2HPO_4（28.4g/L）	25.7ml
0.1mol/L	柠檬酸（19.2g/L）	24.3ml

加蒸馏水 50ml。

6. TMB（四甲基联苯胺）使用液　按下述成分配制：

TMB（10mg/5ml 无水乙醇）	0.5ml
底物缓冲液（pH 5.5）	10ml
0.75%H_2O_2 溶液	32μl

7. ABTS 显色液　按下述成分配制：ABTS 为 2,2'-Azino-bis-(3-ethylbenztbiozoline 6-sulfonic acid)，即 2,2'-连氮基 - 双（3- 乙基苯并噻吡咯啉 -6 磺酸）。

ABTS	0.5mg
底物缓冲液（pH 5.5）	1ml
3%H_2O_2 溶液	2μl

四、其他试剂溶液

1. 1% 酚红　取 1g 酚红置于乳钵中，加入少量 1mol/L NaOH 溶液研磨，将溶解溶液移至 100ml 量瓶中。分批加入 1mol/L NaOH 溶液研磨，直至酚红溶解，所得染液都移入量瓶中，NaOH 溶液的用量不能超过 7ml。加双蒸水至 100ml，过滤，置室温或 4℃保存。

2. 碳酸氢钠液　调 pH 常用浓度有 7.5%、5.6%、3.7% 三种。用双蒸水（或去离子水）配制，无菌过滤除菌，小量分装。或 110℃灭菌 10min，分装，置 4℃保存。

3. 肝素抗凝剂　取肝素用 Hanks 液（或其他溶剂）稀释至终浓度为 250U/ml，112℃灭菌 15min（或 115℃ 10min）后分装，–20℃保存。用时按每毫升血液加 0.1~0.2ml 肝素抗凝；或者按实验要求浓度配制、使用。

4. 吉姆萨染液（Giemsa stain）　将 0.8g 染料加到 50ml 甘油中，混匀，置 60℃水浴箱内 2h，不时搅拌。取出凉至与室温相同时加入甲醇 50ml，用磁力搅拌过夜。用滤纸过滤，滤液即为原液。应用时用 PBS（1/15mol/L pH 6.4~6.8）或蒸馏水稀释 10 倍。

吉姆萨染料	0.8g
甘油	50ml
甲醇	50ml

5. 瑞氏染液（Wright stain） 将 1.8g 染料置于乳体中，加入少量纯甲醇研磨，将溶解的染液移至洁净的棕色玻璃瓶中。分批加入甲醇研磨，直到染料全部溶解。配制的染液置室温 1 周后可使用。新鲜配制的染液偏碱，放置后可显酸性。染液储存越久，染色越好。要封闭保存，以免吸收水分影响染色效果。也可加入 30ml 中性甘油，染色效果更好。

| 瑞氏染料 | 1.8g |
| 纯甲醇 | 600ml |

6. 瑞氏 - 吉姆萨染液 取瑞氏染液 5ml，吉姆萨原液 1ml，加蒸馏水或 PBS（pH 6.40~6.98）6ml。如沉淀生成须重新配制。或按以下方法配制：

瑞氏染料	0.3g
吉姆萨染料	0.03g
甲醇	100ml

配制方法同瑞氏染液。

7. 0.5% 台盼蓝（trypan blue） 将台盼蓝加入双蒸水中充分溶解（配制方法同瑞氏染液），过滤去沉淀，置 4℃或室温保存。临用时用 18g/L 生理盐水 1:1 稀释后即可应用。

| 台盼蓝 | 1.0g |
| 双蒸水 | 100ml |

8. 0.2% 伊红 Y（eosin Y） 配制方法同 0.5% 台盼蓝。

| 伊红 Y | 0.4g |
| 双蒸水 | 100ml |

9. 0.1% 中性红（neutral red） 配制方法同 0.5% 台盼蓝。临用前用 Hanks 液稀释 10 倍即可用于染色。

| 中性红 | 1g |
| 双蒸水 | 100ml |

（官　杰）

附录 3　离心机转子的转速与相对离心力 RCF（g）间的换算关系

一、相对离心力（RCF）计算

RCF（g）取决于转子的转速（r/min）和离心沉淀半径（r）。公式为

$$RCF（g）=1.119 \times 10^{-5} \times （r/min）^2 \times r$$

式中，r（离心沉淀半径）为离心机轴心至离心管底或某一点的距离（cm）。

$$RCF（g）=2.84 \times 10^{-5} \times （r/min）^2 \times r$$

式中，r（离心沉淀半径）的常用单位为英寸（1 英寸 =2.54cm）。

二、离心转速（r/min）计算

由相对离心力（RCF）计算可分别换算，公式为

$$r/min = \frac{g \times 10^5}{1.119 \times \sqrt{r}} = \frac{298.9g}{\sqrt{r}} \approx \frac{300g}{\sqrt{r}}$$

$$r/min = \frac{g \times 10^5}{2.84 \times \sqrt{r}} = \frac{187.6g}{\sqrt{r}} \approx \frac{190g}{\sqrt{r}}$$

三、相对离心力列线图

根据 RCF（g）、转速、半径（r）之间的关系，可从附图 3-1、附图 3-2 中大致读出各种数值。

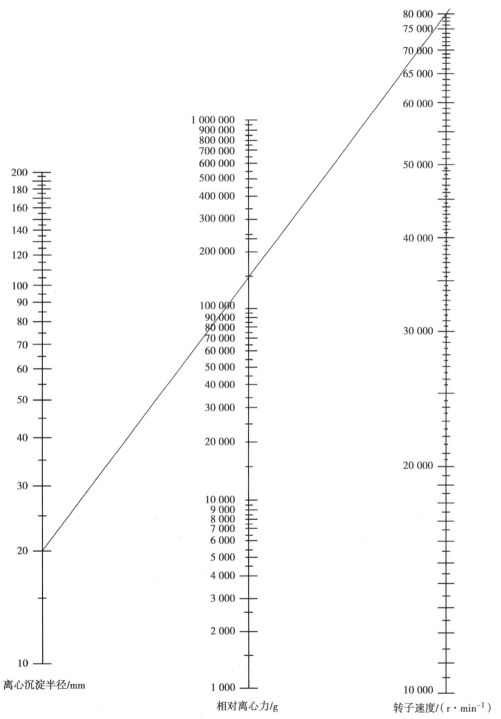

离心沉淀半径/mm

相对离心力/g

转子速度/（r·min⁻¹）

要确定某一列上的未知值时，用尺子排列其他两列的已知值，所需值落在尺子与第三列的交切处。
如转子速度为 80 000r/min，旋转半径为 20mm 时，相对离心力 RCF 约为 150 000g。

附图 3-1 高速转子的相对离心力列线图

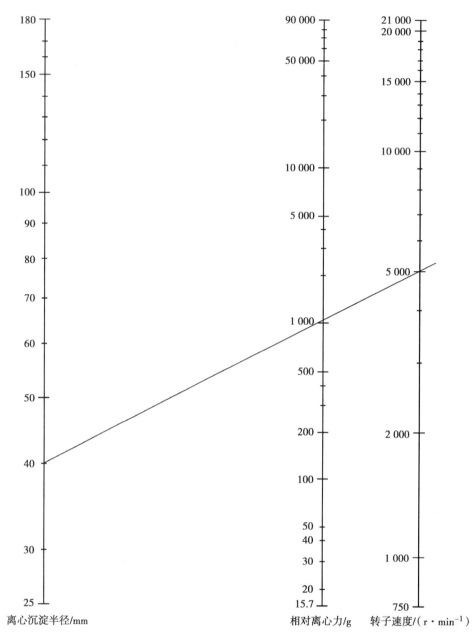

离心沉淀半径/mm   相对离心力/g   转子速度/(r·min⁻¹)

要确定某一列上的未知值时，用尺子排列其他两列的已知值，所需值落在尺子与第三列的交切处。
如转子速度为5 000r/min，旋转半径为40mm时，相对离心力RCF约为1 100g。

附图3-2　低速转子的相对离心力列线图

（官　杰）

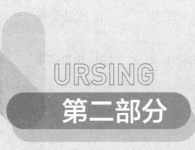

第二部分

习题与参考答案

第一章　绪　论

【单项选择题】

[A型题]

1. **不属于**医学免疫学的研究内容的是
    A. 人体免疫系统的组成及功能
    B. 免疫应答的规律和效应
    C. 机体的遗传和变异
    D. 免疫功能异常所致疾病及其发生机制
    E. 应用免疫学原理进行疾病的预防、诊断和治疗

2. 免疫指
    A. 机体清除病原微生物的功能
    B. 机体抗感染防御功能
    C. 机体识别和清除自身突变细胞的功能
    D. 机体清除损伤和衰老细胞的功能
    E. 机体识别"自己"和"非己"的功能

3. 免疫对机体是
    A. 有害
    B. 有利
    C. 有害无利
    D. 有利无害
    E. 正常条件下有利,异常条件下有害

4. 属于人类中枢免疫器官的是
    A. 阑尾　　　　B. 淋巴结　　　　C. 骨髓　　　　D. 脾　　　　E. 扁桃体

5. **不属于**外周免疫器官的是
    A. 黏膜相关淋巴组织
    B. 皮肤相关淋巴组织
    C. 淋巴结
    D. 胸腺
    E. 脾

6. 人类 B 细胞分化成熟的部位是
    A. 胸腺
    B. 淋巴结
    C. 骨髓
    D. 法氏囊(腔上囊)
    E. 脾

7. 人类 T 细胞分化成熟的部位是
    A. 骨髓　　　　B. 胸腺　　　　C. 法氏囊(腔上囊)　　D. 淋巴结　　　E. 脾

8. 机体抵抗病原微生物感染的功能称

    A. 免疫监视   B. 免疫自稳   C. 免疫耐受   D. 免疫防御   E. 免疫调节

9. 机体免疫系统识别和清除突变细胞的功能称

    A. 免疫监视   B. 免疫缺陷   C. 免疫耐受   D. 免疫防御   E. 免疫自稳

10. 机体免疫防御反应异常增高可引发

    A. 严重感染   B. 自身免疫病   C. 肿瘤

    D. 免疫缺陷病   E. 超敏反应

11. 机体免疫自稳功能失调可引发

    A. 免疫缺陷病   B. 自身免疫病   C. 超敏反应

    D. 病毒持续感染   E. 肿瘤

12. 机体免疫防御功能低下易发生

    A. 反复感染   B. 肿瘤   C. 超敏反应

    D. 自身免疫病   E. 免疫增生性疾病

13. 机体免疫监视功能低下易发生

    A. 肿瘤   B. 超敏反应   C. 移植排斥反应

    D. 免疫耐受   E. 自身免疫病

14. 可协助抗体产生溶菌作用的物质是

    A. 补体系统   B. 黏附分子   C. MHC 分子   D. 细胞因子   E. 溶菌酶

15. 通常以分泌形式存在的免疫分子是

    A. MHC 分子   B. 抗体分子   C. TCR   D. BCR   E. 黏附分子

16. 具有特异性免疫功能的免疫分子是

    A. 细胞因子   B. 补体   C. 抗体   D. MHC 分子   E. 抗菌肽

17. 表面具有模式识别受体的免疫细胞是

    A. γδT 细胞   B. αβT 细胞   C. B 细胞   D. Treg 细胞   E. 巨噬细胞

18. 属于专职抗原提呈细胞的是

    A. 中性粒细胞   B. 树突状细胞   C. 内皮细胞   D. NK 细胞   E. 肥大细胞

19. 执行特异性免疫功能的细胞是

    A. γδT 细胞   B. αβT 细胞   C. NK 细胞   D. 树突状细胞   E. 巨噬细胞

20. 具有抗原提呈作用的固有免疫细胞是

    A. B 细胞   B. T 细胞   C. NK 细胞   D. 巨噬细胞   E. 粒细胞

21. 可产生免疫记忆的细胞是

    A. B1 细胞   B. γδT 细胞   C. αβT 细胞   D. NK 细胞   E. 巨噬细胞

22. 能特异性识别结合 APC 表面抗原肽 -MHC 分子复合物的淋巴细胞是

    A. γδT 细胞   B. B1 细胞   C. B2 细胞   D. αβT 细胞   E. NK 细胞

23. 在固有和适应性免疫应答过程中均发挥重要作用的免疫细胞是

    A. 巨噬细胞   B. B 细胞   C. T 细胞   D. 中性粒细胞   E. 浆细胞

24. **不属于**免疫细胞的是

    A. 淋巴细胞   B. 成纤维细胞   C. 抗原提呈细胞

    D. 粒细胞   E. 巨噬细胞

25. 适应性免疫应答所**不具备**的特点是

    A. 淋巴细胞与相应抗原的结合具有高度特异性   B. 具有再次应答的能力

    C. 无须抗原激发   D. T/B 细胞库具有高度异质性

    E. 精确区分"自身"和"非己"

26. 固有免疫细胞所**不具备**的应答特点是
    A. 直接识别病原体某些共有高度保守的配体分子
    B. 识别结合相应配体后立即产生免疫应答
    C. 经克隆扩增和分化后产生免疫效应
    D. 没有免疫记忆功能，不能引起再次应答
    E. 免疫应答维持时间较短

27. 适应性免疫的特点是
    A. 经遗传获得
    B. 包括物理屏障和化学屏障作用
    C. 无针对病原体的特异性
    D. 感染早期迅速发挥作用
    E. 可产生免疫记忆

28. 最早创造用人痘苗接种预防天花的国家是
    A. 中国　　　　B. 朝鲜　　　　C. 英国　　　　D. 俄国　　　　E. 日本

29. 首次用于人工被动免疫的制剂是
    A. 破伤风抗毒素　　　　B. 破伤风类毒素　　　　C. 肉毒类毒素
    D. 白喉类毒素　　　　E. 白喉抗毒素

30. **不属于**免疫生物治疗的方法是
    A. 单克隆抗体制剂用于移植排斥反应
    B. 细胞因子治疗自身免疫病
    C. 造血干细胞移植治疗白血病
    D. 抗生素用于感染性疾病的治疗
    E. 修饰后效应性 T 细胞用于肿瘤治疗

[B 型题]

（1~4 题共用备选答案）
    A. 牛痘苗　　　　B. 人痘苗　　　　C. 抗毒素
    D. 狂犬病疫苗　　　　E. ABO 血型

1. 德国 Behring 发现了
2. 英国 Jenner 发明了
3. 法国 Pasteur 研制了
4. 美国 Landsteiner 发现了

（5~8 题共用备选答案）
    A. 减毒活疫苗　　　　B. 实验性免疫耐受　　　　C. T 细胞双识别模式
    D. 单克隆抗体技术　　　　E. 克隆选择学说

5. Burnet 提出了
6. Kohler 和 Milstein 建立了
7. Medawar 建立了
8. Doherty 和 Zinkernagel 提出了

【名词解释】

1. 免疫（immunity）
2. 医学免疫学（medical immunology）
3. 免疫防御（immunologic defense）
4. 免疫监视（immunologic surveillance）
5. 免疫自稳（immunologic homeostasis）
6. 免疫应答（immune response）
7. 固有免疫应答（innate immune response）

8. 适应性免疫应答(adaptive immune response)

【问答题】

1. 简述免疫系统的组成。
2. 简述机体免疫系统具有双重功能(有益或有害)的理论基础。
3. 试述克隆选择学说的主要内容。
4. 列出 Pasteur、Metchnikoff、Behring、Landsteiner 和 Burnet 等科学家在免疫学方面的主要贡献。
5. 简述免疫学发展简史和重要成就。

参 考 答 案

【单项选择题】

[A 型题]

1. C	2. E	3. E	4. C	5. D	6. C	7. B	8. D	9. A	10. E
11. B	12. A	13. A	14. A	15. B	16. C	17. E	18. B	19. B	20. D
21. C	22. D	23. A	24. B	25. C	26. C	27. E	28. A	29. E	30. D

[B 型题]

1. C	2. A	3. D	4. E	5. E	6. D	7. B	8. C

【名词解释】

1. 免疫(immunity) 指机体免疫系统识别"自己"和"非己",对自身成分产生天然免疫耐受,对"非己"抗原性异物产生排除作用的一种生理功能。

2. 医学免疫学(medical immunology) 是研究人体免疫系统的组成和功能、免疫应答的规律和效应、免疫功能异常所致疾病及其发生机制,以及免疫学诊断与防治的一门生物科学。

3. 免疫防御(immunologic defense) 是机体抵御病原体侵袭或清除已侵入病原体及其他"非己"抗原性异物的一种免疫保护功能。免疫防御功能过低或缺失,可发生免疫缺陷病;若免疫应答过强或持续时间过长,可导致机体组织损伤或功能异常,引发超敏反应。

4. 免疫监视(immunologic surveillance) 是机体免疫系统及时识别、清除体内突变细胞(如肿瘤细胞)、衰老和凋亡细胞及病毒感染细胞的一种生理性保护作用。免疫监视功能失调,可引发肿瘤或持续性病毒感染。

5. 免疫自稳(immunologic homeostasis) 是机体免疫系统通过自身免疫耐受和免疫调节机制以维持机体内环境稳定的一种生理功能。正常情况下,免疫系统对自身成分不产生免疫应答,称免疫耐受。若免疫自稳功能失调,如自身免疫耐受机制被打破,可引发自身免疫病。

6. 免疫应答(immune response) 指免疫系统识别和清除抗原性异物的一系列生理过程。根据参与免疫应答的细胞及其作用机制的不同,可将免疫应答分为固有免疫应答和适应性免疫应答两大类。

7. 固有免疫应答(innate immune response) 是生物在长期进化过程中逐渐形成的,个体出生时就具有的一种免疫防御功能,又称天然免疫。固有免疫是机体抵御感染的第一道防线,其主要特征是对侵入机体的多种病原体均能够迅速产生免疫应答,故又称非特异性免疫。

8. 适应性免疫应答(adaptive immune response) 是个体在生活过程中,通过接触某种抗原性异物而获得的针对该抗原性异物的特异性免疫,又称获得性免疫。执行适应性免疫应答的细胞是 T 细胞和 B 细胞。

【问答题】

1. 简述免疫系统的组成。

免疫系统是人体内一个复杂而完善的生理系统,是执行免疫功能的物质基础,由免疫器官和组织、免疫细胞和免疫分子三部分组成(习题表 1-1)。

习题表 1-1　免疫系统

免疫器官和组织		免疫细胞	免疫分子	
中枢	外周		膜型分子	分泌型分子
胸腺	脾	固有免疫应答细胞	T 细胞受体(TCR)	抗体
骨髓	淋巴结	单核 / 巨噬细胞	B 细胞受体(BCR)	补体
	黏膜相关淋巴组织	树突状细胞	模式识别受体(PRR)	细胞因子
	皮肤相关淋巴组织	NK 细胞、NKT 细胞	CD 分子	溶菌酶
		T 细胞、B 细胞	黏附分子	抗菌肽
		肥大细胞	MHC 分子	
		中性粒细胞	细胞因子受体	
		嗜酸 / 嗜碱性粒细胞	补体受体	
		适应性免疫应答细胞		
		αβT 细胞		
		B2 细胞		

2. 简述机体免疫系统具有双重功能(有益或有害)的理论基础。

免疫指机体对"自己"或"非己"的识别并排除"非己"抗原性异物的功能,即免疫系统通过对"自己"和"非己"抗原性异物的识别与应答,借以维持机体生理平衡和稳定,从而担负着机体免疫防御、免疫监视、免疫自稳和免疫调节等功能。在机体免疫功能正常的条件下,免疫系统对"非己"抗原产生排异效应,发挥免疫保护作用,如抗感染免疫和抗肿瘤免疫;对自身抗原成分产生负应答状态,形成免疫耐受。但在免疫功能失调的情况下,免疫应答可造成机体的组织损伤,引起各种免疫性疾病。如免疫应答效应过强可造成功能紊乱和 / 或组织损伤,引发超敏反应;自身耐受状态被破坏可导致自身免疫病;免疫防御和免疫监视功能降低,将导致机体反复感染或肿瘤的发生。

3. 试述克隆选择学说的主要内容。

1957 年,澳大利亚免疫学家 MacFarlane Burnet 基于细胞生物学的发展和对天然免疫耐受及人工免疫耐受试验结果的分析和思考,提出了著名的克隆选择学说。克隆选择学说的主要内容:①机体的免疫细胞是由众多识别不同抗原的细胞克隆所组成,每一种克隆的细胞只表达一种特异性受体,淋巴细胞识别抗原的多样性是机体接触抗原以前就预先形成的,是生物在长期进化中获得的。②胚胎期自身反应性淋巴细胞克隆与自身组织成分接触,导致自身抗原特异性淋巴细胞克隆被清除或处于禁闭状态,使成年个体丧失对自身抗原的反应性,产生自身免疫耐受。实际上,在胚胎期任何进入机体的抗原都将被视为自身成分而产生免疫耐受。③出生后,外来抗原(包括胚胎期未与淋巴细胞接触过的自身抗原释放)进入机体,选择性与具有相应受体的淋巴细胞克隆结合,并使其活化、增殖、形成大量具有相同特异性受体的子代细胞,产生大量相同特异性的抗体。

4. 列出 Pasteur、Metchnikoff、Behring、Landsteiner 和 Burnet 等科学家在免疫学方面的主要贡献。

Pasteur:法国化学家、细菌学家,1880 年研制出炭疽杆菌灭活疫苗和狂犬病减毒活疫苗,为人类预防传染病开辟了一条新途径。随后,相似的方法被用于多种传染病的预防。

Metchnikoff:俄国动物学家,他用细菌在兔及人体进行试验,发现白细胞具有吞噬作用,认为机体的防御功能主要是靠吞噬细胞,并创立了原始的细胞免疫学说。为此与 Ehrlich 分享了 1908 年的诺贝尔生理学或医学奖。

Behring:德国学者,他和日本学者北里(1890 年)共同发现了抗毒素,并用白喉抗毒素成功地治疗了一名白喉患者,开创了人工被动免疫的先例。为此,他于 1901 年获得了诺贝尔生理学或医学奖。

Landsteiner:美国学者(受奖时的国籍),应用偶氮蛋白人工结合抗原,研究抗原抗体特异性结合的化学基础,并发现了 ABO 血型。为此,Landsteiner 获得了 1930 年的诺贝尔生理学或医学奖。

Burnet:澳大利亚免疫生物学家,在 Owen 发现免疫耐受现象之后,Burnet(1949 年)从生物学角度提出免疫耐受假说,认为宿主淋巴细胞具有识别“自己”和“非己”的能力。Medawar 人工诱导免疫耐受试验的成功支持了上述假说。此外,1958 年 Burnet 还提出了抗体生成的克隆选择学说。1960 年他们共同获得了诺贝尔生理学或医学奖。

5. 简述免疫学发展简史和重要成就。

免疫学发展可分为 4 个时期。①从 16~17 世纪为经验免疫学时期,中国人发明了人痘苗,用其预防天花;Jenner 发明牛痘苗接种预防天花。②18~20 世纪初为科学免疫学时期,本时期提出并统一了最初的细胞免疫和体液免疫学说、提出了免疫病理概念、建立了人工主动和人工被动免疫方法、经典血清学技术等。③20 世纪中叶为近代免疫学时期,此阶段细胞转移迟发型超敏反应试验的成功、发现天然免疫耐受现象、成功诱导人工免疫耐受、提出了克隆选择学说、阐明了免疫球蛋白基本结构等。④20 世纪 60 年代初至今为现代免疫学时期,确立了免疫系统、特异性免疫应答及其相关免疫细胞表面膜分子的研究、免疫技术和其他相关技术的发展等。

(司传平)

第二章 免疫器官和组织

【单项选择题】

[A 型题]

1. 免疫系统的组成是
   A. 中枢免疫器官、外周免疫器官
   B. 中枢免疫器官、黏膜免疫系统、免疫细胞
   C. 中枢免疫器官、皮肤免疫系统、免疫细胞
   D. 黏膜免疫系统、皮肤免疫系统、免疫分子
   E. 免疫器官和组织、免疫细胞、免疫分子

2. 人类免疫细胞发育、分化成熟的场所是
   A. 骨髓和黏膜免疫系统
   B. 胸腺和淋巴结
   C. 胸腺和骨髓
   D. 脾和淋巴结
   E. 脾和胸腺

3. 属于中枢免疫器官的是
   A. 脾
   B. 胸腺
   C. 淋巴结
   D. 扁桃体
   E. 肠相关淋巴组织

4. 人类外周免疫器官包括
   A. 脾、胸腺、淋巴结
   B. 阑尾、胸腺、扁桃体
   C. 骨髓、黏膜相关淋巴组织
   D. 脾、淋巴结、黏膜相关淋巴组织
   E. 胸腺、淋巴结、黏膜相关淋巴组织

5. 人类 T 细胞发育、分化成熟的场所是
   A. 胸腺   B. 骨髓   C. 脾   D. 阑尾   E. 淋巴结

6. 人类 B 细胞发育、分化成熟的场所是
   A. 胸腺   B. 骨髓   C. 脾   D. 阑尾   E. 淋巴结

7. **不属于**胸腺基质细胞的是

    A. 胸腺细胞　　　　　　　　B. 巨噬细胞　　　　　　　　C. 胸腺上皮细胞

    D. 胸腺树突状细胞　　　　　E. 成纤维细胞

8. 可来源于髓样干细胞,又可来源于淋巴样干细胞的免疫细胞是

    A. 单核 / 巨噬细胞　　　　　B. 中性粒细胞　　　　　　　C. 树突状细胞

    D. NK 细胞　　　　　　　　E. T 细胞

9. 机体再次体液免疫应答发生的主要部位是

    A. 脾　　　　　　　　　　　B. 骨髓　　　　　　　　　　C. 胸腺

    D. 淋巴结　　　　　　　　　E. 黏膜相关淋巴组织

10. B 细胞主要分布于淋巴结的

    A. 皮质与髓质交界处　　　　B. 深皮质区　　　　　　　　C. 浅皮质区

    D. 髓质区　　　　　　　　　E. 髓窦

11. T 细胞主要分布于淋巴结的

    A. 深皮质区　　　B. 浅皮质区　　　C. 淋巴滤泡　　　D. 髓质区　　　E. 髓索

12. 毛细血管内 T、B 细胞进入淋巴结的部位是

    A. 高内皮微静脉　　　　　　B. 输入淋巴管　　　　　　　C. 中央动脉

    D. 被膜下窦　　　　　　　　E. 边缘区

13. 组成脾和淋巴结生发中心的细胞是

    A. T 细胞　　　B. B 细胞　　　C. 巨噬细胞　　　D. NK 细胞　　　E. 粒细胞

14. 散布于肠上皮细胞之间的 M 细胞是一种

    A. 具有吞噬消化功能的细胞　　　　　　　　B. 具有抗原加工作用的细胞

    C. 特化的抗原转运细胞　　　　　　　　　　D. 特殊的抗原提呈细胞

    E. 特殊的淋巴细胞

15. 实验动物新生期切除胸腺后

    A. 细胞免疫功能正常,体液免疫功能受损　　　B. 细胞免疫功能受损,体液免疫功能正常

    C. 细胞免疫功能受损,体液免疫功能缺乏　　　D. 细胞免疫功能正常,体液免疫功能正常

    E. 细胞免疫功能缺乏,体液免疫功能受损

[B 型题]

(1~5 题共用备选答案)

    A. 扁桃体　　　B. 淋巴结　　　C. 骨髓　　　D. 胸腺　　　E. 脾

1. 人体内各种免疫细胞的发源地是

2. 人体再次体液免疫应答发生的主要场所是

3. 体内分布最为广泛的免疫器官是

4. 体内单个体积最大的免疫器官是

5. 属于黏膜相关淋巴组织的是

(6~10 题共用备选答案)

    A. 脾　　　　　　　　　　　B. 骨髓　　　　　　　　　　C. 胸腺

    D. 淋巴结　　　　　　　　　E. 黏膜相关淋巴组织

6. T 细胞发育成熟的场所是

7. B 细胞发育成熟的场所是

8. 可滤过清除血液中抗原性异物的外周免疫器官是

9. 可滤过清除淋巴液中抗原性异物的外周免疫器官是

10. 作为机体抗感染免疫第一道防线的外周免疫器官是

【名词解释】

1. 中枢免疫器官（central immune organ）
2. 外周免疫器官（peripheral immune organ）
3. 造血干细胞（hematopoietic stem cell, HSC）
4. 黏膜相关淋巴组织（mucosal-associated lymphoid tissue, MALT）
5. 淋巴细胞归巢（lymphocyte homing）
6. 淋巴细胞再循环（lymphocyte recirculation）
7. 微皱褶细胞（microfold cell）

【问答题】

1. 简述中枢免疫器官和外周免疫器官的组成和功能。
2. 简述淋巴细胞再循环的生物学意义。

参 考 答 案

【单项选择题】

［A 型题］

1. E	2. C	3. B	4. D	5. A	6. B	7. A	8. C	9. B	10. C
11. A	12. A	13. B	14. C	15. E					

［B 型题］

1. C	2. C	3. B	4. E	5. A	6. C	7. B	8. A	9. D	10. E

【名词解释】

1. 中枢免疫器官（central immune organ） 是免疫细胞发生、分化、发育和成熟的主要场所。人和其他哺乳类动物的中枢免疫器官包括骨髓和胸腺。

2. 外周免疫器官（peripheral immune organ） 是成熟 T、B 细胞定居和接受抗原刺激后产生免疫应答的主要场所，主要包括淋巴结、脾和黏膜相关淋巴组织。

3. 造血干细胞（hematopoietic stem cell, HSC） 具有高度自我更新能力和多向分化潜能，其主要表面标志是 CD34 和 CD117，造血干细胞在骨髓造血微环境的作用下可分化为形态和功能不同的髓样干细胞和淋巴样干细胞，进而增殖分化为各种功能不同的血细胞。

4. 黏膜相关淋巴组织（mucosal-associated lymphoid tissue, MALT） 又称黏膜免疫系统，主要指消化道、呼吸道及泌尿生殖道黏膜固有层和上皮细胞下散在的无被膜淋巴组织，以及某些带有生发中心的器官化的淋巴组织（如扁桃体、小肠派尔集合淋巴结及阑尾等）。MALT 是参与局部特异性免疫应答的主要部位，在黏膜局部抗感染免疫防御中发挥重要作用。

5. 淋巴细胞归巢（lymphocyte homing） 指 T、B 等淋巴细胞离开中枢免疫器官后，经血液循环定向迁移并定居于外周免疫器官或组织某些特定区域的过程。

6. 淋巴细胞再循环（lymphocyte recirculation） 指淋巴细胞在血液、淋巴液、淋巴器官或组织间反复循环的过程，是成熟淋巴细胞通过循环途径实现淋巴细胞不断重新分布的过程。

7. 微皱褶细胞（microfold cell） 是位于小肠派尔集合淋巴结上方肠黏膜上皮细胞之间的一种特化的抗原转运细胞，简称 M 细胞。它可通过内吞或吞噬作用将小肠内病原体等抗原性物质以囊泡形式摄入胞内，并通过胞吞转运作用将病原体等抗原性异物输送到 M 细胞基底膜下凹陷处，被局部树突状细胞摄取、加工提呈,启动适应性免疫应答。

【问答题】

1. 简述中枢免疫器官和外周免疫器官的组成和功能。

人类中枢免疫器官是免疫细胞发生、分化、发育和成熟的主要场所,包括骨髓和胸腺。骨髓是各种血细胞的发源地,也是 B 细胞发育、分化、成熟和机体发生再次体液免疫应答的主要场所;胸腺是 T 细胞分化、发育、成熟的场所,胸腺微环境对 T 细胞的分化、增殖和选择性发育起着决定性作用。

外周免疫器官是成熟 T、B 细胞定居和接受抗原刺激后产生免疫应答的主要场所,包括淋巴结、脾和黏膜相关淋巴组织。淋巴结和脾可滤过清除淋巴液和血液中病原体等有害物质;黏膜相关淋巴组织主要由消化道、呼吸道及泌尿生殖道黏膜固有层和上皮细胞下散在的无被膜淋巴组织,以及某些带有生发中心的器官化的淋巴组织(如扁桃体、小肠派尔集合淋巴结及阑尾等)组成,它们在消化道、呼吸道及泌尿生殖道等黏膜局部发挥重要抗感染作用。

2. 简述淋巴细胞再循环的生物学意义。

淋巴细胞再循环指淋巴细胞在血液、淋巴液、淋巴器官或组织间反复循环的过程,是成熟淋巴细胞通过循环途径实现淋巴细胞不断重新分布的过程。其生物学意义:①使淋巴细胞在外周免疫器官和组织的分布更为合理,有利于协调整体免疫功能。②增加 T、B 细胞(包括记忆细胞)与抗原和 APC 接触的机会,有利于初次和再次免疫应答的发生。③不断更新和补充循环池的淋巴细胞,有助于增强整个机体的免疫功能。④通过淋巴细胞再循环,使机体所有免疫器官和组织联系成为一个有机的整体,并将免疫信息传递给全身各处的淋巴细胞和其他免疫细胞,有利于动员各种免疫细胞和效应细胞迁移至病原体、肿瘤或其他抗原性异物所在部位从而发挥免疫效应。

(罗军敏)

第三章 抗　　原

【单项选择题】

[A 型题]

1. 抗原分子的免疫原性指
   A. 抗原刺激机体产生免疫应答的能力　　B. 抗原与相应抗体特异性结合的能力
   C. 抗原与大分子载体结合的能力　　D. 抗原诱导机体发生免疫耐受的能力
   E. 抗原与相应免疫应答产物特异性结合的能力

2. 抗原分子的免疫反应性指
   A. 抗原与载体发生特异性反应的能力
   B. 抗原与抗体发生特异性反应的能力
   C. 抗原刺激机体产生免疫应答的能力
   D. 抗原与相应免疫应答产物特异性结合的能力
   E. 抗原引起自身反应性淋巴细胞活化的能力

3. 与蛋白质载体结合后可获得免疫原性的物质是
   A. 完全抗原　　　B. 半抗原　　　C. TD 抗原　　　D. TI 抗原　　　E. 共同抗原

4. 属于半抗原的物质是
   A. 青霉素　　　　　　B. 外毒素　　　　　　C. 抗毒素
   D. 类毒素　　　　　　E. 过敏毒素

5. 关于半抗原的描述,正确的是

    A. 是大分子物质   B. 通常是蛋白质

    C. 只有免疫原性   D. 只有免疫反应性

    E. 只有与载体结合后才能和相应抗体结合

6. 抗原分子中与抗体特异性结合的化学基团称

    A. 共同抗原   B. 同种异型抗原   C. 异嗜性抗原

    D. 抗原表位   E. 抗原结合价

7. 决定抗原特异性的物质基础是

    A. 抗原的化学性质   B. 抗原的物理性状   C. 抗原的分子构象

    D. 抗原的种类   E. 抗原表位

8. **不属于**影响抗原免疫原性因素的是

    A. 抗原的特异性   B. 抗原的异物性   C. 抗原分子的理化性质

    D. 机体遗传因素   E. 抗原进入机体的途径

9. 具有免疫原性物质的相对分子质量通常应大于

    A. 1kD   B. 5kD   C. 10kD   D. 50kD   E. 100kD

10. 通常诱导机体产生最佳免疫效果的抗原进入途径是

    A. 肌内   B. 皮内   C. 腹腔   D. 静脉   E. 口服

11. 类毒素是

    A. 具有免疫原性和毒性作用的物质   B. 具有抗原性和毒性作用的物质

    C. 具有免疫原性而无毒性作用的物质   D. 具有毒性作用而无免疫原性的物质

    E. 具有致敏原性和毒性作用的物质

12. 下列物质中免疫原性最强的是

    A. 脂多糖   B. 脂质   C. 多糖   D. 核酸   E. 蛋白质

13. 交叉反应是由于两种不同的抗原分子中具有

    A. T 细胞表位   B. 隐蔽性抗原表位   C. 功能性抗原表位

    D. 相同或相似的抗原表位   E. 顺序或构象表位

14. 进入体循环可诱发自身抗体产生的物质是

    A. 伤寒杆菌   B. 眼晶状体蛋白   C. ABO 血型抗原

    D. 细菌内毒素   E. 流感病毒

15. 兄弟姐妹间器官移植时引发排斥反应的抗原是

    A. 异种抗原   B. 同种异型抗原   C. 异嗜性抗原

    D. 自身抗原   E. 超抗原

16. (TD-Ag) 是

    A. 在胸腺中产生的抗原   B. 只能引起细胞免疫应答的抗原

    C. 只能引起体液免疫应答的抗原   D. 只具有 T 细胞表位的抗原

    E. 既有 T 细胞表位又有 B 细胞表位的抗原

17. **不属于** TD-Ag 的物质是

    A. 血清蛋白   B. 细菌脂多糖   C. 细菌外毒素

    D. 类毒素   E. 抗毒素

18. 属于异嗜性抗原的是

    A. EB 病毒与鼻咽癌   B. 类毒素与外毒素

    C. 甲胎蛋白与乙肝病毒   D. 马血清与破伤风类毒素

    E. 大肠杆菌 O_{14} 型脂多糖与人结肠黏膜成分

19. 同一种属不同个体之间存在的抗原是
    A. 异种抗原　　　　　　　　　B. 同种异型抗原　　　　　　　C. 异嗜性抗原
    D. 自身抗原　　　　　　　　　E. 共同抗原

20. 对人体自身没有免疫原性的物质是
    A. 自体移植的皮肤　　　　　　B. 异体移植的皮肤　　　　　　C. 自身释放的眼晶状体蛋白
    D. 动物免疫血清　　　　　　　E. 异体红细胞

21. **不属于**人类同种异型抗原的是
    A. ABO 血型抗原　　　　　　　B. Rh 血型抗原　　　　　　　C. 主要组织相容性抗原
    D. IgG　　　　　　　　　　　E. 抗毒素

22. **不属于** T 细胞表位特性的是
    A. 一般为线性表位　　　　　　B. 位于抗原分子任意部位　　　C. 可以是构象表位
    D. 识别受体为 TCR　　　　　　E. 需要 APC 加工提呈

23. **不属于** B 细胞表位特性的是
    A. 识别受体为 BCR　　　　　　B. 可以是线性表位　　　　　　C. 可以是构象表位
    D. 通常位于抗原分子表面　　　E. 需要 APC 加工提呈

24. 胸腺非依赖性抗原(TI-Ag)引发免疫应答的特点是
    A. 诱导抗体产生需 T 细胞辅助　B. 主要诱导产生 IgG 类抗体　C. 可诱导产生再次应答
    D. 可诱导产生细胞免疫应答　　E. 不能诱导产生免疫记忆细胞

25. TD-Ag 引发免疫应答的特点是
    A. 诱导抗体产生无须 T 细胞辅助　　　　　　B. 主要诱导产生 IgM 类抗体
    C. 不能刺激机体产生免疫记忆　　　　　　　D. 只能诱导产生体液免疫应答
    E. 可诱导产生体液和细胞免疫应答

26. 内源性抗原指
    A. 隐蔽性自身抗原
    B. 抗原提呈细胞内合成的抗原
    C. 抗原提呈细胞摄取的抗原
    D. 通常以抗原肽 -MHC Ⅱ 分子复合体形式表达于 APC 表面的抗原
    E. 表达于 APC 表面主要被 CD4⁺T 细胞识别的抗原

27. 外源性抗原指
    A. 通常以抗原肽 -MHC Ⅰ 分子复合体形式表达于 APC 表面的抗原
    B. 在 APC 胞质内体 / 溶酶体内降解的抗原
    C. 在 APC 胞质蛋白酶体内降解的抗原
    D. 只具有构象表位的抗原
    E. 表达于 APC 表面可被 CD8⁺T 细胞识别的抗原

28. 超抗原所**不具备**的特点是
    A. 可非特异激活多克隆 T 细胞　　　　　　　B. 无须 APC 加工提呈
    C. 发挥作用无须 APC 参与　　　　　　　　　D. 发挥作用需要 APC 参与但不受 MHC 限制
    E. 能以完整蛋白质的形式发挥作用

29. 能激活多克隆 B 细胞的丝裂原是
    A. 刀豆蛋白 A(ConA)　　　　　B. 热休克蛋白(HSP)　　　　　C. 细菌脂多糖(LPS)
    D. 植物血凝素(PHA)　　　　　E. 金黄色葡萄球菌肠毒素(SE)

30. 关于丝裂原的描述**不正确**的是
    A. 可非特异刺激多克隆 T、B 细胞发生有丝分裂

B. 通常来源于植物种子中的糖蛋白和某些细胞产物

C. 作用于人类 T 细胞的丝裂原有 PHA、ConA、PWM

D. 作用于人类 B 细胞的丝裂原有 LPS、SPA、PWM

E. 丝裂原刺激 T、B 细胞无须 APC 参与

31. 下列情况**不适用**佐剂的是

    A. 抗肿瘤　　　　　　　　B. 抗感染　　　　　　　　C. 免疫接种

    D. 诱导免疫耐受　　　　　E. 制备免疫血清

32. 关于佐剂的描述**不正确**的是

A. 可用于人工主动免疫

B. 可预先或与抗原同时注入机体

C. 可特异性增强机体的免疫应答能力

D. 可改变机体对某种抗原的免疫应答类型

E. 可改变抗原物理性状促进 APC 对抗原的摄取加工和提呈

[B 型题]

(1~5 题共用备选答案)

    A. 自身抗原　　　　　　　B. 同种异型抗原　　　　　C. 异嗜性抗原

    D. 共同抗原　　　　　　　E. 异种抗原

1. 某些情况下能刺激机体产生免疫应答的自身物质称

2. 来源不同但含有相同或相似抗原表位的抗原称

3. 与种属无关的存在于人、动物、植物和微生物之间的共同抗原称

4. 来自不同种属的抗原物质称

5. 人类 ABO 血型抗原称

(6~10 题共用备选答案)

    A. T 细胞表位　　　　　　B. 构象表位　　　　　　　C. 顺序表位

    D. 功能性抗原表位　　　　E. 隐蔽性抗原表位

6. 位于抗原分子表面能被 B 细胞或抗体直接识别的构象和线性表位称

7. 位于抗原分子内部不能被 B 细胞直接识别结合的线性表位称

8. 位于抗原分子内部需经 MHC 分子提呈的线性表位称

9. 抗原肽链上由一段序列相连续的线性氨基酸残基形成的抗原表位称

10. 由空间位置相邻而序列不相连续的氨基酸或多糖残基形成的抗原表位称

(11~15 题共用备选答案)

    A. 超抗原　　　B. 丝裂原　　　C. 佐剂　　　D. 完全抗原　　　E. 半抗原

11. 能够增强机体对抗原的免疫应答能力或改变免疫应答类型的物质称

12. 能够非特异刺激多克隆 T、B 细胞发生有丝分裂的物质称

13. 只需极低浓度即可非特异激活多克隆 T 细胞的物质称

14. 只具有免疫反应性而无免疫原性的物质称

15. 同时具有免疫原性和免疫反应性的物质称

(16~20 题共用备选答案)

    A. 青霉素　　　　　　　　B. 脂多糖　　　　　　　　C. 精子细胞

    D. 刀豆蛋白 A　　　　　　E. A 族链球菌致热外毒素

16. 属于半抗原的物质是

17. 属于自身抗原的物质是

18. 属于超抗原的物质是

19. 属于 B 细胞丝裂原的物质是
20. 属于 T 细胞丝裂原的物质是

【名词解释】

1. 抗原（antigen，Ag）
2. 免疫原性（immunogenicity）
3. 免疫反应性（immunoreactivity）
4. 完全抗原（complete antigen）
5. 半抗原（hapten）
6. 抗原表位（antigenic epitope）
7. B 细胞表位（B cell epitope）
8. T 细胞表位（T cell epitope）
9. 顺序表位（sequential epitope）
10. 构象表位（conformational epitope）
11. 共同抗原表位（common antigenic epitope）
12. 交叉反应（cross-reaction）
13. 胸腺依赖性抗原（thymus dependent antigen，TD-Ag）
14. 胸腺非依赖性抗原（thymus independent antigen，TI-Ag）
15. 异种抗原（xenoantigen）
16. 同种异型抗原（allogenic antigen）
17. 异嗜性抗原（heterophilic antigen）
18. 自身抗原（autoantigen）
19. 内源性抗原（endogenous antigen）
20. 外源性抗原（exogenous antigen）
21. 超抗原（superantigen，SAg）
22. 丝裂原（mitogen）
23. 佐剂（adjuvant）

【问答题】

1. 简述抗原的基本特性。
2. 简述抗原表位的分类及其特性。
3. 简述影响抗原免疫原性的因素。
4. 列表比较 TD-Ag 与 TI-Ag 的主要特性和作用特点。
5. 简述医学中常见的抗原及其实际意义。
6. 简述佐剂的作用机制及其医学用途。

参 考 答 案

【单项选择题】

[A 型题]

| 1. A | 2. D | 3. B | 4. A | 5. D | 6. D | 7. E | 8. A | 9. C | 10. B |
| 11. C | 12. E | 13. D | 14. B | 15. B | 16. E | 17. B | 18. E | 19. B | 20. A |

21. E　　22. C　　23. E　　24. E　　25. E　　26. B　　27. B　　28. C　　29. C　　30. D

31. D　　32. C

［B 型题］

1. A　　2. D　　3. C　　4. E　　5. B　　6. D　　7. E　　8. A　　9. C　　10. B

11. C　　12. B　　13. A　　14. E　　15. D　　16. A　　17. C　　18. E　　19. B　　20. D

【名词解释】

1. 抗原（antigen，Ag）　指所有能激活和诱导免疫应答的物质，通常指能被 T、B 细胞表面抗原识别受体（TCR 或 BCR）特异性结合，激活 T、B 细胞增殖、分化、产生免疫应答效应产物（效应性 T 细胞或抗体），并与效应产物特异性结合，产生免疫效应的物质。

2. 免疫原性（immunogenicity）　指抗原能够刺激机体产生特异性免疫应答，即诱导 B 细胞产生抗体和诱导 T 细胞分化为效应性 T 细胞的能力。

3. 免疫反应性（immunoreactivity）　指抗原能与免疫应答产物，即相应抗体或效应性 T 细胞特异性结合的能力。

4. 完全抗原（complete antigen）　同时具有免疫原性和免疫反应性的物质称为完全抗原，如病原微生物和动物血清等。

5. 半抗原（hapten）　又称不完全抗原，指只有免疫反应性而无免疫原性的物质，如某些多糖和药物等简单小分子物质。半抗原单独作用时无免疫原性，当与蛋白质载体结合后可获得免疫原性。

6. 抗原表位（antigenic epitope）　是抗原分子中决定抗原特异性的特殊化学基团，又称抗原决定簇；通常由 5~15 个氨基酸残基或 5~7 个多糖残基 / 核苷酸组成。抗原表位是抗原分子中能被 T、B 细胞抗原受体（TCR/BCR）和抗体特异性识别结合的最小结构单位。

7. B 细胞表位（B cell epitope）　是 B 细胞表面抗原识别受体（BCR）和抗体识别结合的抗原表位，通常位于抗原分子表面，多数为构象表位，也可是线性表位，包括天然多肽、多糖和脂多糖等。

8. T 细胞表位（T cell epitope）　是 T 细胞表面抗原识别受体（TCR）识别结合的经抗原提呈细胞（APC）加工处理后由 MHC 分子提呈的线性表位，可位于抗原分子的任意部位，多位于抗原分子内部。

9. 顺序表位（sequential epitope）　指肽链上由一段序列相连续的线性氨基酸残基所形成的抗原表位，又称线性表位。线性表位存在于抗原分子的任意部位，多位于抗原分子内部。

10. 构象表位（conformational epitope）　指多肽或多糖链上由空间位置相邻，而序列上不相连续的氨基酸或多糖残基所形成的抗原表位。构象表位通常位于抗原分子表面，可被 B 细胞表面抗原识别受体和抗体直接识别。

11. 共同抗原表位（common antigenic epitope）　指两种多价抗原之间可能含有的相同或相似的抗原表位。共同抗原表位的存在可导致交叉反应的发生。

12. 交叉反应（cross-reaction）　指某种抗原刺激机体产生的抗体与具有相同或相似抗原表位的其他种抗原发生的反应。

13. 胸腺依赖性抗原（thymus dependent antigen，TD-Ag）　指刺激 B 细胞产生抗体需要 Th 细胞辅助的抗原，又称 T 细胞依赖性抗原，简称 TD 抗原。此类抗原既有 T 细胞表位又有 B 细胞表位，如各种病原体、异种或同种异体细胞和血清蛋白等。

14. 胸腺非依赖性抗原（thymus independent antigen，TI-Ag）　指刺激 B 细胞产生抗体无须 Th 细胞辅助的抗原，又称 T 细胞非依赖性抗原，简称 TI 抗原。此类抗原具有单一重复 B 细胞表位而无 T 细胞表位。

15. 异种抗原（xenoantigen）　指来自其他物种的抗原性物质，如病原微生物或其产物、植物蛋白、动物免疫血清及异种器官移植物等对人而言均为异种抗原。

16. 同种异型抗原（allogenic antigen）　指同一种属不同个体间所具有的抗原性物质。人类同种异型抗原主要包括红细胞血型抗原、人类主要组织相容性抗原和免疫球蛋白同种异型抗原。

17. 异嗜性抗原（heterophilic antigen）　指一类与种属无关,存在于人、动物、植物和微生物之间的具有相同或相似抗原表位的共同抗原。

18. 自身抗原（autoantigen）　指能够诱导机体发生自身免疫应答或自身免疫性疾病的自身组织成分,主要包括隐蔽抗原和改变/修饰的自身抗原。

19. 内源性抗原（endogenous antigen）　指在抗原提呈细胞内新合成的存在于胞浆内的抗原性物质,如病毒感染细胞合成的病毒蛋白和肿瘤细胞内合成的肿瘤抗原等。

20. 外源性抗原（exogenous antigen）　指抗原提呈细胞通过吞噬、吞饮等作用从外界摄入胞内的抗原性物质,如细菌和某些可溶性蛋白等。

21. 超抗原（superantigen,SAg）　是一类只需极低浓度(1~10ng/ml)就可非特异激活多克隆 T 细胞(占 T 细胞总数的 2%~20%),使之产生大量细胞因子,引发强烈免疫反应的大分子蛋白物质。

22. 丝裂原（mitogen）　指能够非特异刺激多克隆 T、B 细胞发生有丝分裂的物质,又称有丝分裂原。此类物质可直接与静息 T、B 细胞表面相应受体结合,使之发生母细胞转化和有丝分裂。

23. 佐剂（adjuvant）　指预先或与抗原同时注入体内后,能够增强机体对该抗原的免疫应答能力或改变免疫应答类型的非特异性免疫增强物质。

【问答题】

1. 简述抗原的基本特性。

抗原具有 2 种基本特性:①免疫原性,指抗原能够刺激机体产生免疫应答,即诱导 B 细胞产生抗体、诱导 T 细胞分化为效应性 T 细胞的能力。②免疫反应性,指抗原能与免疫应答产物,即相应抗体或效应性 T 细胞特异性结合的能力。同时具有免疫原性和免疫反应性的物质称为完全抗原,如病原微生物和动物血清等;只具有免疫反应性而无免疫原性的物质称为半抗原或不完全抗原,如某些多糖和药物等简单小分子物质。半抗原单独作用于机体时无免疫原性,当与体内蛋白质等载体结合后可获得免疫原性。

2. 简述抗原表位的分类及其特性。

抗原表位是抗原分子中决定抗原特异性的特殊化学基团,通常由 5~15 个氨基酸残基或 5~7 个多糖残基/核苷酸组成。

(1) 根据抗原表位的结构特点将其分为顺序表位和构象表位

1) 顺序表位指肽链上由一段序列相连续的线性氨基酸残基所形成的抗原表位,又称线性表位。线性表位存在于抗原分子的任意部位,多位于抗原分子内部,经抗原提呈细胞(APC)加工处理后,能以抗原肽-MHC 分子复合物的形式表达于 APC 表面,供 T 细胞识别。

2) 构象表位指多肽或多糖链上由空间位置相邻,而序列上不相连续的氨基酸或多糖残基所形成的抗原表位。构象表位通常位于抗原分子表面,是 B 细胞和抗体识别结合的抗原表位。

(2) 根据抗原表位的存在部位将其分为功能性抗原表位和隐蔽性抗原表位

1) 存在于抗原分子表面的构象表位和线性表位是 B 细胞直接识别和结合的抗原表位,又称功能性抗原表位。

2) 隐蔽性抗原表位是位于抗原分子内部不能被 B 细胞或抗体识别结合的线性表位。抗原分子内部的隐蔽性抗原表位可因理化因素而得以暴露,成为功能性抗原表位。

3. 简述影响抗原免疫原性的因素。

(1) 抗原的异物性:一般情况下,抗原性异物免疫原性的强弱与宿主亲缘关系的远近有关,两者亲缘关系越远(异物性强),抗原对机体的免疫原性就越强,如各种病原体、动物血清对人而言属于强抗原;两者亲缘关系越近(异物性弱),抗原对机体的免疫原性就越弱。同种异体间由于遗传基因不同、组织细胞结构存在差异,具有免疫原性。此外,胚胎期未与免疫活性细胞接触过的自身成分也具有免疫原性。

(2) 抗原的理化性质:包括抗原的化学性质、分子量大小、化学组成和结构复杂性、易接近性、物理状态等因素。蛋白质抗原的免疫原性强,多糖和多肽有一定免疫原性,脂类和核酸一般无免疫原性;抗原分子量越大、组成和结构越复杂(含有苯环氨基酸),其免疫原性越强。

(3) 宿主的遗传因素、年龄、性别和健康状态均可影响抗原的免疫原性,对人而言,同一抗原进入不同个体,其免疫应答产生与否及应答强度是不同的,这一现象与遗传因素直接相关,主要取决于个体 MHC 基因多态性。

(4) 抗原进入机体的剂量、途径、次数以及免疫佐剂的选择均影响抗原的免疫原性,免疫途径以皮内效果最佳。

4. 列表比较 TD-Ag 与 TI-Ag 的主要特性和作用特点(习题表 3-1)。

习题表 3-1　TD-Ag 与 TI-Ag 的主要特性和作用特点

比较项目	TD-Ag	TI-Ag
抗原性质	多为蛋白质抗原	多为多糖抗原
表位类型	T 细胞表位和 B 细胞表位	B 细胞表位
抗原提呈细胞	需要	不需要
T 细胞辅助	需要	不需要
免疫应答类型	细胞免疫和体液免疫	体液免疫
抗体类型	高亲和性 IgG 类抗体为主	低亲和性 IgM 类抗体为主
免疫记忆	有	无
再次应答	有	无

5. 简述医学中常见的抗原及其实际意义。

根据抗原与机体亲缘关系的远近,医学中常见抗原可分为异种抗原、同种异型抗原、自身抗原和异嗜性抗原等。

(1) 异种抗原指来自其他物种的抗原性物质,如病原微生物或其产物、植物蛋白、动物免疫血清及异种器官移植物等。病原微生物对人体有很好的免疫原性,将其制成疫苗进行预防接种,可诱导机体对相应病原体感染产生有效的免疫保护作用。用类毒素给人免疫接种,可预防由相应外毒素引起的疾病;免疫动物可获得相应抗毒素血清。临床常用的制剂有破伤风类毒素、白喉类毒素及相应的抗毒素血清等。

(2) 同种异型抗原指同一种属不同个体间所具有的抗原性物质。人类同种异型抗原主要包括红细胞血型抗原、人类主要组织相容性抗原和免疫球蛋白同种异型抗原。红细胞血型抗原不同可引起输血反应、新生儿溶血症;主要组织相容性抗原则与器官移植排斥反应直接相关。

(3) 自身抗原指能够诱导机体发生自身免疫应答或自身免疫性疾病的自身组织成分,主要包括隐蔽抗原和改变 / 修饰的自身抗原。在外伤、感染或手术等情况下,隐蔽抗原(如眼晶状体蛋白、精子和脑组织成分等)释放,或者自身组织结构发生改变时均可刺激机体诱发自身免疫应答,重者导致自身免疫性疾病。

(4) 异嗜性抗原指一类与种属无关,存在于人、动物、植物和微生物之间的共同抗原,如 A 族溶血性链球菌细胞壁 M 蛋白与人肾小球基底膜和心肌组织、大肠杆菌 O_{14} 型脂多糖与人结肠黏膜具有共同抗原。细菌感染发生时,可因异嗜性抗原的存在导致机体相应疾病的发生。

6. 简述佐剂的作用机制及医学用途。

佐剂指预先或与抗原同时注入体内后,能够增强机体对该抗原的免疫应答能力或改变免疫应答类型的非特异性免疫增强物质。其可能的作用机制:①改变抗原物理性状,延长抗原在体内的停留时间或使可溶性抗原转变成颗粒性抗原,从而有助于抗原提呈细胞(APC)对抗原的摄取。②诱导产生炎症反应,吸引 APC 到达炎症部位并使之活化,从而更为有效的加工处理和提呈抗原。③诱导产生不同类型的细胞因子,影响 T 细胞亚群分化和免疫应答的类型。

佐剂的种类很多,因其具有增强机体对抗原免疫应答的能力,故临床上制备疫苗时常加入佐剂进行预防接种或制备动物免疫血清;佐剂还可作为非特异免疫增强剂,用于抗肿瘤与抗感染的辅助治疗。

(任云青 车昌燕)

第四章 抗 体

【单项选择题】

[A 型题]

1. 抗体的基本结构是由 2 条相同的 H 链和 2 条相同的 L 链
   A. 通过 J 链连接组成   B. 通过铰链区连接组成   C. 与分泌片共价结合组成
   D. 通过链内二硫键连接组成   E. 通过链间二硫键连接组成

2. 抗体超变区(HVR)位于
   A. V_H 和 C_L 功能区   B. V_H 和 C_H 功能区   C. V_H 和 V_L 功能区
   D. V_L 和 C_L 功能区   E. C_H 和 C_L 功能区

3. IgG 重链称
   A. μ 链   B. α 链   C. δ 链   D. ε 链   E. γ 链

4. 具有 C_H4 功能区的抗体是
   A. IgM 和 IgE 类抗体   B. IgG 和 IgA 类抗体   C. IgD 和 IgE 类抗体
   D. IgA 和 IgM 类抗体   E. IgM 和 IgD 类抗体

5. 抗体铰链区位于
   A. V_H 与 V_L 功能区之间   B. V_L 与 C_L 功能区之间   C. V_H 与 C_H1 功能区之间
   D. C_H1 与 C_H2 功能区之间   E. C_H2 与 C_H3 功能区之间

6. 无铰链区的抗体是
   A. IgG 和 IgD 类抗体   B. IgA 和 IgG 类抗体   C. IgG 和 IgE 类抗体
   D. IgM 和 IgE 类抗体   E. IgM 和 IgD 类抗体

7. 含有 J 链的抗体是
   A. SIgA 和 IgE 类抗体   B. IgM 和 IgD 类抗体   C. SIgA 和 IgM 类抗体
   D. IgG 和 IgA 类抗体   E. IgG 和 IgM 类抗体

8. 合成 SIgA J 链的细胞是
   A. 黏膜下浆细胞   B. 淋巴结中的浆细胞   C. 巨噬细胞
   D. B 细胞   E. 黏膜上皮细胞

9. 抗体分为五类的依据是
   A. V_L 抗原特异性不同   B. V_H 抗原特异性不同   C. C_L 抗原特异性不同
   D. C_H 抗原特异性不同   E. C_H 及 C_L 抗原特异性不同

10. 抗体分为 κ 和 λ 两型的依据是
    A. C_H 与 C_L 抗原特异性不同   B. V_L 抗原特异性不同   C. V_H 抗原特异性不同
    D. C_H 抗原特异性不同   E. C_L 抗原特异性不同

11. 抗体独特型表位存在于
    A. V_H 和 C_H 功能区   B. V_H 和 V_L 功能区   C. V_L 和 C_L 功能区
    D. C_H 和 C_L 功能区   E. V_H 和 C_L 功能区

12. 抗体对异种动物的免疫原性主要存在于
    A. Fc   B. Fab   C. $F(ab')_2$ D. CDR   E. FR

13. 可将 IgG 裂解为 F(ab')$_2$ 的酶类物质是
    A. 溶菌酶　　　　　　　　　B. 胃蛋白酶　　　　　　　　　C. 胰蛋白酶
    D. 木瓜蛋白酶　　　　　　　E. 丝氨酸蛋白酶

14. IgG 易被蛋白酶水解的部位是
    A. 铰链区　　　　B. V_H 功能区　　　　C. C_H1 功能区　　　　D. C_H2 功能区　　　　E. C_H3 功能区

15. 抗体所**不具备**的生物学功能是
    A. 调理作用　　　　　　　　B. 中和外毒素　　　　　　　　C. 介导 ADCC 效应
    D. 参与Ⅳ型超敏反应　　　　E. 阻止病毒吸附或穿入细胞

16. 能够通过胎盘进入胎儿体内的抗体是
    A. SIgA 类抗体　　　　　　　B. IgD 类抗体　　　　　　　　C. IgE 类抗体
    D. IgM 类抗体　　　　　　　E. IgG 类抗体

17. IgG 能够通过胎盘是由于滋养层细胞可表达
    A. pIgR　　　　B. FcRn　　　　C. FcγR　　　　D. FcεR　　　　E. FcαR

18. 能与肥大细胞表面相应受体结合介导Ⅰ型超敏反应的抗体是
    A. IgA 类抗体　　B. IgM 类抗体　　C. IgD 类抗体　　D. IgG 类抗体　　E. IgE 类抗体

19. 产妇初乳中含量最高的抗体是
    A. SIgA 类抗体　　B. IgD 类抗体　　C. IgE 类抗体　　D. IgG 类抗体　　E. IgM 类抗体

20. 胎儿宫内感染导致脐血中含量增高的抗体是
    A. IgM 类抗体　　B. IgG 类抗体　　C. IgA 类抗体　　D. IgE 类抗体　　E. IgD 类抗体

21. 与抗原结合后激活补体能力最强的抗体是
    A. IgM 类抗体　　B. IgG 类抗体　　C. IgA 类抗体　　D. IgD 类抗体　　E. IgE 类抗体

22. 血清中半衰期最长的抗体是
    A. IgG 类抗体　　B. IgM 类抗体　　C. IgE 类抗体　　D. IgD 类抗体　　E. IgA 类抗体

23. 天然 ABO 血型抗体属于
    A. IgA 类抗体　　B. IgM 类抗体　　C. IgG 类抗体　　D. IgD 类抗体　　E. IgE 类抗体

24. 特异性 IgM 水平升高有助于感染早期诊断的原因是
    A. IgM 比其他类型 Ig 容易测定
    B. IgM 在免疫防御中具有重要作用
    C. IgM 是个体发育过程中最早合成的 Ig
    D. IgM 半衰期较短,激活补体能力最强
    E. IgM 是免疫应答中最早产生的抗体,且半衰期较短

25. 新生儿通过自然被动免疫从母体获得的抗体是
    A. IgG 和 SIgA 类抗体　　　　B. IgM 和 IgG 类抗体　　　　C. IgG 和 IgD 类抗体
    D. IgG 和 IgA 类抗体　　　　E. IgM 和 IgE 类抗体

26. 能够介导 NK 细胞产生 ADCC 效应的抗体是
    A. IgA 类抗体　　B. IgM 类抗体　　C. IgG 类抗体　　D. IgD 类抗体　　E. IgE 类抗体

27. 能够介导吞噬细胞产生调理作用的抗体是
    A. IgG 类抗体　　B. IgM 类抗体　　C. IgA 类抗体　　D. IgE 类抗体　　E. IgD 类抗体

28. 具有补体 C1q 结合点的抗体是
    A. IgG 和 IgE 类抗体　　　　B. IgG 和 IgM 类抗体　　　　C. IgA 和 IgG 类抗体
    D. IgD 和 IgM 类抗体　　　　E. IgA 和 IgE 类抗体

29. 免疫接种后首先产生的抗体是
    A. IgG 类抗体　　B. IgM 类抗体　　C. IgA 类抗体　　D. IgE 类抗体　　E. IgD 类抗体

30. 关于 SIgA 中分泌片的叙述,正确的是
    A. 主要存在于血液中
    B. 由黏膜下浆细胞合成
    C. 可介导 IgA 单体转运
    D. 可保护 SIgA 不被蛋白酶水解
    E. 能与 IgA 单体结合形成 IgA 二聚体

31. 口服脊髓灰质炎减毒活疫苗后,肠黏膜表面增多的抗体是
    A. SIgA 类抗体　　B. IgD 类抗体　　C. IgG 类抗体　　D. IgM 类抗体　　E. IgE 类抗体

32. 体内抗病毒、中和毒素、抗真菌的抗体主要为
    A. IgA 类抗体　　B. IgM 类抗体　　C. IgG 类抗体　　D. IgE 类抗体　　E. IgD 类抗体

33. 血清中各类 Ig 的浓度从高到低依次是
    A. IgG>IgM>IgA>IgD>IgE　　　　B. IgM>IgG>IgA>IgD>IgE　　　　C. IgG>IgA>IgM>IgD>IgE
    D. IgA>IgG>IgM>IgD>IgE　　　　E. IgM>IgA>IgG>IgD>IgE

34. 寄生虫感染时,人体内含量明显升高的抗体是
    A. IgA 类抗体　　B. IgG 类抗体　　C. IgD 类抗体　　D. IgE 类抗体　　E. IgM 类抗体

35. 在黏膜局部发挥抗感染免疫作用的抗体是
    A. IgD 类抗体　　B. IgG 类抗体　　C. IgE 类抗体　　D. IgM 类抗体　　E. SIgA 类抗体

36. 制备抗 IgG 抗体(第二抗体)的最佳候选抗原是
    A. IgG 类抗体
    B. IgG 的 κ 链
    C. IgG 的 γ 链
    D. IgG 的 Fab 段
    E. IgG 的 F(ab')$_2$ 段

37. 能够产生单克隆抗体的细胞系是
    A. B 细胞与巨噬细胞形成的融合细胞
    B. 淋巴细胞与淋巴瘤细胞形成的融合细胞
    C. 中性粒细胞与骨髓瘤细胞形成的融合细胞
    D. 抗原激活的 B 细胞与骨髓瘤细胞形成的融合细胞
    E. 抗原激活的 T 细胞与骨髓瘤细胞形成的融合细胞

[B 型题]

(1~5 题共用备选答案)
    A. α 链　　　　B. γ 链　　　　C. δ 链　　　　D. ε 链　　　　E. μ 链

1. IgD 的重链称
2. IgM 的重链称
3. IgA 的重链称
4. IgE 的重链称
5. IgG 的重链称

(6~10 题共用备选答案)
    A. mIgM　　　　B. mIgD　　　　C. SIgA　　　　D. IgM　　　　E. IgG

6. 以单体形式存在于血清中的抗体是
7. 以五聚体形式存在于血清中的抗体是
8. 以二聚体形式存在于黏膜表面的抗体是
9. 未成熟 B 细胞表面的抗原识别受体是
10. 仅表达于成熟 B 细胞表面的抗原识别受体是

(11~16 题共用备选答案)
    A. SIgA 类抗体　　B. IgG 类抗体　　C. IgM 类抗体　　D. IgE 类抗体　　E. IgD 类抗体

11. 通常血清中含量最高的抗体是
12. 通常血清中含量最低的抗体是

13. 具有 J 链和分泌片的抗体是

14. 唯一通过胎盘的抗体是

15. 具有早期诊断意义的抗体是

16. 过敏反应患者血清中含量显著升高的抗体是

（17~22 题共用备选答案）

    A. IgG 类抗体   B. IgM 类抗体   C. IgE 类抗体   D. SIgA 类抗体   E. IgD 类抗体

17. 可介导产生调理作用的抗体是

18. 可介导产生 I 型超敏反应的抗体是

19. 在黏膜局部发挥抗感染免疫作用的抗体是

20. 初次体液免疫应答中最早产生的抗体是

21. 再次免疫应答产生的主要抗体是

22. 激活补体能力最强的抗体是

【名词解释】

1. 抗体（antibody, Ab）

2. 免疫球蛋白（immunoglobulin, Ig）

3. 超变区（hypervariable region, HVR）

4. 铰链区（hinge region）

5. 分泌片（secretory piece, SP）

6. 抗体的同种型（isotype）

7. 抗体的同种异型（allotype）

8. 抗体的独特型（idiotype）

9. 抗体的调理作用（opsonization）

10. 抗体依赖性细胞介导的细胞毒作用（antibody dependent cell-mediated cytotoxicity, ADCC）

11. 单克隆抗体（monoclonal antibody）

12. 基因工程抗体（genetic engineering antibody）

【问答题】

1. 试述抗体的基本结构、功能区及其主要功能。

2. 简述木瓜蛋白酶和胃蛋白酶对 IgG 分子的水解作用及其裂解片段的主要生物学活性。

3. 试述 IgM 的主要特性和功能。

4. 试述 IgG 的主要特性和功能。

5. 简述抗体在体内可能产生的免疫效应。

6. 简述分泌型 IgA 的形成过程及其免疫保护作用。

7. 简述单克隆抗体技术的基本原理、特点及其实际应用。

参 考 答 案

【单项选择题】

[A 型题]

1. E	2. C	3. E	4. A	5. D	6. D	7. C	8. A	9. D	10. E
11. B	12. A	13. B	14. A	15. D	16. E	17. B	18. E	19. A	20. A

21. A   22. A   23. B   24. E   25. A   26. C   27. A   28. B   29. B   30. D
31. A   32. C   33. C   34. D   35. E   36. C   37. D

[B型题]
1. C   2. E   3. A   4. D   5. B   6. E   7. D   8. C   9. A   10. B
11. B   12. D   13. A   14. B   15. C   16. D   17. A   18. C   19. D   20. B
21. A   22. B

【名词解释】

1. 抗体（antibody，Ab） 是 B 细胞接受抗原刺激后，增殖分化为浆细胞所产生的一类具有免疫功能的糖蛋白，是介导体液免疫应答的重要效应分子。

2. 免疫球蛋白（immunoglobulin，Ig） 指具有抗体活性或化学结构与抗体相似的球蛋白，在血清中主要以 γ 球蛋白的形式存在。免疫球蛋白有分泌型和膜型两种类型：前者主要存在于血液、组织液或外分泌液中，即通常所说的抗体；后者作为抗原识别受体表达于 B 细胞膜表面。

3. 超变区（hypervariable region，HVR） 抗体重链和轻链可变区中各有三个特定区域内的氨基酸组成和排列顺序有更大的变异性，这些区域称为超变区。抗体超变区是与相应抗原表位互补结合的区域，又称互补决定区（complementarity determining region，CDR）。

4. 铰链区（hinge region） 位于 IgG、IgA 和 IgD 类抗体 C_H1 与 C_H2 功能区之间，富含脯氨酸有较好柔韧性，可调节抗体与抗原分子表面不同间距抗原表位的结合，并由此导致 IgG 抗体构象改变，使其补体 C1q 结合点暴露启动 C1 活化。

5. 分泌片（secretory piece，SP） 指由黏膜上皮细胞合成分泌的一种含糖肽链，为 SIgA 的一个重要组成部分，可介导 IgA 二聚体从黏膜下转运至黏膜表面，并保护 SIgA 不被黏膜表面的蛋白酶水解。

6. 抗体的同种型（isotype） 指同一种属所有个体抗体分子共有的抗原特异性标志。此种抗原特异性标志因种属不同而异，为种属型标志。同种型抗原表位存在于抗体恒定区内，根据重链或轻链恒定区肽链抗原特异性的不同，可将抗体分为若干类、亚类、型和亚型。

7. 抗体的同种异型（allotype） 指同一种属某些个体同一类型抗体分子所具有的不同的抗原特异性标志，为个体型标志。同种异型抗原表位存在于抗体重链或轻链恒定区内，由一个或数个氨基酸残基出现差异所致。

8. 抗体的独特型（idiotype） 指不同 B 细胞克隆产生的每个抗体分子可变区所特有的抗原特异性标志，为细胞型标志。抗体独特型表位又称独特位，其数量庞大，每个抗体超变区有 5~6 个独特位。

9. 抗体的调理作用（opsonization） IgG 类抗体与相应细菌等颗粒性抗原特异性结合后，通过其 Fc 段与巨噬细胞或中性粒细胞表面相应 IgG Fc 受体（FcγR）结合，通过 IgG 的"桥联"作用促进吞噬细胞对上述颗粒性抗原吞噬的作用称为抗体介导的调理作用。

10. 抗体依赖性细胞介导的细胞毒作用（antibody dependent cell-mediated cytotoxicity，ADCC） IgG 类抗体与肿瘤或病毒感染细胞等靶细胞表面相应抗原表位特异性结合后，再通过其 Fc 段与 NK 细胞和巨噬细胞表面相应 IgG Fc 受体（FcγRⅢ，CD16）结合，进而增强或触发上述效应细胞对靶细胞杀伤破坏的作用称为抗体依赖性细胞介导的细胞毒作用，简称 ADCC 作用。

11. 单克隆抗体（monoclonal antibody） 指由单一克隆杂交瘤细胞产生的只识别某一特定抗原表位的特异性抗体。该种抗体具有高度均一性和特异性，能有效克服多克隆抗体产生的交叉反应。

12. 基因工程抗体（genetic engineering antibody） 是借助 DNA 重组和蛋白质工程技术，在基因水平对免疫球蛋白分子进行切割、拼接和修饰，重新组装而成的抗体分子，又称重组抗体。

【问答题】

1. 试述抗体的基本结构、功能区及其主要功能。

抗体是由两条相同的重链(H链)和两条相同的轻链(L链)通过链间二硫键连接而成的四肽链结构。抗体 H 链分为 5 种,即 α、γ、δ、ε、μ 链;L 链分为 κ 或 λ 两型。H 链和 L 链近氨基端约 110 个氨基酸残基的组成和排列顺序多变,为可变区(V 区);H 链和 L 链可变区(V_H/V_L)结构域中,各有 3 个超变区(HVR)和 4 个骨架区(FR)。H 链和 L 链近羧基端的氨基酸组成和排列顺序相对稳定,称为恒定区(C 区)。α、γ、δ 链 C 区有 C_H1、C_H2 和 C_H3 三个功能区,在 C_H1 与 C_H2 功能区之间有铰链区,该区富含脯氨酸易伸展弯曲,可被木瓜蛋白酶和胃蛋白酶水解;μ 链和 ε 链 C 区比 α、γ、δ 链多一个 C_H4 功能区,但无铰链区。

抗体各功能区及其主要功能:①V_H、V_L:为抗原结合部位,其中 HVR(CDR)是抗体与抗原表位互补结合的部位。②C_H、C_L:具有抗体同种型和同种异型遗传标志。③IgG 的 C_H2 和 IgM 的 C_H3:具有补体 C1q 结合位点,可参与补体经典途径的激活。④IgG 的 C_H2:可介导 IgG 通过胎盘。⑤IgG 的 C_H3:与具有 FcγR 的吞噬细胞或 NK 细胞结合,介导调理作用和 / 或 ADCC 效应。⑥IgE 的 C_H2/C_H3:与肥大细胞和嗜碱性粒细胞表面 FcεR I 结合,介导I型超敏反应发生。

2. 简述木瓜蛋白酶和胃蛋白酶对 IgG 分子的水解作用及其裂解片段的主要生物学活性。

木瓜蛋白酶可在 IgG 重链铰链区链间二硫键近氨基端将其水解为三个片段。其中两个完全相同的片段能与相应抗原表位特异性结合,称抗原结合片段(Fab);另一个片段在低温下能够结晶,称可晶片段(Fc)。Fab 具有单价抗体活性(只能与一个相应抗原表位特异性结合),与相应抗原结合后不能形成大分子复合物;Fc 具有活化补体、结合细胞和通过胎盘等生物学功能。

胃蛋白酶可在 IgG 重链铰链区链间二硫键近羧基端将其水解为一个 F(ab')₂ 片段和若干无功能小分子片段(pFc')。F(ab')₂ 由 2 个 Fab 通过铰链区链间二硫键连接组成,具有双价抗体活性,能与相应多价抗原结合形成大分子复合物发生凝集或沉淀反应。

3. 试述 IgM 的主要特性和功能。

IgM 分为膜结合型和血清型两种类型。膜结合型 IgM(mIgM)为单体 IgM,表达于 B 细胞表面,即 B 细胞抗原受体(BCR)。血清型 IgM 是由五个单体 IgM 通过二硫键和连接链(J 链)相连组成的五聚体,其分子量居五类抗体之首,又称巨球蛋白。IgM 主要存在于血液中,其抗原结合价(>5)和补体激活能力均高于 IgG,具有高效抗感染免疫作用。IgM 是种系发生过程中最早出现的抗体;也是个体发育过程中最早产生的抗体,可在胚胎晚期生成,故脐带血 IgM 含量升高,提示胎儿宫内感染;IgM 还是初次体液免疫应答中最早产生的抗体,其血清半衰期较短,故血清中检出某种病原体特异性 IgM 或其水平升高,提示近期发生感染,有助于感染性疾病的早期诊断。

4. 试述 IgG 的主要特性和功能。

IgG 主要由脾和淋巴结中的浆细胞合成分泌,存在于血液和组织液中,占血清 Ig 总量的 75%~80%,血清半衰期最长(约 23d),是再次免疫应答产生的主要抗体,具有抗菌、抗病毒、中和毒素等重要抗感染免疫作用;IgG 是唯一能够通过胎盘的抗体,在新生儿抗感染中起重要作用;IgG 包括 IgG 1~4 四个亚类,其中 IgG 1~3 与相应病原体结合后,可通过经典途径激活补体,产生溶菌作用;IgG 与病原体等靶细胞特异性结合后,可通过其 Fc 段与表面具有 IgG Fc 受体的吞噬细胞、NK 细胞结合,介导调理作用和 ADCC 效应;IgG 的 Fc 段能与葡萄球菌蛋白 A 可逆性结合,借此特性可纯化 IgG 抗体或用于免疫学诊断。

5. 简述抗体在体内可能产生的免疫效应。

(1) 中和作用:抗毒素中和外毒素,病毒中和抗体阻止病毒吸附和穿入易感细胞。

(2) 抗体介导的调理作用:IgG 类抗体与细菌等颗粒性抗原特异性结合后,可通过其 Fc 段与吞噬细胞表面相应受体(FcγR)结合,促进和增强吞噬细胞对细菌的吞噬。

(3) ADCC 效应:IgG 类抗体与肿瘤或病毒感染细胞等靶细胞表面相应抗原表位特异性结合后,可通过其 Fc 段与 NK 细胞 / 活化巨噬细胞表面相应受体(FcγR)结合,增强或触发上述效应细胞对靶细胞的杀伤作用。

(4) 激活补体介导细胞毒效应和调理作用:抗体(IgG1~3 或 IgM)与病原菌 / 靶细胞等抗原特异性结合可通过经典途径激活补体形成攻膜复合物(C5b6789n),产生溶菌或溶细胞效应,也可通过补体裂解产物 C3b

与吞噬细胞表面 C3b 受体结合而介导调理吞噬作用。

（5）分泌型 IgA 可阻止病原体对宿主黏膜细胞的黏附,在黏膜局部发挥抗感染免疫作用;IgG 可通过胎盘,在新生儿抗感染中具有重要意义。

（6）介导Ⅰ、Ⅱ、Ⅲ型超敏反应,产生异常或病理性免疫反应。

6. 简述分泌型 IgA 的形成过程及其免疫保护作用。

分泌型 IgA 的形成过程:黏膜下浆细胞中合成的单体 IgA 通过 J 链连接形成 IgA 二聚体后分泌至胞外;IgA 二聚体首先与黏膜上皮细胞基底侧表面多聚免疫球蛋白受体(pIgR)结合,继而在胞吞转运过程中,pIgR 在蛋白水解酶作用下与膜脱离,其细胞外部分(即分泌片)仍与 IgA 二聚体结合形成分泌型 IgA,并通过胞吐作用将其分泌到黏膜表面。分泌片与 IgA 二聚体结合,可保护 IgA 二聚体不被黏膜表面的蛋白酶水解。

SIgA 主要存在于呼吸道、消化道、泌尿生殖道黏膜表面,以及乳汁、唾液和泪液等外分泌液中。它们能与存在于黏膜局部的病原微生物结合,使之丧失与细胞黏附的能力,从而在黏膜局部发挥重要抗感染免疫作用。新生儿和婴儿自身 SIgA 尚未产生,需通过母乳被动获得抗感染所需的 SIgA。

7. 简述单克隆抗体技术的基本原理、特点及其实际应用。

McAb 技术的基本原理和过程:

（1）小鼠骨髓瘤细胞在体内外适当条件下可无限增殖,但不能合成分泌抗体。

（2）小鼠免疫脾细胞(B 细胞)能产生抗体,但在体外不能无限增殖。

（3）将上述两种细胞在聚乙二醇(PEG)作用下融合后,采用 HAT 选择培养基[含次黄嘌呤(H)、氨基蝶呤(A)和胸腺嘧啶核苷(T)]进行培养可产生 3 种结果。①未融合的免疫脾细胞(B 细胞)因不能在体外长期存活而死亡。②未融合的骨髓瘤细胞因其 DNA 从头合成途径被氨基蝶呤阻断,同时又因缺乏次黄嘌呤鸟嘌呤磷酸核糖转移酶(HGPRT),不能利用次黄嘌呤合成 DNA 而死亡。③成功融合的杂交瘤细胞可从免疫脾细胞中获得 HGPRT,具有两个亲代细胞的特性,因此既能在 HAT 培养基中存活和增殖,又具有分泌抗体的能力。融合的杂交瘤细胞经筛选和克隆化建株,可获得能够产生某种特异性抗体的杂交瘤细胞,将克隆化杂交瘤细胞体外培养或接种于小鼠腹腔,可从培养上清液或腹水中获得大量单克隆抗体。

特点:结构高度均一(重/轻链类型、抗原结合特异性和亲和力完全相同)、特异性强、效价高、少(无)血清交叉反应。

实际应用:①用于临床疾病诊断可提高免疫学实验的特异性和敏感性。②分离纯化含量极低的可溶性抗原(激素、细胞因子)和难以纯化的肿瘤抗原等。③通过识别细胞表面特异性标志的 McAb 对免疫细胞进行快速鉴定和分类。④将识别肿瘤抗原的 McAb 与抗癌药物、毒素或放射性物质偶联进行肿瘤的导向治疗。⑤防治移植排斥反应、自身免疫病。

(温铭杰)

第五章　补　　体

【单项选择题】

[A 型题]

1. 血清中含量最高的补体成分是
   　A. C1　　　　　　　B. C3　　　　　　　C. C4　　　　　　　D. C5　　　　　　　E. C9

2. 关于补体理化特性的描述**不正确**的是
   　A. 补体是一组不耐热的蛋白质　　　　　　　B. 补体主要存在于人或脊椎动物血清中
   　C. 补体成分可表达在细胞膜表面　　　　　　D. 补体作用具有抗原特异性
   　E. 血清补体含量可以有变化

3. IgG 分子中能与 C1q 结合的功能区是

    A. C_H1 B. C_H2 C. C_H3 D. V_H E. V_L

4. IgM 分子中能与 C1q 结合的功能区是

    A. C_H1 B. C_H2 C. C_H3 D. C_H4 E. V_H

5. 补体经典途径的激活顺序是

    A. C123456789   B. C132456789   C. C142356789   D. C124356789   E. C143256789

6. 启动补体经典途径活化的主要物质是

    A. 抗原 - 抗体复合物   B. 细菌脂多糖   C. 酵母多糖

    D. 病原体表面的甘露糖残基   E. 病原体表面的岩藻糖残基

7. 补体经典途径激活过程**不包括**的事件是

    A. C1q 与 IgG/IgM 补体结合点 "桥联" 结合,才能启动补体活化

    B. 活化的 C1r 激活 C1s

    C. 活化的 C1s 裂解 C4

    D. 活化的 C4 裂解 C2

    E. C4b2a 复合物裂解 C3

8. 补体旁路途径激活过程**不包括**的事件是

    A. C3 裂解为 C3a 和 C3b   B. C4 裂解为 C4a 和 C4b   C. C5 裂解为 C5a 和 C5b

    D. 攻膜复合物的形成   E. 过敏毒素的产生

9. 补体经典途径的 C3 转化酶是

    A. C4b2b   B. C4b2a   C. C3bBb   D. C4b2a3b   E. C3bBb3b

10. 补体凝集素途径的 C5 转化酶是

    A. C4b2b   B. C4b2a   C. C3bBb   D. C4b2a3b   E. C3bBb3b

11. 补体旁路途径的 C5 转化酶是

    A. C4b2b   B. C4b2a   C. C3bBb   D. C4b2a3b   E. C3bBb3b

12. 补体三条激活途径的交汇点是

    A. C1   B. C2   C. C3   D. C4   E. C5

13. 补体凝集素途径和经典途径的区别在于

    A. C3 转化酶不同   B. C5 转化酶不同   C. 攻膜复合物不同

    D. 攻膜效应不同   E. 激活物不同

14. 属于可溶性补体调节蛋白的是

    A. I 因子   B. 补体受体 1(CR1)   C. 膜辅助蛋白(MCP)

    D. C8 结合蛋白(C8bp)   E. 衰变加速因子(DAF)

15. 属于膜结合型补体调节蛋白的是

    A. H 因子   B. I 因子   C. P 因子

    D. 膜辅助蛋白(MCP)   E. C4 结合蛋白(C4bp)

16. 对补体旁路途径活化具有正向调节作用的补体成分是

    A. H 因子   B. I 因子   C. P 因子   D. D 因子   E. S 蛋白

17. 能使宿主细胞表面 C3 转化酶灭活的补体调节蛋白是

    A. P 因子   B. S 蛋白   C. 羧肽酶 N

    D. 膜反应性溶解抑制物   E. 衰变加速因子(DAF)

18. 与遗传性血管神经性水肿发病有关的补体调节蛋白是

    A. H 因子   B. I 因子   C. S 蛋白

    D. 补体受体 1(CR1)   E. C1 抑制物(C1INH)

19. 关于补体激活和发挥作用时相描述正确的是
   A. 一个 IgM 分子与抗原结合后能激活补体经典途径
   B. 一个 IgG 分子与抗原结合后能激活补体经典途径
   C. 补体经典途径主要在感染初期发挥作用
   D. 补体旁路途径主要在感染中期发挥作用
   E. 补体凝集素途径主要在感染晚期发挥作用

20. **不属于**补体介导生物学作用的是
   A. 溶菌和溶细胞作用   B. 中和作用   C. 调理作用
   D. 炎症介质作用   E. 清除免疫复合物

21. 具有过敏毒素和趋化作用的补体裂解片段是
   A. C2a   B. C2b   C. C3b   D. C4b   E. C5a

22. 具有调理作用的补体裂解片段是
   A. C2b   B. C3b   C. C5b   D. C3a   E. C4a

23. 具有免疫黏附作用的补体裂解片段是
   A. C2b 和 C3b   B. C3b 和 C4b   C. C4b 和 C5b
   D. C2b 和 C5b   E. C3b 和 C5b

24. 降解后可产生激肽样作用的补体裂解产物是
   A. C2a   B. C3a   C. C4a   D. C5a   E. C2b

25. 备解素（P因子）能够稳定的复合物是
   A. C4b2b   B. C4b2a   C. C3bBb   D. C4b2a3b   E. C3bBb3b

[B型题]

（1~5题共用备选答案）
   A. C4b2a   B. C3bBb   C. C4b2a3b   D. C3bBb3b   E. C5b6789n

1. 补体激活形成的攻膜复合物是
2. 补体旁路途径 C3 转化酶是
3. 补体经典途径 C3 转化酶是
4. 补体旁路途径 C5 转化酶是
5. 补体凝集素途径 C5 转化酶是

（6~10题共用备选答案）
   A. C1   B. C3   C. 细菌脂多糖
   D. 抗原-抗体复合物   E. 甘露糖结合凝集素（MBL）

6. 补体经典途径的激活物是
7. 补体旁路途径的激活物是
8. 补体经典途径的起始补体成分是
9. 补体旁路途径的起始补体成分是
10. 补体凝集素途径的起始补体成分是

（11~15题共用备选答案）
   A. C3a   B. C4b   C. C3d   D. C5b   E. C2b

11. 具有调理作用的补体片段是
12. 具有过敏毒素作用的补体片段是
13. 属于攻膜复合物构成成分的补体片段是
14. 与遗传性血管神经性水肿发病有关的补体片段是
15. 可与 B 细胞辅助受体 CD21/CD19/CD81 复合物中 CD21 结合的补体片段是

【名词解释】

1. 补体系统（complement system）
2. C3 转化酶（C3 convertase）
3. C5 转化酶（C5 convertase）
4. 甘露糖结合凝集素（mannose-binding lectin，MBL）
5. 攻膜复合物（membrane attack complex，MAC）

【问答题】

1. 简述补体系统的组成、来源和理化特性。
2. 简述补体旁路途径激活过程及其 C3b 正反馈放大效应。
3. 列表比较补体三条激活途径的作用特点。
4. 简述补体系统的主要生物学功能。

参 考 答 案

【单项选择题】

［A 型题］

1. B	2. D	3. B	4. C	5. C	6. A	7. D	8. B	9. B	10. D
11. E	12. C	13. E	14. A	15. D	16. C	17. E	18. E	19. A	20. B
21. E	22. B	23. B	24. E	25. C					

［B 型题］

1. E	2. B	3. A	4. D	5. C	6. D	7. C	8. A	9. B	10. E
11. B	12. A	13. D	14. E	15. C					

【名词解释】

1. 补体系统（complement system） 简称补体，是存在于人或脊椎动物血清、组织液和细胞膜表面的一组蛋白质，包括 30 余种可溶性蛋白和膜结合蛋白。生理条件下，其固有成分通常以无活性酶前体形式存在，只有激活物出现并激活该系统时，其生物学功能才得以发挥。

2. C3 转化酶（C3 convertase） 是补体系统激活过程中形成的具有酶活性的复合物，能裂解 C3 为 C3a 和 C3b 两个片段，包括补体经典途径 / 凝集素途径 C3 转化酶（C4b2a）和补体旁路途径 C3 转化酶（C3bBb）。

3. C5 转化酶（C5 convertase） 是补体系统激活过程中形成的具有酶活性的复合物，能裂解 C5 为 C5a 和 C5b 两个片段，包括补体经典途径 / 凝集素途径 C5 转化酶（C4b2a3b）和补体旁路途径 C5 转化酶（C3bBb3b）。

4. 甘露糖结合凝集素（mannose-binding lectin，MBL） 是感染早期由患者肝细胞合成分泌的一种急性期蛋白，其结构组成与 C1q 类似，是补体凝集素激活途径的起始补体成分之一。

5. 攻膜复合物（membrane attack complex，MAC） 是由一个 C5b678 复合物与 12~15 个 C9 分子组成的管状复合物，此复合物在细胞膜上形成一个内径约 11nm 的亲水性穿膜孔道，能使水和电解质通过，而不让蛋白质类大分子逸出，最终可因胞内渗透压改变，而使细胞溶解破坏。

【问答题】

1. 简述补体系统的组成、来源和理化特性。

（1）补体系统的组成：根据补体系统 30 余种蛋白分子的主要生物学功能，可将其分为补体固有成分、补体调节蛋白和补体受体三类。①补体固有成分:指存在于血浆等体液中,参与补体酶促级联反应的补体成分,包括 C1~C9、MBL/FCN、MASP1/2、B 因子、D 因子和 P 因子等。②补体调节蛋白:是以可溶性或膜结合形式存在的、参与抑制补体活化或效应发挥的一类蛋白质分子,前者主要包括 C1 抑制物、I 因子、C4 结合蛋白、H 因子、S 蛋白、过敏毒素灭活因子(羧肽酶 N)等;后者主要包括衰变加速因子(DAF)、膜辅助蛋白(MCP)、C8 结合蛋白(C8bp)和膜反应性溶解抑制物(MIRL)等。③补体受体:指存在于某些细胞表面,能与某些补体活化裂解片段结合,介导产生多种生物学效应的受体分子,包括补体受体 1~5(CR1~5)和过敏毒素受体(C3aR、C5aR)等。

(2) 补体的来源和理化特性:血浆中补体固有成分绝大多数由肝脏合成,少数(如 C1)由单核 / 巨噬细胞、肠黏膜上皮细胞和内皮细胞等产生。补体成分均为糖蛋白,正常情况下其血清含量相对稳定;但在感染和组织损伤状态下,血浆某些补体组分含量升高。补体各组分含量和分子量差异较大,其中 C3 含量最高、C1q 分子量最大。补体性质不稳定,56℃作用 30 分钟即被灭活,在室温下也会很快失活,补体应保存在 –20℃以下或冷冻干燥保存。紫外线照射、机械震荡、强酸、强碱或乙醇等也可使补体破坏。

2. 简述补体旁路途径激活过程及其 C3b 正反馈放大效应。

补体旁路途径激活过程包括 C3 自发水解和激活物引发的酶促级联反应。①C3 自发水解:生理条件下,血浆中的 C3 分子在 D 因子作用下可发生缓慢而持久的水解,产生低水平液相 C3b。②激活物引发的酶促级联反应:病原体等旁路途径激活物进入体内可立即与上述液相 C3b 结合,使其不被补体调节蛋白降解,并与血浆 B 因子结合形成 C3bB 复合物。在血浆 D 因子的作用下可将 C3bB 复合物中 B 因子裂解为 Ba 和 Bb 两个片段,其中大片段 Bb 仍与 C3b 结合在一起形成 C3bBb 复合物,此即旁路途径 C3 转化酶。C3bBb 复合物不稳定,与 P 因子(备解素)结合后可成为稳定态 C3 转化酶(C3bBbP)。在此种 C3 转化酶作用下,C3 裂解为 C3a 和 C3b 两个片段,其中有些 C3b 能与 C3bBb 复合物结合形成 C3bBb3b 复合物(即旁路途径 C5 转化酶)启动补体末端反应通路,裂解 C5、形成 C5b6789n 攻膜复合物溶解破坏靶细胞。

补体旁路途径稳定态 C3 转化酶(C3bBbP)形成后,可不断裂解 C3,产生更多的 C3b,除与 C3bBb 结合参与形成旁路途径 C5 转化酶(C3bBb3b 复合物)外,其中有些 C3b 还可与病原体等旁路途径激活物结合,在 B 因子和 D 因子参与下形成更多的 C3bBb 复合物(C3 转化酶),继而进一步使 C3 裂解产生 C3b。即 C3b 既是 C3 转化酶的组成成分,又是 C3 转化酶的作用产物,由此形成了旁路途径的 C3b 正反馈放大环路。

3. 列表比较补体三条激活途径的作用特点(习题表 5-1)。

习题表 5-1 补体三条激活途径的作用特点

比较项目	经典途径	凝集素途径	旁路途径
激活物	抗原 - 抗体(IgG1~3 和 IgM)复合物	病原体表面甘露糖、岩藻糖、N- 乙酰半乳糖胺	G⁻ 菌、脂多糖、葡聚糖、酵母多糖
参与的补体成分	C1、C4、C2、C3、C5~C9	MBL、FCN、MASP1/2、C4、C2、C3、C5~9	C3、B 因子、D 因子、P 因子、C5~C9
C3 转化酶	C4b2a	C4b2a	C3bBbP
C5 转化酶	C4b2a3b	C4b2a3b	C3bBb3b
作用时相	感染中、晚期发挥作用	感染早期发挥作用	感染后立即发挥作用

4. 简述补体系统的主要生物学功能。

(1) 溶菌和细胞溶解作用:补体激活产生的攻膜复合物(C5b6789n)在细菌 / 细胞表面形成穿膜亲水通道,可产生溶菌和细胞溶解作用。溶菌或使肿瘤和病毒感染的靶细胞溶解破坏,对机体有益;但在某些特定条件下,若使正常组织细胞溶解破坏,则对机体有害。

(2) 调理作用:补体激活过程中产生的 C3b 和 C4b 是一类与 IgG 抗体不同的非特异性调理素。它们与细菌或其他颗粒性抗原结合后,可被具有相应受体的吞噬细胞识别结合,从而在细菌 / 颗粒性抗原与吞噬细胞之间形成"桥梁",使吞噬细胞能够更为有效的发挥吞噬作用,即补体介导的调理作用。

(3) 免疫复合物清除作用:其机制为①补体被抗原 - 抗体复合物激活后能与抗体分子 Fc 段结合,使其空间构象发生改变,导致中等大小 IC 无法形成或使其发生解离。②IC 激活补体后,可通过 C3b 或 C4b 黏附于具有 C3b 受体(CR1)的红细胞和血小板表面,形成较大的聚合物,通过血流运送至肝、脾而被巨噬细胞吞噬清除。

(4) 炎症介质作用:补体活化过程可产生多种具有炎症介质作用的活性片段,如 C3a 和 C5a。C3a 和 C5a 具有过敏毒素作用,C5a 还是一种有效的中性粒细胞趋化因子,均可参与介导炎症反应,不仅可存在于外来抗原侵入局部以发挥抗感染免疫作用,而且也能参与自身免疫病等的发病过程。

(5) 参与适应性免疫应答:补体系统是连接固有免疫与适应性免疫的桥梁。如:①C3b/C4b 介导的调理作用,使抗原易被巨噬细胞摄取提呈,有助于适应性免疫应答的启动。②抗原 -C3d 复合物可使 B 细胞表面 BCR 与辅助受体 CD21/CD19/CD81 复合物交联,促进 B 细胞活化。③滤泡树突状细胞通过表面 CR1(C3bR) 可将抗原 - 抗体 -C3b 复合物长期滞留于细胞表面,供抗原特异性 B 细胞识别启动适应性体液免疫应答。

(李水仙)

第六章 细胞因子

【单项选择题】

[A 型题]

1. 产生 IL-2 的细胞是
    A. 活化 T 细胞　　　　　　B. 内皮细胞　　　　　　C. 巨噬细胞
    D. 肥大细胞　　　　　　　E. 树突状细胞

2. 分泌 EPO 的细胞是
    A. T 细胞　　　　　　　　B. 软骨细胞　　　　　　C. 骨髓基质细胞
    D. 单核细胞　　　　　　　E. 肾细胞

3. **不属于**集落刺激因子的是
    A. EPO　　　　　B. IL-8　　　　　C. TPO　　　　　D. SCF　　　　　E. GM-CSF

4. 抑制 B 细胞增殖分化,但可诱导 B 细胞发生 Ig 类别转换的细胞因子是
    A. IL-1　　　　　B. IL-2　　　　　C. IL-3　　　　　D. G-CSF　　　　　E. TGF-β

5. 具有抑制巨噬细胞、树突状细胞和 NK 细胞活化作用的细胞因子是
    A. IL-2　　　　　B. IL-4　　　　　C. IL-10　　　　　D. IFN-γ　　　　　E. TNF

6. 内毒素中毒性休克发生的主要原因是巨噬细胞产生过量的
    A. IL-8 与 IL-6　　　　　B. IL-6 与 IL-11　　　　　C. IL-1 与 TNF-α
    D. TNF-β 与 IFN-α　　　　E. IFN-β 与 IFN-γ

7. 受病毒感染的组织细胞主要合成和分泌的细胞因子是
    A. IFN-γ　　　　　B. TNF-α　　　　　C. TGF-β　　　　　D. IFN-α/β　　　　　E. TNF-β

8. 可诱导急性期反应的细胞因子是
    A. IL-11　　　　　B. IL-8　　　　　C. IL-13　　　　　D. IL-4　　　　　E. IL-1

9 在天然免疫过程中具有负调节作用的细胞因子是
    A. IL-1　　　　　B. IL-6　　　　　C. IL-8　　　　　D. IL-10　　　　　E. TNF-α/β

10. 能诱导 B 细胞发生 Ig 类别转换产生 IgE 类抗体的细胞因子是
    A. IL-4　　　　　B. IL-6　　　　　C. IL-8　　　　　D. IL-10　　　　　E. IL-12

11. **不属于** IL-4 生物学功能的是

    A. 诱导 B 细胞发生 Ig 类别转换产生 IgE 类抗体

    B. 诱导 Th2 细胞增殖分化,增强体液免疫应答能力

    C. 抑制 IFN-γ 对巨噬细胞的激活作用

    D. 增强 NK/LAK 细胞的细胞毒活性

    E. 抑制 Th1 细胞生成

12. 刺激巨核祖细胞分化为血小板的细胞因子是

    A. IL-1   B. IL-4   C. IL-10   D. EPO   E. TPO

13. MCP-1 主要趋化和激活的细胞是

    A. B 细胞   B. 活化 T 细胞   C. 单核 / 巨噬细胞

    D. 纤维母细胞   E. 树突状细胞

14. **不属于**细胞因子作用特点的是

    A. 高效性   B. 特异性   C. 重叠性   D. 网络性   E. 多效性

15. 激活 NK 细胞,增强细胞免疫功能的细胞因子是

    A. IL-1、IL-3   B. IL-2、IL-4   C. IL-5、IL-7

    D. IL-8、GM-CSF   E. IL-12、IFN-γ

16. 产生 IFN-γ 的主要细胞为

    A. 单核细胞   B. B 细胞   C. Th1 细胞

    D. Th2 细胞   E. 巨噬细胞

17. 与中性粒细胞趋化相关的细胞因子是

    A. IL-1   B. IL-2   C. IL-4   D. IL-5   E. IL-8

18. 促进红系造血祖细胞增殖分化为红细胞的集落刺激因子是

    A. GM-CSF   B. G-CSF   C. M-CSF   D. EPO   E. TPO

19. **不属于** Th1 细胞产生的细胞因子的是

    A. IFN-γ   B. TNF-β   C. GM-CSF   D. IL-2   E. IL-4

20. **不属于** Th2 细胞产生的细胞因子的是

    A. IFN-γ   B. IL-10   C. IL-6   D. IL-5   E. IL-4

21. 干扰素**不具有**的生物学功能是

    A. 抗病毒   B. 抗肿瘤   C. 诱导 MHC 分子表达

    D. 免疫调节作用   E. 促进炎症反应

22. TNF **不具有**的生物学功能是

    A. 抗病毒、抗肿瘤   B. 促进 T 细胞增殖

    C. 是内源性致热原   D. 促进急性期蛋白产生

    E. 刺激血管内皮细胞表达黏附分子

23. 与发热和恶病质形成有关的细胞因子是

    A. IL-1   B. IL-2   C. IL-4   D. IFN   E. TNF-α

24. 刺激造血干细胞增殖分化的细胞因子是

    A. SCF   B. IFN   C. TNF   D. IL-8   E. IL-12

25. 可用于治疗白细胞减少症的细胞因子是

    A. IL-2   B. IL-11   C. EPO   D. IFN-γ   E. GM-CSF

26. 属于细胞因子的物质是

    A. 植物血凝素   B. 淋巴毒素   C. 过敏毒素

    D. 乙型溶素   E. 调理素

27. 关于细胞因子特性的叙述**不正确**的是
    A. 细胞因子是由细胞产生的   B. 一种细胞只能产生一种细胞因子
    C. 单一细胞因子可具有多种生物学活性   D. 细胞因子可以自分泌和旁分泌方式发挥作用
    E. 细胞因子的作用不是孤立存在的

28. 通过抑制 Th1 细胞产生 IL-2、IFN-γ 等下调细胞免疫功能的细胞因子是
    A. IL-1   B. IL-8   C. IL-10   D. IL-12   E. IL-17

29. 拮抗 IL-6 可能预防和治疗的疾病是
    A. 肿瘤   B. 病毒性肝炎   C. 自身免疫病
    D. 细菌性脓毒血症休克   E. 多发性骨髓瘤

30. 与肿瘤患者进行性消瘦有关的细胞因子是
    A. IL-1   B. IL-2   C. IL-8   D. IFN   E. TNF-α

[B 型题]
(1~5 题共用备选答案)
    A. IL-1   B. IL-2   C. IL-4   D. IL-7   E. IL-8

1. 对中性粒细胞有趋化及激活作用的细胞因子是

2. 可诱导 B 细胞分化、产生特异性 IgE 类抗体的细胞因子是

3. 可诱导前 B 细胞和胸腺细胞发育分化的细胞因子是

4. 高剂量时可表现为内分泌效应的细胞因子是

5. 促进 T 细胞增殖分化的细胞因子是

(6~10 题共用备选答案)
    A. IL-10   B. IL-12   C. EPO   D. SCF   E. IFN-γ

6. Th1 细胞产生的可抑制 Th2 细胞形成的细胞因子是

7. Th2 细胞产生的可抑制树突状细胞表达 MHC Ⅱ 类分子的细胞因子是

8. 单核 / 巨噬细胞产生的可促进 Th0 细胞分化为 Th1 细胞的细胞因子是

9. 骨髓基质细胞产生的可诱导多能造血干细胞增殖分化的细胞因子是

10. 肾细胞产生的可诱导红系造血祖细胞增殖分化的细胞因子是

(11~15 题共用备选答案)
    A. IL-1   B. IL-5   C. IL-17   D. MCP-1   E. TGF-β

11. 可趋化并激活单核 / 巨噬细胞的细胞因子是

12. 可促进嗜酸性粒细胞增殖分化的细胞因子是

13. 可刺激肝细胞合成分泌急性期蛋白的细胞因子是

14. 对巨噬细胞和 NK 细胞功能具有抑制作用的细胞因子是

15. Th17 细胞产生的可刺激上皮细胞合成分泌炎性介质的细胞因子是

(16~20 题共用备选答案)
    A. TPO   B. VEGF   C. G-CSF   D. IFN-α   E. TNF-β

16. 具有抗病毒作用的细胞因子是

17. 可诱导肿瘤细胞凋亡的细胞因子是

18. 可促进血管内皮细胞生长的细胞因子是

19. 可诱导中性粒祖细胞增殖分化的细胞因子是

20. 可诱导巨核祖细胞增殖分化为血小板的细胞因子是

【名词解释】

1. 细胞因子(cytokine,CK)

2. 白细胞介素（interleukin，IL）

3. 干扰素（interferon，IFN）

4. 肿瘤坏死因子（tumor necrosis factor，TNF）

5. 集落刺激因子（colony stimulating factor，CSF）

6. 趋化性细胞因子（chemokine）

7. 生长因子（growth factor，GF）

8. 细胞因子风暴（cytokine storm）

【问答题】

1. 简述细胞因子的产生特点。

2. 简述细胞因子的作用特点。

3. 简述细胞因子的分类及其主要生物学功能。

4. 请简要归纳细胞因子在疾病治疗中的应用。

参 考 答 案

【单项选择题】

[A 型题]

1. A	2. E	3. B	4. E	5. C	6. C	7. D	8. E	9. D	10. A
11. D	12. E	13. C	14. B	15. E	16. C	17. E	18. D	19. E	20. A
21. E	22. B	23. E	24. A	25. E	26. B	27. B	28. C	29. E	30. E

[B 型题]

1. E	2. C	3. D	4. A	5. B	6. E	7. A	8. B	9. D	10. C
11. D	12. B	13. A	14. E	15. C	16. D	17. E	18. B	19. C	20. A

【名词解释】

1. 细胞因子（cytokine，CK）　指由多种细胞、特别是免疫细胞产生的一类具有多种生物学活性的小分子多肽或糖蛋白。细胞因子是细胞间的信息传递分子，具有调节固有免疫和适应性免疫应答、介导炎症反应、促进造血功能和刺激细胞活化、增殖、分化等多种生物学功能。

2. 白细胞介素（interleukin，IL）　最初指主要由白细胞产生、又在白细胞间发挥作用的细胞因子。后来发现除白细胞外，其他细胞也能产生白细胞介素；此类细胞因子不仅能作用于白细胞，也能作用于其他靶细胞。

3. 干扰素（interferon，IFN）　是一类具有干扰病毒感染、复制和免疫调节功能的细胞因子。根据来源和理化性质可将干扰素分为 α、β、γ 三种类型：其中 IFN-α 和 IFN-β 主要由白细胞、成纤维细胞和病毒感染的组织细胞产生，又称 I 型干扰素；IFN-γ 主要由活化的 Th1 细胞、CTL 和 NK 细胞产生，又称 Ⅱ 型干扰素或免疫干扰素。

4. 肿瘤坏死因子（tumor necrosis factor，TNF）　是一种能使肿瘤组织发生出血坏死和介导产生炎症反应的细胞因子。根据来源和结构可将肿瘤坏死因子分为 TNF-α 和 TNF-β 两种：前者主要由脂多糖激活的单核 / 巨噬细胞产生；后者又称淋巴毒素 α（LT-α），主要由抗原或丝裂原激活的 T 细胞产生。

5. 集落刺激因子（colony stimulating factor，CSF）　指能够选择性刺激多能造血干细胞和不同发育阶段造血干细胞定向增殖分化，在半固体培养基中形成不同细胞集落的细胞因子。其主要包括干细胞因子（SCF）、

粒细胞 - 巨噬细胞集落刺激因子(GM-CSF)、巨噬细胞集落刺激因子(M-CSF)、粒细胞集落刺激因子(G-CSF)、红细胞生成素(EPO)和血小板生成素(TPO)等。

6. 趋化性细胞因子(chemokine) 是一类结构同源、分子量为 8~10kD 的对白细胞具有趋化和激活作用的细胞因子,也参与淋巴细胞归巢、血管形成、肿瘤细胞增殖和转移等。根据其多肽链近氨基端半胱氨酸(C)残基的个数及排列方式,将趋化性细胞因子分为 CXC、CC、C 和 CX3C 四个亚家族。

7. 生长因子(growth factor,GF) 是一类可介导不同类型细胞生长和分化的细胞因子。根据其功能和作用的靶细胞不同分为表皮生长因子(EGF)、成纤维细胞生长因子(FGF)、神经生长因子(NGF)、血管内皮细胞生长因子(VEGF)和转化生长因子 β(TGF-β)等。

8. 细胞因子风暴(cytokine storm) 也称高细胞因子血症。在免疫应答时,免疫细胞分泌大量的细胞因子,细胞因子又转而刺激免疫细胞,导致过量的细胞因子在短时间内迅速大量产生,引发全身炎症反应综合征。

【问答题】

1. 简述细胞因子的产生特点。

(1) 多源性:体内各种免疫细胞和某些非免疫细胞(如血管内皮细胞、成纤维细胞、上皮细胞、肿瘤细胞)都能产生细胞因子。一种细胞因子可由多种细胞产生。

(2) 多样性:一种细胞可分泌多种细胞因子,几种不同类型的细胞也可产生一种或几种相同的细胞因子。

(3) 自限性:细胞在静息状态下不能产生细胞因子,只有在活化后才能合成分泌细胞因子,但持续时间较短,刺激停止后,合成及分泌也随之终止。

(4) 存在形式:细胞因子通常以游离形式存在于体液中,有些细胞因子也能以膜结合形式表达于细胞表面,发挥其生物学作用。

2. 简述细胞因子的作用特点。

(1) 作用方式:细胞因子多以旁分泌或自分泌方式,作用于邻近细胞或产生细胞因子的细胞本身,也可通过内分泌方式,作用于远处的靶器官和靶细胞。

(2) 作用特点:①高效性,只需极少量(pmol/L 水平)就能产生明显生物学效应。②时效性,细胞因子半衰期短,靶细胞对细胞因子的反应通常发生于几个小时之内。③多效性,一种细胞因子可对多种不同类型的靶细胞作用,产生多种生物学效应。④重叠性,几种不同细胞因子可对同一种靶细胞作用,产生相同或相似的生物学效应。⑤拮抗性,一种细胞因子抑制另一种细胞因子的效应。⑥协同性,一种细胞因子可增强另一种细胞因子的效应。⑦网络性,细胞因子间构成复杂的细胞因子网络,网络效应不仅体现在细胞因子功能发挥的互相影响,还体现在受体表达的相互调控、合成分泌的相互诱生和调节。

3. 简述细胞因子的分类及其主要生物学功能。

(1) 白细胞介素(IL):最初指由白细胞产生、又在白细胞间发挥作用的细胞因子,后来发现除白细胞外,其他细胞也能产生白细胞介素。此类细胞因子不仅能作用于白细胞,也能作用于其他靶细胞。

(2) 干扰素(IFN):是最早发现的细胞因子,具有干扰病毒复制和免疫调节的功能。根据来源和理化性质可将干扰素分为 α、β、γ 三种类型:其中 IFN-α 和 IFN-β 主要由白细胞、成纤维细胞和病毒感染的组织细胞产生,又称I型干扰素,以抗病毒作用为主;IFN-γ 主要由活化的 Th1 细胞、细胞毒性 T 细胞(CTL)和 NK 细胞产生,又称Ⅱ型干扰素或免疫干扰素,以免疫调节作用为主。

(3) 肿瘤坏死因子(TNF):是能使肿瘤组织出血坏死的一类细胞因子。根据来源和结构分为 TNF-α 和 TNF-β 两种,在杀伤靶细胞、促进炎症反应、诱导细胞凋亡及调节免疫应答等过程中发挥重要作用。

(4) 集落刺激因子(CSF):指能够选择性刺激多能造血干细胞和不同发育阶段造血干细胞定向增殖分化的细胞因子,因在半固体培养基中形成不同细胞集落而得名。

(5) 趋化性细胞因子(chemokine):是一类结构同源、分子量为 8~10kD 的对白细胞具有趋化和激活作用的细胞因子,也参与淋巴细胞归巢、血管形成、肿瘤细胞增殖和转移等。

(6) 生长因子(GF):是一类可介导不同类型细胞生长和分化的细胞因子。

4. 请简要归纳细胞因子在疾病治疗中的应用。

细胞因子可用于感染性疾病、肿瘤和免疫相关性疾病的治疗,涉及的方法有两种。

(1) 细胞因子添加疗法:通过补充细胞因子可治疗免疫缺陷病、肿瘤、血细胞减少症等。如 EPO 可治疗红细胞减少症;干扰素和 IL-2 分别用于治疗病毒感染和免疫缺陷病,而两者均可用于治疗恶性肿瘤等。

(2) 细胞因子拮抗疗法:主要用细胞因子受体拮抗剂或抗细胞因子抗体治疗自身免疫病、移植排斥反应和超敏反应性疾病等。抗 TNF-α 抗体可用于治疗类风湿关节炎;抗 IL-6 的单克隆抗体,可治疗多发性骨髓瘤;抗高亲和力 IL-2R 的抗体通过封闭 IL-2 的作用抑制 Th 细胞增殖和 CTL 激活,可用于治疗移植排斥反应。

(李 芳 王 冰)

第七章 白细胞分化抗原与黏附分子

【单项选择题】

[A 型题]

1. 关于白细胞分化抗原、CD 分子和黏附分子相互关系的叙述,正确的是
   A. 白细胞分化抗原均是 CD 分子
   B. CD 分子均是白细胞分化抗原
   C. 黏附分子都是 CD 分子
   D. CD 分子都是黏附分子
   E. CD 分子不均是白细胞分化抗原

2. 关于 CD 分子功能的叙述,**错误**的是
   A. 转导细胞活化信号
   B. 转导细胞抑制信号
   C. 转导细胞凋亡信号
   D. 参与淋巴细胞归巢
   E. 必须结合相应受体才能发挥作用

3. LFA-1 的配体是
   A. LFA-2   B. LFA-3   C. VLA-4   D. ICAM-1   E. CD86

4. **不属于**免疫球蛋白超家族的分子是
   A. MHC I 类分子
   B. MHC II 类分子
   C. CD4 分子
   D. CD8 分子
   E. TNF 分子

5. 根据结构特点 HLA 分子归属于黏附分子的类别是
   A. 黏蛋白超家族
   B. 免疫球蛋白超家族
   C. 选择素家族
   D. 整合素家族
   E. 钙黏蛋白家族

6. 属于整合素家族的黏附分子是
   A. L-选择素   B. ICAM-1   C. CD40L   D. LFA-2   E. LFA-1

7. P-选择素的常见配体是
   A. PNAd   B. CLA   C. CD15s   D. VLA-4   E. FM

8. E-选择素主要表达于
   A. 白细胞表面
   B. 红细胞表面
   C. 血小板表面
   D. 成纤维细胞表面
   E. 血管内皮细胞表面

9. 选择素分子中与配体的结合部位是
   A. C 型凝集素样结构域
   B. 表皮生长因子样结构域
   C. 补体调节蛋白结构域
   D. 细胞浆区
   E. 多糖分子区

10. 炎症反应初期,介导中性粒细胞与血管内皮细胞结合的一对黏附分子是
　　A. LFA-1 与 ICAM-1　　　　　B. CD40 与 CD40L　　　　　C. sLe^x 与 E- 选择素
　　D. CD28 与 B7　　　　　E. CD2 与 CD58

11. 淋巴细胞归巢受体的配体是
　　A. 血管细胞黏附分子　　　　　B. 黏膜地址素　　　　　C. L- 选择素
　　D. P- 选择素　　　　　E. 血管地址素

12. T 细胞表面与其归巢相关的受体是
　　A. L- 选择素　　　B. E- 选择素　　　C. GlyCAM-1　　　D. ICAM-1　　　E. PNAd

[B 型题]

(1~3 题共用备选答案)
　　A. IFN　　　B. CD4　　　C. MHC 分子　　　D. CD8　　　E. LFA-2

1. 属于细胞因子的是

2. <u>不属于</u>免疫球蛋白超家族成员的是

3. LFA-3 的配体是

(4~6 题共用备选答案)
　　A. TNF　　　B. CD40　　　C. CD34　　　D. IL-8　　　E. FcR

4. 直接参与 B 细胞活化信号的分子是

5. 趋化白细胞从血管中迁出的分子是

6. 参与淋巴细胞归巢的分子是

(7~9 题共用备选答案)
　　A. CD4　　　B. CD40　　　C. CD34　　　D. CD8　　　E. CD80

7. MHC Ⅱ 类分子的配体是

8. L- 选择素的配体是

9. CD28 的配体是

【名词解释】

1. 白细胞分化抗原(leukocyte differentiation antigen,LDA)
2. 分化群(cluster of differentiation,CD)
3. 黏附分子(adhesion molecules,AM)
4. 整合素家族(integrin family)
5. 选择素家族(selectin family)
6. 淋巴细胞归巢(lymphocyte homing receptor,LHR)

【问答题】

1. 简述白细胞分化抗原、CD 分子和黏附分子的基本概念及其异同。
2. 试述黏附分子的种类及其主要生物学功能。

参 考 答 案

【单项选择题】

[A 型题]

1. B　　2. E　　3. D　　4. E　　5. B　　6. E　　7. C　　8. E　　9. A　　10. C

11. E　　12. A

［B 型题］

1. A　　　2. A　　　3. E　　　4. B　　　5. D　　　6. C　　　7. A　　　8. C　　　9. E

【名词解释】

1. 白细胞分化抗原（leukocyte differentiation antigen，LDA）　指在造血干细胞分化为不同谱系、各个细胞谱系分化的不同阶段，以及成熟细胞活化、分化过程中出现或消失的细胞表面分子。

2. 分化群（cluster of differentiation，CD）　国际专门命名机构采用以单克隆抗体鉴定为主的方法，将来自不同实验室的单克隆抗体所识别的同一种分化抗原归为一个分化群，简称 CD 分子。

3. 黏附分子（adhesion molecules，AM）　是一类介导细胞与细胞间、细胞与细胞外基质间相互接触和黏附的分子。AM 多为跨膜糖蛋白，以受体 - 配体结合的形式发挥作用。

4. 整合素家族（integrin family）　此类黏附分子主要介导细胞与细胞外基质的黏附，使细胞得以附着而形成整体而得名。

5. 选择素家族（selectin family）　成员有 L- 选择素、P- 选择素和 E- 选择素，在白细胞与内皮细胞黏附，炎症发生以及淋巴细胞归巢中发挥重要作用。

6. 淋巴细胞归巢（lymphocyte homing receptor，LHR）　指初始 T、B 细胞离开中枢免疫器官后，经血液循环定向迁移到外周免疫器官和淋巴组织的过程。淋巴细胞表面与其归巢相关的黏附分子称为淋巴细胞归巢受体，主要包括 L- 选择素和淋巴细胞功能相关抗原 -1（LFA-1）。

【问答题】

1. 简述白细胞分化抗原、CD 分子和黏附分子的基本概念及其异同。

（1）白细胞分化抗原指造血干细胞在分化为不同谱系、各个谱系分化的不同阶段，以及成熟细胞活化、分化的过程中出现或消失的细胞表面分子。

（2）分化群（CD）是国际专门命名机构采用以单克隆抗体鉴定为主的方法，将来自不同实验室的单克隆抗体所识别的同一种分化抗原归为同一个分化群，简称 CD 分子。

（3）黏附分子（AM）是一类介导细胞与细胞间、细胞与细胞外基质间相互接触和黏附的分子。

黏附分子和 CD 分子是从不同的角度来命名，黏附分子是以黏附功能来归类，CD 分子范围十分广泛，其中包括了黏附分子，大部分黏附分子已有 CD 编号，但也有部分黏附分子尚无 CD 分子编号。

2. 试述黏附分子的种类及其主要生物学功能。

黏附分子根据其结构特点可分为免疫球蛋白超家族、整合素家族、选择素家族、黏蛋白样家族、钙黏蛋白家族等。

黏附分子参与免疫应答、炎症反应和肿瘤转移等一系列重要生理和病理过程。

（1）免疫细胞识别中的辅助受体和协同刺激或抑制信号为免疫细胞的活化提供辅助活化信号。如 T 细胞与 APC 相互识别时的黏附分子 CD4 与 MHC Ⅱ类分子、CD8 与 MHC Ⅰ类分子、CD28 与 CD80/CD86、LFA-1 与 ICAM-1 等。

（2）参与炎症过程中白细胞与血管内皮细胞的黏附。特定细胞上的黏附分子是不同类型炎症发生过程中重要的分子基础。

（3）介导淋巴细胞归巢。淋巴细胞归巢的分子基础是表达在淋巴细胞上的归巢受体（LHR）与表达在内皮细胞上的血管地址素相互作用。

（马　群）

第八章　主要组织相容性复合体及其编码分子

【单项选择题】

[A型题]

1. MHC 指同一染色体上
    A. 编码组织相容性抗原的一组紧密连锁的基因群
    B. 编码主要组织相容性抗原的一组紧密连锁的基因群
    C. 编码次要组织相容性抗原的一组紧密连锁的基因群
    D. 编码移植抗原的一组紧密连锁的基因群
    E. 编码经典 MHC I / II 类分子的一组紧密连锁的基因群

2. 在人类组织或器官移植过程中,引起移植排斥反应的主要抗原称
    A. HLA 分子
    B. MHC 分子
    C. I-A 分子
    D. I-E 分子
    E. H-2 分子

3. 人类 MHC 基因定位于
    A. 第 2 号染色体
    B. 第 6 号染色体
    C. 第 9 号染色体
    D. 第 17 号染色体
    E. 第 22 号染色体

4. 经典 HLA I 类基因包括
    A. HLA-A 座位
    B. HLA-A、B、C 座位
    C. HLA-DR、DQ、DP 三个亚区
    D. HLA-DR 亚区
    E. HLA-DQ 亚区

5. 非经典 HLA I 类基因位于
    A. HLA-DR 亚区
    B. HLA-B 座位
    C. HLA-E、F、G 座位
    D. HLA-DP 亚区
    E. HLA-DQ 亚区

6. 经典 HLA II 类基因包括
    A. HLA-A 座位
    B. HLA-A、B、C 座位
    C. HLA-DR、DQ、DP 三个亚区
    D. HLA-DR 亚区
    E. HLA-DQ 亚区

7. **不属于** HLA III 类基因区的是
    A. C4 基因位点
    B. B 因子基因位点
    C. HSP 基因位点
    D. TNF 基因位点
    E. TAP 基因位点

8. **不属于** MHC 基因编码产物的是
    A. MHC I 类分子的 α 链
    B. MHC II 类分子的 α 链
    C. MHC I 类分子的 β2m
    D. MHC II 类分子的 β 链
    E. TAP 异二聚体分子

9. 可同时表达 MHC I 类分子和 II 类分子的细胞是
    A. 红细胞
    B. 神经细胞
    C. B 细胞
    D. 中性粒细胞
    E. 肥大细胞

10. 与炎症和应激反应相关的免疫功能相关基因是
    A. HLA-DO 基因
    B. TAP 基因
    C. PSMB 基因
    D. HSP70 基因
    E. HLA-DM 基因

11. 与内源性抗原加工提呈相关的 MHC 基因是
    A. HLA-DR 基因
    B. HLA-DQ 基因
    C. HLA-DM 基因
    D. MIC A/B 基因
    E. PSMB 基因和 TAP 基因

12. 与外源性抗原加工提呈相关的 MHC 基因是

  A. PSMB 基因   B. HLA-E 基因   C. MIC A/B 基因

  D. HLA-DM 基因   E. TAP 基因

13. 在母胎免疫耐受中发挥重要作用的分子是

  A. HLA-A 和 HLA-F 分子   B. HLA-B 和 HLA-C 分子   C. HLA-E 和 HLA-C 分子

  D. HLA-E 和 HLA-G 分子   E. HLA-DP 和 HLA-DQ 分子

14. NK 细胞表面 NKG2D 活化性受体识别的配体分子是

  A. HLA-E 分子   B. MIC A/B 分子   C. HLA-G 分子

  D. DAP12 分子   E. HLA-F 分子

15. HLA I 类分子正确的叙述是

  A. 其肽链均由 HLA 复合体编码   B. 由 I -A 分子和 I -E 分子组成

  C. 由两条相同的重链和两条相同的轻链组成   D. 参与内源性抗原的提呈

  E. 主要表达在抗原提呈细胞表面

16. HLA Ⅱ 类分子正确的叙述是

  A. HLA-DR、DQ、DP 亚区相应功能基因编码的分子

  B. 由 α 链和 β_2m 组成的异二聚体糖蛋白

  C. 主要表达在初始 T、B 细胞表面

  D. 主要参与内源性抗原的处理和提呈

  E. 接纳的抗原肽通常由 8~10 个氨基酸残基组成

17. CTL 表面 CD8 分子识别结合的部位是

  A. MHC I 类分子 β2m   B. MHC Ⅱ 类分子 β2 功能区   C. MHC I 类分子 α1 功能区

  D. MHC Ⅱ 类分子 α2 功能区   E. MHC I 类分子 α3 功能区

18. Th 细胞表面 CD4 分子识别结合的部位是

  A. MHC Ⅱ 类分子 β2 功能区   B. MHC Ⅱ 类分子 β1 功能区   C. MHC I 类分子 α2 功能区

  D. MHC Ⅱ 类分子 α2 功能区   E. MHC I 类分子 α3 功能区

19. MHC I 类分子与抗原肽结合的部位是

  A. α1 和 β1 结构域之间   B. α1 和 α2 结构域之间   C. β2m 与 α3 结构域之间

  D. α2 和 β2 结构域之间   E. α2 和 α3 结构域之间

20. MHC Ⅱ 类分子与抗原肽结合的部位是

  A. α1 和 β1 结构域之间   B. α1 和 α2 结构域之间   C. β2m 与 α3 结构域之间

  D. α2 和 β2 结构域之间   E. α2 和 α3 结构域之间

21. 决定 HLA 分子多态性的区域位于

  A. 胞膜外区   B. 跨膜区   C. 胞浆区

  D. 肽结合区   E. Ig 样区

22. HLA Ⅱ 类分子抗原肽结合槽可容纳

  A. 3~5 个氨基酸残基   B. 5~15 个氨基酸残基   C. 8~10 个氨基酸残基

  D. 10~13 个氨基酸残基   E. 13~17 个氨基酸残基

23. HLA I 类分子抗原肽结合槽可容纳

  A. 3~5 个氨基酸残基   B. 5~15 个氨基酸残基   C. 8~10 个氨基酸残基

  D. 10~13 个氨基酸残基   E. 13~17 个氨基酸残基

24. **不表达** HLA I 类分子的细胞是

  A. 淋巴细胞   B. 成熟红细胞   C. 网织红细胞

  D. 血小板   E. 肝细胞

25. 需要 MHC 分子参与的细胞发育分化过程为
    A. 造血干细胞分化为淋巴干细胞   B. 淋巴干细胞分化为前 T 细胞
    C. 前 T 细胞分化为成熟 T 细胞   D. 成熟 T 细胞分化为记忆 T 细胞
    E. 淋巴干细胞分化为 B 细胞

26. 组成性表达 HLA Ⅱ类分子的细胞是
    A. T 细胞   B. 血管内皮细胞   C. 专职抗原提呈细胞
    D. 肝细胞   E. 上皮细胞

27. MHC 限制性表现在
    A. 巨噬细胞对病原体的吞噬作用
    B. ADCC 作用
    C. T 细胞对抗原提呈细胞 / 靶细胞的识别作用
    D. B 细胞对 TI 抗原的识别过程
    E. 补体依赖的细胞毒作用

28. 可提呈外源性蛋白质抗原的细胞是
    A. CD4$^+$T 细胞   B. CD8$^+$T 细胞
    C. 能表达 MHC Ⅰ类分子的细胞   D. 能表达 MHC Ⅱ类分子的细胞
    E. 能表达 MHC Ⅲ类分子的细胞

29. 可提呈内源性蛋白质抗原的细胞是
    A. CD4$^+$T 细胞   B. CD8$^+$T 细胞
    C. 能表达 MHC Ⅰ类分子的细胞   D. 能表达 MHC Ⅱ类分子的细胞
    E. 能表达 MHC Ⅲ类分子的细胞

30. 亲代与子代间必然有一个 HLA 单体型相同的原因是
    A. 性连锁遗传   B. 连锁不平衡
    C. 高度多态性现象   D. 单体型遗传方式
    E. 等位基因同源染色体之间的交换

31. HLA 分子多态性的主要原因是
    A. 连锁不平衡   B. HLA 基因是复等位基因
    C. HLA 分子可以裂解   D. HLA 基因单体型遗传
    E. HLA 基因发生有效重组机会较多

32. HLA 单体型指
    A. 同一条染色体上 HLA 等位基因的组合
    B. 在两条染色体上 HLA 等位基因的组合
    C. 个体所有 HLA 表型的组合
    D. 个体所有 HLA 表型的一半
    E. 某一个体 HLA 分子的型别

33. 根据 HLA 单体型遗传特征,同胞之间有一个单体型相同的概率为
    A. 10%   B. 25%   C. 50%   D. 75%   E. 100%

34. 与强直性脊柱炎发生密切相关的 HLA 分子是
    A. HLA-A5 分子   B. HLA-B8 分子   C. HLA-B7 分子
    D. HLA-B27 分子   E. HLA-DR3 分子

35. 器官移植时选择的最适供者是
    A. 患者父母   B. 患者子女   C. 患者同胞兄弟姐妹
    D. 患者异卵双生的兄弟姐妹   E. 患者同卵双生的兄弟姐妹

36. HLA 分子异常表达所致的疾病是
    A. 风湿热　　　　　　　　　B. 胰岛素依赖型糖尿病　　　C. 多发性硬化症
    D. 新生儿溶血症　　　　　　E. 类风湿关节炎

37. HLA I 类和 II 类分子所**不具备**的功能是
    A. 引发移植排斥反应　　　　B. 参与调理吞噬作用　　　　C. 参与抗原提呈过程
    D. 参与胸腺前 T 细胞分化发育　E. 参与自身免疫耐受的形成

38. **不表达** MHC II 类分子的细胞是
    A. 巨噬细胞　　　　　　　　B. NK 细胞　　　　　　　　C. 活化的 Th 细胞
    D. 树突状细胞　　　　　　　E. B 细胞

39. 关于 HLA 与疾病关系的叙述**错误**的是
    A. 细胞癌变时 HLA I 类抗原表达增加
    B. 多次输血患者发生的非溶血性输血反应与其体内抗 HLA 抗体有关
    C. 强直性脊柱炎患者中, 90% 以上具有 HLA-B27 抗原
    D. 1 型糖尿病患者胰岛 β 细胞可表达 HLA II 类抗原
    E. 同种异体间器官移植物存活与否取决于供者与受者之间 HLA 型别的相配程度

40. 细胞之间相互作用**不受** MHC 限制的是
    A. CTL 对肿瘤细胞的杀伤作用　　　　　　B. NK 细胞对肿瘤细胞的杀伤作用
    C. APC 对 Th 细胞的激活作用　　　　　　D. CTL 对病毒感染细胞的杀伤作用
    E. Th 细胞对 B 细胞的辅助作用

[B 型题]
(1~5 题共用备选答案)
    A. HLA I 类分子轻链 (β2m)　　　　　B. HLA I 类分子 α1 与 α2 结构域
    C. HLA II 类分子 α1 与 β1 结构域　　D. HLA I 类分子 α3 结构域
    E. HLA II 类分子 β2 结构域

1. 与 CTL 表面 CD8 分子结合的部位是
2. 与 Th 细胞表面 CD4 分子结合的部位是
3. 与外源性抗原肽结合的部位是
4. 与内源性抗原肽结合的部位是
5. 非 HLA 复合体编码的产物是

(6~10 题共用备选答案)
    A. HLA-A、B、C 基因　　　　　　　　B. HLA-DP、DQ、DR 基因
    C. C2、C4、Bf 基因　　　　　　　　　D. HLA-E、F、G 基因
    E. HLA-DM、DO 和 TAP、PSMB 基因

6. 编码经典 HLA I 类分子的基因是
7. 编码经典 HLA II 类分子的基因是
8. 分布于 HLA III 类基因区的基因是
9. 抗原加工提呈相关基因是
10. 编码非经典 HLA I 类分子的基因是

(11~15 题共用备选答案)
    A. PSMB 基因　　　　　　　B. HLA-DM 基因　　　　　　C. HLA-E 基因
    D. MIC A/B 基因　　　　　　E. HSP70 基因

11. 与外源性抗原加工提呈相关的基因是
12. 在母胎耐受中发挥重要作用的基因是

13. 与内源性抗原加工提呈相关的基因是

14. 编码产物为 NK 细胞活化受体 NKG2D 识别的配体是

15. 编码产物可参与炎症和应激反应的是

【名词解释】

1. 主要组织相容性复合体（major histocompatibility complex，MHC）

2. 人类白细胞抗原（human leucocyte antigen，HLA）

3. HLA Ⅰ类分子

4. HLA Ⅱ类分子

5. β2 微球蛋白（β2 microglobulin，β2m）

6. HLA 单体型（haplotype）

7. MHC 多态性（polymorphism）

8. 连锁不平衡（linkage disequilibrium）

9. MHC 限制性（MHC restrictive）

10. 非溶血性输血反应

【问答题】

1. 简述 HLA Ⅰ类和Ⅱ类分子的组织分布及其表达特点。

2. 简述 HLA 复合体的分区及各区所含的基因座。

3. 简述 MHC 多态性的遗传学基础及其生物学意义。

4. 简述 MHC 分子在抗原加工、提呈中的作用。

5. 简述 HLA 复合体的遗传特征。

6. 简述 HLA 与同种器官移植的关系。

7. 简述 HLA Ⅰ/Ⅱ类分子表达异常与疾病的关系。

8. 简述 HLA 与疾病的相关性。

9. 试述 HLA 分子的主要生物学功能。

10. 比较 HLA Ⅰ类分子和 HLA Ⅱ类分子在结构、组织分布和提呈抗原肽方面的特点。

参 考 答 案

【单项选择题】

［A 型题］

1. B	2. A	3. B	4. B	5. C	6. C	7. E	8. C	9. C	10. D
11. E	12. D	13. D	14. B	15. D	16. A	17. E	18. A	19. B	20. A
21. D	22. E	23. C	24. B	25. C	26. C	27. C	28. D	29. C	30. D
31. B	32. A	33. C	34. D	35. E	36. B	37. B	38. B	39. A	40. B

［B 型题］

1. D	2. E	3. C	4. B	5. A	6. A	7. B	8. C	9. E	10. D
11. B	12. C	13. A	14. D	15. E					

【名词解释】

1. 主要组织相容性复合体（major histocompatibility complex，MHC） 是位于同一染色体上编码主要组织相容性抗原的基因群,其编码产物具有提呈抗原肽、启动适应性免疫应答等功能。人类 MHC 称为 HLA 复合体,位于第 6 号染色体上;小鼠 MHC 称为 H-2 复合体,位于第 17 号染色体上。

2. 人类白细胞抗原(human leucocyte antigen,HLA)　是人类的主要组织相容性抗原,因其首先在人白细胞表面发现故名。HLA 分子广泛分布于人有核细胞及血小板表面,其主要功能是提呈抗原肽,启动适应性免疫应答,也是引起人类同种异体移植排斥反应的主要抗原。

3. HLA I 类分子　由轻、重两条肽链以非共价键连接组成。重链即 α 链为多态性糖蛋白,是人第 6 号染色体 HAL I 类基因编码的产物;轻链为非多态性 β2 微球蛋白(β2m),是人第 15 号染色体相应基因编码的产物。HLA I 类分子广泛分布于有核细胞及血小板和网织红细胞表面,其主要功能是提呈内源性抗原肽,启动特异性免疫应答。

4. HLA II 类分子　是人第 6 号染色体 HLA II 类基因编码的产物,由 α 和 β 两条肽链以非共价键连接组成,为多态性糖蛋白。HAL II 类分子主要分布于抗原提呈细胞、胸腺上皮细胞和活化 T 细胞表面,其主要功能是提呈外源性抗原肽,启动特异性免疫应答。

5. β2 微球蛋白(β2 microglobulin,β2m)　是 HLA I 类分子的组成成分,由人第 15 号染色体基因编码,无同种异型抗原特异性。β2m 与 α 链的 α3 结构域结合,有助于 HLA I 类分子的表达和结构稳定。

6. HLA 单体型(haplotype)　指同一条染色体上紧密相连的 HLA 诸基因座位上等位基因的组合。这些连锁在同一条染色体上的等位基因很少发生同源染色体之间的交换,通常作为一个完整的遗传单位由亲代传给子代。

7. MHC 多态性(polymorphism)　指在一随机婚配的群体中,染色体同一基因座位存在两种以上等位基因,可编码两种以上基因产物的现象。

8. 连锁不平衡(linkage disequilibrium)　指分属于两个或两个以上基因座位的等位基因同时出现在一条染色体上的概率大于随机组合预期值的现象。

9. MHC 限制性(MHC restrictive)　T 细胞只能识别自身 MHC 分子提呈的抗原肽,而不能识别"非己"MHC 分子提呈的抗原肽。此种细胞间相互作用的限制性称为 MHC 限制性。

10. 非溶血性输血反应　是患者多次接受输血后发生的反应,主要表现为发热、白细胞减少和荨麻疹等临床症状。此类输血反应主要与患者血液中出现抗供者白细胞、血小板表面 HLA 的特异性抗体有关。上述抗体能与供体白细胞/血小板表面相应 HLA I 类分子结合,通过激活补体系统使其溶解破坏发生非溶血性输血反应。

【问答题】

1. 简述 HLA I 类和 II 类分子的组织分布及其表达特点。

HLA I 类分子广泛分布于所有有核细胞及血小板和网织红细胞表面,而在神经细胞、成熟红细胞和滋养层细胞表面尚未检出。HLA II 类分子主要表达于巨噬细胞、树突状细胞、B 细胞等专职抗原提呈细胞及胸腺上皮细胞和某些活化 T 细胞表面。HLA I、II 类分子也可出现于血清、尿液、唾液、精液及乳汁等体液中,称可溶性 HLA I、II 类分子。

HLA I 类和 II 类各座位等位基因具有共显性表达的特点。因此,在只表达经典 HLA I 类分子的组织细胞表面,通常具有来自父母双方的 3 对(共计 6 种)HLA I 类分子;在组成性表达 HLA I 类和 II 类分子的抗原提呈细胞(APC)表面,通常具有来自父母双方的 6 对(共计 12 种)HLA I 类和 II 类分子。

2. 简述 HLA 复合体的分区及各区所含的基因座。

HLA 复合体可分为三个区域,即 I 类基因区、II 类基因区和 III 类基因区。I 类基因区包含经典 HLA-A、B、C 三个基因座和非经典 HLA-E、F、G、H 等基因座;II 类基因区含有经典 HLA-DP、DQ、DR 三个亚区和 PSMB、TAP、HLA-DO、DM 等若干抗原加工相关基因(属于免疫功能相关基因);III 类基因区具有多个免疫功能相关基因,如 C4A、C4B、Bf、C2、TNF、LTA、HSP70、MIC A 和 MIC B 等基因。

3. 简述 MHC 多态性的遗传学基础及其生物学意义。

MHC 多态性的遗传学基础：①每一个体 MHC 复合体中基因座位众多。②群体中，每一基因座均有众多复等位基因。③MHC 复合体中的等位基因均为共显性。以上导致 MHC 基因型的极端复杂性和表型的极端多样性。

MHC 多态性可以造就各式各样对病原体等抗原性异物易感性和反应性不同的个体。这一现象的群体效应可赋予物种极大的应变能力，使之能够应对多变的环境条件和各种病原体的侵袭。

4. 简述 MHC 分子在抗原加工、提呈中的作用。

MHC 分子参与抗原的加工和提呈，这是 MHC 分子最重要的功能。其机制：内源性/外源性抗原在 APC 内被加工、处理，所产生的小分子肽段与 MHC I 类/II 类分子的抗原结合槽结合，形成抗原肽 -MHC I 类/II 类分子复合物，继而被转运并表达于 APC 表面，供 CD8$^+$T/CD4$^+$T 细胞识别，从而启动适应性免疫应答。

5. 简述 HLA 复合体的遗传特征。

（1）单体型遗传：在同一条染色体上紧密相连的 HLA 诸基因座位上等位基因的组合称为 HLA 单体型。HLA 复合体是一组紧密连锁的基因群，这些连锁在同一条染色体上的等位基因很少发生同源染色体之间的交换，通常作为一个完整的遗传单位由亲代传给子代，此即单体型遗传。

（2）多态性现象：HLA 复合体是迄今已知人体最复杂的基因复合体，其多态性主要取决于经典 HLA I 类和 II 类基因。HLA 复合体的每个基因座上均存在多个复等位基因，是其高度多态性的主要原因，此外，每个等位基因均为共显性，从而增加了人群中 HLA 表型的多样性。

（3）连锁不平衡：指某一群体中，不同座位上两个等位基因出现在同一条单倍型上的频率与预期值之间存在明显差异的现象。

6. 简述 HLA 与同种器官移植的关系。

同种异体器官移植物存活率的高低主要取决于供者与受者之间 HLA 型别吻合的程度。在同卵双生个体间进行器官移植和骨髓移植，因两者 HLA 完全相同，所以移植物可长期存活。通常器官移植物存活率由高到低的顺序是：同卵双生 > 同胞 > 亲属 > 无亲缘关系。在肾移植中，HLA 各位点基因配合的重要性依次为 HLA-DR、HLA-B、HLA-A。在骨髓移植中，只有在供者、受者之间 HLA 单体型完全相同的情况下才容易获得成功。

7. 简述 HLA I/II 类分子表达异常与疾病的关系。

（1）HLA I 类分子异常表达：许多肿瘤细胞因其表面 HLA I 类分子表达缺失或显著减少，不能被 CD8$^+$CTL 有效识别结合，而得以逃逸不被杀灭。促进肿瘤细胞表面 HLA I 类分子表达，可显著增强 CD8$^+$CTL 的杀瘤效应。

（2）HLA II 类分子异常表达：某些器官特异性自身免疫病的靶细胞，如原发性胆管肝硬化患者的胆管上皮细胞和胰岛素依赖型糖尿病患者的胰岛 β 细胞等，可异常表达 HLA II 类分子。它们能以组织特异性方式将自身抗原提呈给自身反应性 T 细胞，从而启动自身免疫反应。活化的自身反应性 T 细胞又可通过分泌大量 IFN-γ，诱导更多的靶细胞表达 HLA II 类分子，从而加重和延续自身免疫反应，最终导致迁延不愈的自身组织损伤。

8. 简述 HLA 与疾病的相关性。

通过对某些疾病患者与正常人 HLA 抗原频率的群体调查，发现某些疾病与一种或几种 HLA 抗原相关。目前已发现有百余种疾病与 HLA 抗原有关联，其中最典型的例子是 90% 以上的强直性脊柱炎患者具有 HLA-B27 抗原，而正常人 HLA-B27 抗原出现的比率仅为 9.4%。其他如 DR3/4 抗原与胰岛素依赖型糖尿病、DR3 抗原与乳糜泻、DR4 抗原与寻常天疱疮的发生密切相关。HLA 是第一个被发现与疾病有明确联系的遗传系统，研究 HLA 与疾病相关性可能有助于对某些疾病的诊断、预测、分类及预后的判断。

9. 试述 HLA 分子的主要生物学功能。

（1）抗原提呈作用：在抗原提呈细胞内，HLA I、II 类分子可通过其抗原肽结合槽分别与内源性和外源性抗原肽结合，形成抗原肽 -HLA I 和 II 类分子复合体。后者经转运，表达于抗原提呈细胞表面，可被 CD8$^+$T 细胞和 CD4⁺T 细胞识别,启动特异性免疫应答。

(2) 制约免疫细胞间的相互作用——MHC 限制性:APC 与 T 细胞间的相互作用是有条件的,只有当两者 MHC 分子相同时 T 细胞才能被激活,即 T 细胞只能识别自身 MHC 分子提呈的抗原肽。

(3) 诱导胸腺内前 T 细胞发育分化:胸腺皮质区 CD4⁺ CD8⁺ 双阳性前 T 细胞与胸腺皮质上皮细胞表面 MHC I 类 /MHC II 类分子有效结合后,分化为 CD8⁺ 或 CD4⁺ 单阳性未成熟 T 细胞。此种单阳性未成熟 T 细胞能与胸腺内巨噬细胞和树突状细胞表面自身抗原肽 -MHC I 类 /MHC II 类分子复合体结合,而被诱导凋亡或分化为对自身抗原无反应性的 T 细胞,即对自身抗原形成天然免疫耐受。只有那些未与 APC 细胞表面自身抗原肽 -MHC I 类或 II 类分子复合体结合的单阳性 T 细胞,才能进一步分化发育为可对"非己"抗原产生应答的具有免疫功能的 T 细胞。

(4) 引发移植排斥反应:在同种异基因组织器官移植时,HLA I 类和 II 类抗原分子作为同种异型抗原,可刺激机体产生特异性效应 T 细胞(CD8⁺CTL/CD4⁺Th1)和相应抗体。这些免疫效应细胞和分子与移植物细胞表面相应 HLA 抗原分子结合,可通过细胞毒等免疫损伤效应使供体组织细胞破坏,引发移植排斥反应。

10. 比较 HLA I 类分子和 HLA II 类分子在结构、组织分布和提呈抗原肽方面的特点(习题表 8-1)。

习题表 8-1 HLA I 类分子和 HLA II 类分子比较

比较项目	HLA I 类分子(A、B、C)	HLA II 类分子(DR、DQ、DP)
肽链的组成	由重链(α 链)和轻链(β2m)组成,α 链为跨膜结构,其胞外段有 α1、α2、α3 结构域	由 HLA 基因编码的 α 链和 β 链组成,胞外段分为 α1、α2、β1、β2 结构域
肽结合区	由 α1、α2 结构域组成	由 α1、β1 结构域组成
Ig 样区	由 α3 结构域组成,是 CD8 分子结合的部位	由 α2、β2 结构域组成,其中 β2 结构域是 CD4 分子结合的部位
组织分布	几乎所有有核细胞表面	DC、Mφ、B 细胞和某些活化 T 细胞表面
提呈抗原	内源性抗原	外源性抗原
识别细胞	CD8⁺T 细胞	CD4⁺T 细胞

(潘海婷 新 燕)

第九章 固 有 免 疫

【单项选择题】

[A 型题]

1. **不属于**物理屏障作用的是

    A. 机械阻挡作用   B. 黏膜上皮细胞的更新

    C. 黏膜上皮细胞纤毛的定向摆动   D. 黏膜表面分泌液的冲洗作用

    E. 正常菌群对局部病原体生长的拮抗作用

2. **不属于**组成化学屏障的物质的是

    A. 不饱和脂肪酸   B. α- 防御素   C. 溶菌酶

    D. 乳酸   E. 补体

3. 婴幼儿容易发生中枢神经系统感染的原因是

    A. 物理屏障发育尚未完善   B. 化学屏障发育尚未完善   C. 微生物屏障发育尚未完善

    D. 血 - 脑屏障发育尚未完善   E. 血 - 胎盘屏障发育尚未完善

4. 属于模式识别受体的是
   - A. 细胞因子受体
   - B. 补体受体
   - C. T 细胞受体
   - D. Toll 样受体
   - E. B 细胞受体

5. 模式识别受体可识别
   - A. 细菌表面的甘露糖残基
   - B. 肿瘤相关抗原
   - C. 肿瘤特异性抗原
   - D. 抗原肽 -MHC I 类分子复合物
   - E. 抗原肽 -MHC II 类分子复合物

6. 属于分泌型模式识别受体的是
   - A. α- 防御素
   - B. 甘露糖结合凝集素
   - C. 乳铁蛋白
   - D. 甘露糖受体
   - E. Toll 样受体

7. Toll 样受体中能与病毒单股 RNA 结合的是
   - A. TLR2
   - B. TLR3
   - C. TLR8
   - D. TLR5
   - E. TLR9

8. 胞内器室膜上表达的 Toll 样受体是
   - A. TLR1
   - B. TLR2
   - C. TLR3
   - D. TLR4
   - E. TLR5

9. 巨噬细胞所**不具备**的受体是
   - A. IgG Fc 受体
   - B. C3b 受体
   - C. 细胞因子受体
   - D. 岩藻糖受体
   - E. 特异性抗原识别受体

10. 巨噬细胞表面能够识别凋亡细胞表面磷脂酰丝氨酸的受体是
    - A. 清道夫受体
    - B. Toll 样受体
    - C. 甘露糖受体
    - D. 调理性受体
    - E. 细胞因子受体

11. 朗格汉斯细胞来源于
    - A. 髓样树突状细胞
    - B. 浆细胞样树突状细胞
    - C. 肥大细胞
    - D. 巨噬细胞
    - E. 单核细胞

12. 兼备抗原加工提呈和吞噬杀菌作用的免疫细胞是
    - A. 树突状细胞
    - B. B 细胞
    - C. 肥大细胞
    - D. 巨噬细胞
    - E. 中性粒细胞

13. 反应性氧中间物系统中所**不具备**的杀菌物质是
    - A. 超氧阴离子
    - B. 一氧化氮
    - C. 单态氧
    - D. 游离羟基
    - E. 过氧化氢

14. 巨噬细胞所**不具备**的杀菌系统是
    - A. 反应性氧中间物杀菌系统
    - B. 反应性氮中间物杀菌系统
    - C. 氧非依赖性杀菌系统
    - D. 蛋白水解酶作用系统
    - E. 髓过氧化物酶杀菌系统

15. 与氧依赖性杀菌系统有关的物质是
    - A. 诱导型一氧化氮合酶
    - B. 弹性蛋白酶
    - C. 防御素
    - D. 脂多糖结合蛋白
    - E. 溶菌酶

16. 对巨噬细胞具有趋化作用的细胞因子是
    - A. IL-1
    - B. MIP-1α/β
    - C. IL-4
    - D. IL-6
    - E. TNF-α

17. 对中性粒细胞具有趋化作用的细胞因子是
    - A. MIP-1α/β
    - B. MCP-1
    - C. IL-8
    - D. IL-1β
    - E. IL-6

18. 巨噬细胞表面可识别病原菌表面岩藻糖残基的分子是
    - A. 清道夫受体
    - B. Toll 样受体
    - C. CD14 分子
    - D. 甘露糖受体
    - E. 调理性受体

19. 巨噬细胞表面 CD14 和 TLR4 识别结合的配体是
    A. G⁺ 菌肽聚糖　　　　　　 B. G⁻ 菌脂多糖　　　　　　 C. 细菌甘露糖
    D. 酵母多糖　　　　　　　　 E. 病毒双股 RNA

20. 单核细胞进入结缔组织和器官后发育为
    A. 中性粒细胞　　　　　　　 B. 巨噬细胞　　　　　　　　 C. 肥大细胞
    D. 朗格汉斯细胞　　　　　　 E. 间质树突状细胞

21. 可有效诱导初始 T 细胞活化的免疫细胞是
    A. B 细胞　　　　　　　　　 B. 巨噬细胞　　　　　　　　 C. 树突状细胞
    D. 上皮细胞　　　　　　　　 E. 内皮细胞

22. 非骨髓来源的树突状细胞是
    A. 浆细胞样树突状细胞　　　 B. 朗格汉斯细胞　　　　　　 C. 滤泡树突状细胞
    D. 并指树突状细胞　　　　　 E. 间质树突状细胞

23. 未成熟树突状细胞表面膜分子表达特征是
    A. 高表达调理性受体和 MHC Ⅱ类分子
    B. 低表达调理性受体和 MHC Ⅱ类分子
    C. 高表达调理性受体,低表达 MHC Ⅱ类分子
    D. 低表达调理性受体,高表达 MHC Ⅱ类分子
    E. 只表达调理性受体,不表达 MHC Ⅱ类分子

24. 成熟树突状细胞表面膜分子表达及其生物学特征是
    A. 高表达调理性受体,摄取加工抗原能力强
    B. 高表达模式识别受体,摄取加工处理抗原能力强
    C. 低表达共刺激分子,提呈抗原激发免疫应答能力弱
    D. 高表达 MHC Ⅱ类分子,提呈抗原激发免疫应答能力强
    E. 低表达 MHC Ⅱ类分子,摄取加工处理抗原能力弱

25. 浆细胞样树突状细胞接受病毒刺激后产生的细胞因子是
    A. IFN-α/β　　 B. IL-3　　 C. IL-4　　 D. IL-5　　 E. IL-12

26. 浆细胞样树突状细胞胞质器室膜上高表达的 Toll 样受体是
    A. TLR7　　 B. TLR2　　 C. TLR4　　 D. TLR5　　 E. TLR6

27. 能将可溶性抗原或抗原 - 抗体复合物捕获至表面供 B 细胞识别的免疫细胞是
    A. 巨噬细胞　　 B. 髓样 DC　　 C. 浆细胞样 DC　　 D. 滤泡 DC　　 E. 中性粒细胞

28. NK 细胞所**不具备**的作用和特征是
    A. 表达杀伤活化受体　　　　 B. 表达杀伤抑制受体　　　　 C. 表达 IgG Fc 受体
    D. 具有吞噬杀伤作用　　　　 E. 具有免疫调节作用

29. NK 细胞表面具有鉴别意义的标志是
    A. CD3⁻、CD56⁺、CD16⁺　　　　　 B. CD3⁻、CD56⁺、CD8⁻　　　　　 C. CD3⁻、CD4⁺、CD28⁺
    D. CD3⁺、CD8⁺、CD28⁺　　　　　 E. CD3⁻、CD34⁺、CD117⁺

30. NK 细胞表面能够识别结合 MIC A/B 分子的杀伤活化受体是
    A. NKG2D　　 B. NKp46　　 C. NKG2C　　 D. NKp44　　 E. NKG2A

31. 可通过 ADCC 效应杀伤肿瘤细胞的淋巴细胞是
    A. B 细胞　　 B. NKT 细胞　　 C. αβT 细胞　　 D. γδT 细胞　　 E. NK 细胞

32. NK 细胞表面能够识别 HLA Ⅰ类分子的杀伤抑制性受体是
    A. KIR2DL　　　　　　　　 B. KIR3DS　　　　　　　　 C. CD94/NKG2C
    D. NKG2D　　　　　　　　 E. NKp30

33. NK 细胞表面能够识别流感病毒血凝素的杀伤活化受体是

    A. KIR2DL   B. KIR3DS   C. CD94/NKG2C

    D. CD94/NKG2A   E. NKp44

34. 能使肿瘤靶细胞裂解破坏的细胞毒性介质是

    A. 颗粒酶   B. FasL   C. TNF-α   D. IFN-γ   E. 穿孔素

35. 下列淋巴细胞中,**不属于**固有免疫细胞的是

    A. NK 细胞   B. NKT 细胞   C. αβT 细胞   D. γδT 细胞   E. B1 细胞

36. NKT 细胞表面 TCR 识别结合的配体是

    A. 细菌脂多糖   B. CD1 分子提呈的磷脂 / 糖脂类抗原

    C. 抗原肽 -MHC I 类分子复合物   D. 抗原肽 -MHC II 类分子复合物

    E. 病原体表面的甘露糖残基

37. 关于 NKT 细胞,说法**错误**的是

    A. 表面一定表达 TCR-CD3 复合物   B. 主要分布于胸腺、肝和脾

    C. 可识别 CD1 分子提呈的脂类抗原   D. 可分泌 IL-4 等细胞因子参与免疫调节

    E. 可特异性杀伤靶细胞

38. γδT 细胞不能识别的抗原是

    A. 表达于感染细胞表面的热休克蛋白

    B. 感染细胞表面 CD1 分子提呈的糖脂类抗原

    C. 表达于感染细胞表面的某些病毒蛋白

    D. 表达于抗原提呈细胞表面的抗原肽 -MHC 分子复合物

    E. 表达于感染细胞表面的磷酸化抗原

39. γδT 细胞所**不具备**的生物学作用是

    A. 非特异性杀伤某些病毒感染的靶细胞   B. 非特异性杀伤某些肿瘤细胞

    C. 分泌细胞因子介导炎症反应   D. 分泌细胞因子参与免疫调节

    E. 非特异性杀伤衰老损伤的自身细胞

40. 具有自我更新能力的淋巴细胞是

    A. NK 细胞   B. B1 细胞   C. B2 细胞   D. γδT 细胞   E. αβT 细胞

41. B1 细胞主要分布于

    A. 血液   B. 淋巴液

    C. 淋巴结浅皮质区   D. 胸 / 腹膜腔和肠道固有层淋巴组织中

    E. 外周免疫器官淋巴滤泡内

42. B1 细胞表面具有鉴别意义的标志是

    A. TCR⁻、mIgM⁺、CD5⁺   B. TCR⁻、mIgM⁺/mIgD⁺、CD5⁻   C. TCR⁺、CD56⁺、CD16⁻

    D. TCR⁻、CD56⁺、CD16⁺   E. TCR⁻、CD34⁺、CD117⁺

43. B1 细胞接受多糖抗原刺激后产生相应抗体的时间为

    A. 96h 内产生   B. 72h 内产生   C. 48h 内产生

    D. 24h 内产生   E. 1 周内产生

44. B1 细胞接受多糖抗原刺激后可产生

    A. 以 IgM 为主的高亲和性抗体   B. 以 IgG 为主的高亲和性抗体

    C. 以 IgM 为主的低亲和性抗体   D. 以 IgG 为主的低亲和性抗体

    E. IgM 和 IgG 两种不同类型的抗体

45. B1 细胞通过表面 BCR 可直接识别

    A. 感染细胞表面的热休克蛋白   B. 自身组织细胞表面的 MHC I 类分子

    C. C 反应蛋白   D. 细菌脂多糖

    E. 细菌表面的岩藻糖

46. 对寄生虫具有毒杀作用的免疫细胞是

    A. 中性粒细胞   B. 嗜酸性粒细胞   C. 嗜碱性粒细胞

    D. 单核细胞   E. 肥大细胞

47. 表面具有 IgE 高亲和性受体，参与I型超敏反应的细胞是

    A. 巨噬细胞   B. NK 细胞   C. γδT 细胞

    D. 肥大细胞   E. 树突状细胞

48. 外周血白细胞中数量最多、存活期最短的免疫细胞是

    A. 单核细胞   B. 中性粒细胞   C. 嗜碱性粒细胞

    D. 嗜酸性粒细胞   E. T 细胞

49. 中性粒细胞在血液中可存活

    A. 数年   B. 数月   C. 数周   D. 数日   E. 数小时

50. **不属于**固有免疫分子的是

    A. 防御素   B. 补体系统   C. 细胞因子   D. 溶菌酶   E. 抗毒素

51. 可直接作用于 G⁺ 菌细胞壁使之溶解破坏的物质是

    A. C 反应蛋白   B. 穿孔素   C. 溶菌酶

    D. 甘露糖结合凝集素   E. 乳铁蛋白

52. 即刻固有免疫应答发生于感染

    A. 0~4h 内   B. 4~48h 内   C. 4~96h 内   D. 96h 后   E. 120h 后

53. 早期诱导性固有免疫应答阶段发生于感染

    A. 0~4h 内   B. 4~48h 内   C. 4~96h 内   D. 96h 后   E. 120h 后

54. 适应性免疫应答启动阶段发生于感染

    A. 0~4h 内   B. 4~48h 内   C. 4~96h 内   D. 96h 后   E. 120h 后

55. **不属于**即刻固有免疫应答阶段发挥的作用的是

    A. 皮肤黏膜的屏障作用   B. 补体的旁路激活途径   C. DC 的抗原提呈作用

    D. 巨噬细胞分泌细胞因子   E. 中性粒细胞杀伤靶细胞

56. **不属于**参与早期固有免疫应答的免疫细胞的是

    A. 巨噬细胞   B. 中性粒细胞   C. NK 细胞   D. B2 细胞   E. NKT 细胞

57. 固有免疫细胞所**不具备**的免疫应答特点是

    A. 直接识别病原体某些共有配体分子

    B. 识别结合相应配体后，立即产生免疫应答

    C. 经克隆扩增和分化后，产生免疫效应

    D. 通常没有免疫记忆功能，不能引起再次应答

    E. 免疫应答维持时间较短

58. 固有免疫细胞的抗原识别和应答特点是

    A. 通过 PRR 识别结合病原体表达的 PAMP   B. 固有免疫细胞经克隆扩增后发挥作用

    C. 固有免疫应答维持时间较长   D. 可产生免疫记忆

    E. 可形成免疫耐受

[B 型题]

(1~5 题共用备选答案)

    A. 甘露糖受体   B. 清道夫受体   C. TLR2：TLR6 异二聚体

    D. TLR4 同源二聚体 /CD14   E. TLR5 同源二聚体

1. 可识别结合凋亡细胞表面磷脂酰丝氨酸的 PRR 是

2. 可识别结合 G⁺ 菌肽聚糖和脂磷壁酸的 PRR 是

3. 可识别结合病原体糖脂分子末端岩藻糖残基的 PRR 是

4. 可识别结合细菌脂多糖的 PRR 是

5. 可识别结合 G⁻ 菌鞭毛蛋白的 PRR 是

(6~8 题共用备选答案)

    A. G⁺ 菌肽聚糖　　　　　　B. G⁻ 菌鞭毛蛋白　　　　　　C. 病毒双股 RNA

    D. 病毒单股 RNA　　　　　　E. 病毒非甲基化 CpG DNA 基序

6. TLR3 同源二聚体识别的配体是

7. TLR7/TLR8 同源二聚体识别的配体是

8. TLR9 同源二聚体识别的配体是

(9~13 题共用备选答案)

    A. 朗格汉斯细胞　　　　　　B. 并指树突状细胞　　　　　　C. 间质树突状细胞

    D. 滤泡树突状细胞　　　　　　E. 浆细胞样树突状细胞

9. 单核细胞衍生的树突状细胞是

10. 胸腺和外周免疫器官的树突状细胞是

11. 器官结缔组织中的树突状细胞是

12. 非骨髓来源的树突状细胞是

13. 病毒刺激后可产生大量I型干扰素的树突状细胞是

(14~18 题共用备选答案)

    A. 自身组织细胞表面 HLA I类分子

    B. 抗原提呈细胞表面的 MHC 分子提呈的抗原肽

    C. 靶细胞表面 CD1 分子提呈的糖脂类抗原

    D. G⁻ 菌表面的脂多糖

    E. 自身凋亡细胞表面的磷脂酰丝氨酸

14. $\alpha\beta$T 细胞表面 TCR 可识别结合

15. NKT 细胞表面 TCR 可识别结合

16. NK 细胞表面 KIR/KLR 可识别结合

17. B1 细胞表面 BCR 可识别结合

18. 巨噬细胞通过表面清道夫受体可识别结合

(19~23 题共用备选答案)

    A. TLR2/4　　　　B. TLR7/9　　　　C. IL-8R　　　　D. MBL　　　　E. C3aR

19. 浆细胞样树突状细胞(pDC)胞质器室膜上表达的 TLR 是

20. 髓样树突状细胞(mDC)表面表达的 TLR 是

21. 分泌型 PRR 是

22. 中性粒细胞表面的趋化性受体是

23. 肥大细胞表面的过敏毒素受体是

(24~27 题共用备选答案)

    A. B 细胞　　　　　　B. 嗜碱性粒细胞　　　　　　C. $\gamma\delta$T 细胞

    D. NK 细胞　　　　　　E. 髓样树突状细胞

24. 可诱导初始 T 细胞活化的细胞是

25. 表面具有有限多样性抗原识别受体的细胞是

26. 可介导产生 ADCC 效应的细胞是

27. 参与Ⅰ型超敏反应的细胞是

(28~32 题共用备选答案)

A. 肥大细胞   B. NKT 细胞   C. 中性粒细胞

D. 巨噬细胞   E. 朗格汉斯细胞

28. 即刻固有免疫阶段,感染局部大量浸润的炎性细胞主要是

29. 单核细胞进入组织器官可分化为

30. 单核细胞进入表皮棘层可分化为

31. 可识别 CD1 提呈的脂类抗原的细胞是

32. 可被过敏毒素 C3a 激活并释放血管活性介质的细胞是

(33~36 题共用备选答案)

A. 约 48h   B. 12~24h   C. 2~3d   D. 1~2 周   E. 数月

33. 巨噬细胞在组织中存活时间为

34. 中性粒细胞存活时间为

35. 单核细胞在血液中停留时间为

36. B1 细胞接受抗原刺激到抗体产生的时间为

(37~39 题共用备选答案)

A. 0~4h   B. 4~72h   C. 4~96h   D. 72h 后   E. 96h 后

37. 即刻固有免疫应答阶段发生于感染

38. 早期诱导性固有免疫应答阶段发生于感染

39. 适应性免疫应答启动阶段发生于感染

(40~42 题共用备选答案)

A. 白三烯和前列腺素 D2   B. MIP-1α/β 和 MCP-1   C. TNF-α 和 PAF

D. IL-8 和 IL-6   E. IFN-γ

40. 活化巨噬细胞分泌的能使局部血管扩张、通透性增强的物质是

41. 活化巨噬细胞分泌的能使局部血管内单核细胞进入感染部位的物质是

42. 活化巨噬细胞分泌的能使内皮细胞和血小板活化引起凝血的物质是

【名词解释】

1. 固有免疫(innate immune)

2. 固有免疫应答(innate immune response)

3. 模式识别受体(pattern recognition receptor,PRR)

4. 病原相关模式分子(pathogen associated molecular pattern,PAMP)

5. 损伤相关模式分子(damage associated molecular pattern,DAMP)

6. 树突状细胞(dendritic cell,DC)

7. 髓样树突状细胞(myeloid dendritic cell,mDC)

8. 浆细胞样树突状细胞(plasmacytoid dendritic cell,pDC)

9. 滤泡树突状细胞(follicular dendritic cell,FDC)

10. 自然杀伤细胞(natural killer,NK)

11. 固有样淋巴细胞(innate-like lymphocyte,ILL)

12. NKT 细胞(NKT cell)

13. γδT 细胞(γδT cell)

14. B1 细胞(B1 cell)

【问答题】

1. 简述模式识别受体及其种类和识别的配体分子。

2. 简述巨噬细胞表面模式识别受体及其主要作用。

3. 简述巨噬细胞的主要生物学作用。

4. 简述树突状细胞的分类及主要的生物学作用。

5. 试述 NK 细胞对正常组织细胞和肿瘤细胞/病毒感染细胞的识别及其作用机制。

6. 试述固有样淋巴细胞识别抗原的特点和主要生物学作用。

7. 简述固有免疫应答的作用时相及主要过程。

8. 试比较固有免疫应答和适应性免疫应答的主要特点。

9. 简述固有免疫应答和适应性免疫应答的关系。

参 考 答 案

【单项选择题】

［A 型题］

1. E	2. E	3. D	4. D	5. A	6. B	7. C	8. C	9. E	10. A
11. E	12. D	13. B	14. E	15. A	16. B	17. C	18. D	19. B	20. B
21. C	22. C	23. C	24. D	25. A	26. A	27. D	28. D	29. A	30. A
31. E	32. A	33. E	34. C	35. C	36. F	37. E	38. D	39. E	40. B
41. D	42. A	43. C	44. C	45. D	46. B	47. C	48. B	49. D	50. E
51. C	52. A	53. C	54. D	55. C	56. D	57. C	58. A		

［B 型题］

1. B	2. C	3. A	4. D	5. E	6. C	7. D	8. E	9. A	10. B
11. C	12. D	13. E	14. B	15. C	16. A	17. D	18. E	19. B	20. A
21. D	22. C	23. E	24. E	25. C	26. D	27. B	28. C	29. D	30. E
31. B	32. A	33. E	34. C	35. B	36. A	37. A	38. C	39. E	40. A
41. B	42. C								

【名词解释】

1. 固有免疫（innate immune） 是生物体在长期种系进化过程中逐渐形成的一种天然免疫防御功能,与生俱来、可稳定遗传,对各种病原体等"非己"抗原性异物均可产生防御作用。固有免疫是机体抵御病原体感染的重要防线,固有免疫细胞和分子在适应性免疫应答启动、发生发展和效应阶段也发挥重要作用。

2. 固有免疫应答（innate immune response） 指机体固有免疫细胞和分子在外来入侵病原体和体内衰老/损伤或畸变细胞等抗原性异物刺激下迅速活化,有效吞噬杀伤、清除病原体和体内抗原性异物,产生非特异性免疫等保护作用的过程,又称非特异性免疫应答（nonspecific immune response）。

3. 模式识别受体（pattern recognition receptor, PRR） 指广泛存在于固有免疫细胞表面、胞内器室膜上和血液中的一类能够直接识别外来病原体及其产物或体内衰老损伤和凋亡/坏死组织细胞及其产物中某些共有特定模式分子的受体。

4. 病原相关模式分子（pathogen associated molecular pattern, PAMP） 是模式识别受体（PRR）所识别结合的配体分子,包括某些病原体或其产物所共有的高度保守且对病原体生存和致病性不可或缺的某些特定分子结构。如 G^- 菌的 LPS 和鞭毛蛋白,G^+ 菌的磷壁酸（LTA）和肽聚糖（PGN）,病原体表面的甘露糖、岩藻糖或酵母多糖,病毒双股 RNA(dsRNA)和单股 RNA(ssRNA),细菌和病毒非甲基化 CpG DNA 基序等。

5. 损伤相关模式分子(damage associated molecular pattern,DAMP) 是体内受损或坏死组织细胞及某些活化免疫细胞产生的,可被固有免疫细胞相关模式识别受体识别引起免疫应答的内源性危险分子。其主要包括 IL-1、热休克蛋白、高迁移率组蛋白 B1、硫酸肝素和尿酸等。

6. 树突状细胞(dendritic cell,DC) 主要由骨髓中髓样前体细胞和淋巴样前体细胞衍生而成,因其成熟时表面具有许多树状突起而得名。根据来源、表型和功能差异可将 DC 分为髓样 DC 和浆细胞样 DC,以及来源于间充质祖细胞的滤泡 DC。DC 是专职抗原提呈细胞,其主要功能是摄取、加工和提呈抗原,同时具有免疫调节作用。

7. 髓样树突状细胞(myeloid dendritic cell,mDC) 是由骨髓中髓样前体细胞衍生而成的树突状细胞,又称经典树突状细胞。mDC 表达多种模式识别受体、调理性受体和趋化性受体等,其主要生物学作用是摄取、加工提呈抗原,激活初始 T 细胞,启动适应性免疫应答,同时具有免疫调节作用。

8. 浆细胞样树突状细胞(plasmacytoid dendritic cell,pDC) 由骨髓淋巴样前体细胞衍生而成的一类在静息状态下形态与浆细胞类似、分化成熟后在其表面出现树状突起的 DC。其摄取加工和提呈抗原能力低下,但其胞质体内膜上高表达 TLR7 和 TLR9,可接受病毒刺激而合成分泌大量I型干扰素,发挥抗病毒免疫作用。

9. 滤泡树突状细胞(follicular dendritic cell,FDC) 起源于间充质祖细胞并主要定居于外周免疫器官初级淋巴滤泡内的 DC。FDC 没有抗原加工提呈作用,可高表达 Toll 样受体、IgGFc 受体和补体 C3b/C3d 受体有效识别捕获细菌裂解产物、免疫复合物,在 Tfh 细胞协同作用下介导产生适应性体液免疫应答,并参与和维持 B 细胞的免疫记忆。

10. 自然杀伤细胞(natural killer,NK) 来源于骨髓淋巴样干细胞,主要分布于骨髓、血液、淋巴结、脾、外周淋巴组织及肝和肺。NK 细胞相对特征性表面标志为 TCR⁻、BCR⁻(mIgM⁻)、CD56⁺、CD16⁺,是一类无须抗原预先致敏即可直接识别杀伤某些病毒感染或肿瘤等靶细胞并具有免疫调节作用的大颗粒淋巴细胞。

11. 固有样淋巴细胞(innate-like lymphocyte,ILL) 是一类兼备适应性免疫细胞和固有免疫细胞某些特征的淋巴细胞,主要包括 NKT 细胞,γδT 细胞和 B1 细胞。此类淋巴细胞存在于机体某些特定部位,通过有限多样性抗原识别受体直接识别结合某些肿瘤或病原体感染靶细胞表面所共有的特定抗原表位、并迅速活化产生免疫效应。

12. NKT 细胞(NKT cell) 指能够组成性表达 TCR-CD3 复合受体分子和 CD56 的固有样淋巴细胞。其表面 TCR 为有限多样性抗原识别受体;可识别某些靶细胞表面 CD1 分子提呈的脂类 / 糖脂类抗原且不受 MHC 限制。NKT 细胞可通过分泌穿孔素、颗粒酶或表达 FasL 等细胞毒性物质杀伤某些肿瘤和病毒感染的靶细胞;也可通过分泌 IL-4 或 IFN-γ 等细胞因子发挥免疫调节作用。

13. γδT 细胞(γδT cell) 指能够组成性表达 TCRγδ-CD3 复合受体分子的固有样淋巴细胞。该细胞主要分布于黏膜和皮下组织中,其表面 TCR 为有限多样性抗原识别受体;可直接识别某些异常表达的多肽抗原,或感染细胞表面 CD1 分子提呈的糖脂或磷脂类抗原。γδT 细胞具有抗感染和抗肿瘤作用,也可通过分泌 IL-17 和 IFN-γ 等细胞因子介导炎症反应或发挥免疫调节作用。

14. B1 细胞(B1 cell) 是个体发育过程中出现较早的具有自我更新能力的 CD5⁺、mIgM⁺B 细胞;其发生和分化与胚肝密切相关,也可由成人骨髓产生。B1 细胞主要分布于胸 / 腹膜腔和肠壁固有层淋巴组织中,其抗原受体缺乏多样性,可直接识别某些多糖抗原和变性 Ig/ssDNA 等自身抗原;并在 48h 内产生以 IgM 为主的泛特异性抗体,在机体早期抗感染免疫和维持自身免疫稳定过程中发挥重要作用。

【问答题】

1. 简述模式识别受体及其种类和识别的配体分子。

模式识别受体(PRR)指广泛存在于固有免疫细胞表面、胞内器室膜上和血液中的一类能够直接识别外来病原体及其产物或体内衰老损伤和凋亡 / 坏死组织细胞及其产物中某些共有特定模式分子的受体。固有免疫细胞膜表面和胞内器室膜上的模式识别受体称为膜型模式识别受体,包括甘露糖受体、清道夫受体和Toll样受体;血清中的分泌型模式识别受体主要包括C反应蛋白和甘露糖结合凝集素等。

PRR识别结合的配体分子包括病原相关模式分子(PAMP)和损伤相关模式分子(DAMP)。PAMP是某些病原体或其产物所共有的高度保守且对病原体生存和致病性不可或缺的某些特定分子结构。PAMP种类有限,主要包括G^-菌脂多糖和鞭毛蛋白、G^+菌肽聚糖和脂磷壁酸、病原体表面的甘露糖、岩藻糖或酵母多糖、病毒dsRNA和ssRNA、细菌和病毒非甲基化CpG DNA基序等。此类模式分子广泛分布于病原体或其产物中,而不存在于人体内,故可被体内免疫细胞视为"非己"外源性危险分子而将其从体内清除。DAMP是体内受损或坏死组织细胞及某些活化免疫细胞产生的,可被固有免疫细胞相关模式识别受体识别引起免疫应答的内源性危险分子。DAMP主要包括IL-1β、热休克蛋白、高迁移率组蛋白B1、硫酸肝素和尿酸等。

2. 简述巨噬细胞表面模式识别受体及其主要作用。

巨噬细胞表面的模式识别受体主要包括甘露糖受体、清道夫受体和Toll样受体,作用简述如下:①甘露糖受体能与广泛表达于分枝杆菌、克雷伯菌、卡氏肺孢菌、酵母菌等病原体细胞壁糖蛋白和糖脂分子末端的甘露糖和岩藻糖残基结合,介导巨噬细胞对上述病原体产生吞噬作用。②清道夫受体可通过对G^-菌脂多糖、G^+菌脂磷壁酸、衰老损伤细胞表面乙酰化低密度脂蛋白和凋亡细胞的重要标志——磷脂酰丝氨酸的识别,有效吞噬杀伤、清除细菌和体内衰老损伤或凋亡的细胞。③Toll样受体家族成员TLR2∶TLR6异二聚体和TLR1∶TLR2异二聚体主要识别G^+菌肽聚糖/脂磷壁酸,某些细菌和支原体的脂蛋白/脂肽和酵母菌多糖;TLR4与CD14分子协同作用主要识别G^-菌脂多糖。

3. 简述巨噬细胞的主要生物学作用。

巨噬细胞具有吞噬杀菌、参与炎症反应、加工提呈抗原、参与和调节适应性免疫应答等多种功能。

(1)杀伤清除病原体:巨噬细胞可通过氧依赖性杀菌系统和氧非依赖杀菌系统两种途径杀伤破坏摄取的病原体。杀伤破坏的病原体在吞噬溶酶体内蛋白酶、核酸酶、脂酶和磷酸酶等多种水解酶作用下,可进一步消化降解。

(2)杀伤胞内寄生菌和肿瘤等靶细胞:巨噬细胞接受Th细胞反馈刺激和被LPS或IFN-γ、GM-CSF等细胞因子激活后,可有效杀伤胞内寄生菌和某些肿瘤细胞;也可通过ADCC定向杀伤肿瘤和病毒感染的靶细胞。

(3)参与炎症反应:感染部位产生的MCP-1、GM-CSF和IFN-γ等细胞因子可募集和活化巨噬细胞;活化巨噬细胞又可通过分泌MIP-1α/β、MCP-1、IL-8等趋化因子及IL-1等促炎细胞因子或其他炎性介质参与和促进炎症反应。

(4)加工提呈抗原启动适应性免疫应答:巨噬细胞作为专职抗原提呈细胞(APC),可将摄入的外源性抗原加工处理为具有免疫原性的抗原肽,并以抗原肽-MHCⅡ类分子复合物的形式表达于细胞表面,供抗原特异性$CD4^+T$细胞识别引发适应性免疫应答。

(5)免疫调节作用:活化巨噬细胞可分泌多种细胞因子发挥免疫调节作用。如IFN-γ可上调抗原提呈细胞(APC)表达MHC分子,增强抗原提呈能力;IL-12、IL-18可促进T细胞增殖分化和增强NK细胞的杀伤活性;IL-10可抑制巨噬细胞活化和NK细胞的杀伤活性;IL-10可下调APC表达MHC分子和共刺激分子,对适应性免疫应答产生抑制作用。

4. 简述树突状细胞的分类及主要的生物学作用。

根据来源、表型及功能差异可将树突状细胞(DC)大致分为三类:髓样树突状细胞(mDC)、浆细胞样树突状细胞(pDC)和滤泡树突状细胞(FDC)。

髓样DC广泛分布于血液和全身组织器官、是高表达CD11c和CD11b的经典DC。mDC为专职APC,可组成性表达模式识别受体、调理性受体、趋化性受体、MHCⅡ类分子和B7等共刺激分子,故能有效摄取加工提呈抗原、激活初始T细胞启动适应性免疫应答;亦可通过分泌IL-4或IL-12为主的细胞因子发挥免疫调节作用。

浆细胞样DC主要分布于血液和外周免疫器官,是低表达CD11c、不表达CD11b的淋巴样DC。pDC表面低表达 Toll 样受体(TLR),调理性受体、MHC Ⅱ类分子和 B7 等共刺激分子,故其摄取加工提呈抗原能力微弱,不能有效激活初始 T 细胞启动适应性免疫应答。pDC 胞质体内膜上高表达 TLR7 和 TLR9,可接受病毒 ssRNA 或 CpGDNA 刺激产生大量I型干扰素发挥抗病毒免疫作用。

滤泡 DC 主要分布于外周免疫器官淋巴滤泡内,是高表达 Toll 样受体(TLR2、4)、黏附分子和调理性受体,但不表达 MHC Ⅱ类分子和 B7 等共刺激分子的 DC。FDC 没有抗原加工提呈作用,但能有效捕获细菌裂解产物等可溶性抗原或抗原 - 抗体复合物并将其滞留在细胞表面,供 B 细胞识别介导产生适应性体液应答。

5. 试述 NK 细胞对正常组织细胞和肿瘤细胞 / 病毒感染细胞的识别及其作用机制。

活化性杀伤细胞受体和抑制性杀伤细胞受体通常共表达于 NK 细胞表面,两者均可识别结合表达于自身组织细胞表面的 MHC I类分子。在生理条件即自身组织细胞表面 MHC I类分子正常表达情况下,NK 细胞表面抑制性杀伤细胞受体的作用占主导地位,因此 NK 细胞不能杀伤自身组织细胞。在病毒感染或细胞癌变时,可因上述靶细胞表面 MHC I类分子表达缺失或下调,导致 NK 细胞表面活化 / 抑制性杀伤细胞受体不能正常发挥作用而使 NK 细胞对上述靶细胞的抑制作用解除;同时可诱导上述靶细胞异常或上调表达某些可被 NK 细胞表面 NKG2D 或 NCR 识别的非 MHC I类分子配体,而使 NK 细胞对上述靶细胞产生杀伤作用。活化 NK 细胞可通过释放穿孔素、颗粒酶、TNF-α 和高表达 FasL 等作用方式,杀伤破坏肿瘤或病毒感染等靶细胞。

6. 试述固有样淋巴细胞识别抗原的特点和主要生物学作用。

固有样淋巴细胞是一类兼备适应性免疫细胞和固有免疫细胞某些特征的淋巴细胞,包括自然杀伤 T 细胞,γδT 细胞和 B1 细胞。此类淋巴细胞表面抗原受体(TCR/BCR)仅由少数共有胚系基因片段重排后编码产生,为有限多样性抗原识别受体。

NKT 细胞可通过表面 TCR 直接识别结合某些病原体感染和肿瘤靶细胞表面 CD1 分子提呈的磷脂和糖脂类抗原,并迅速活化产生免疫效应;也可被 IL-12 或 IFN-γ 等细胞因子激活迅速产生免疫效应。活化 NKT 细胞介导产生的免疫效应主要包括:①通过分泌穿孔素、颗粒酶或表达 FasL 使病毒感染和肿瘤等靶细胞裂解破坏或发生凋亡。②通过分泌 IL-4 或 IFN-γ 等不同类型的细胞因子诱导初始 T 细胞向 Th2 或 Th1 细胞分化,参与适应性体液或细胞免疫应答。

γδT 细胞是一类表面抗原识别受体(TCR)由 γ 和 δ 两条肽链组成的固有样淋巴细胞。该细胞不识别 MHC 分子提呈的抗原肽,可直接识别:①某些肿瘤细胞表面的 MICA/B 分子。②某些病毒蛋白或感染细胞表面的病毒蛋白。③感染细胞表达的热休克蛋白。④感染细胞表面 CD1 分子提呈的糖脂或磷脂类抗原等。γδT 细胞活化后可通过释放穿孔素、颗粒酶、TNF-β 和表达 FasL 等方式杀伤病毒感染细胞和肿瘤靶细胞;还可分泌 IL-17、IFN-γ 和 TNF-α 等细胞因子介导炎症反应或参与免疫调节。

B1 细胞表面 BCR 缺乏多样性,可直接识别结合某些病原体或变性自身成分所共有的抗原表位分子而迅速活化产生应答。B1 细胞识别的抗原主要包括:①某些细菌表面共有的多糖类 TI 抗原,如细菌脂多糖、细菌荚膜多糖和葡聚糖等。②某些变性的自身抗原,如变性 Ig 和变性单股 DNA 等。B1 细胞接受细菌多糖或变性自身抗原刺激后,48h 内即可产生以 IgM 为主的低亲和力抗体,这对机体早期抗感染免疫和清除变性自身抗原具有重要作用。

7. 简述固有免疫应答的作用时相及主要过程。

固有免疫应答根据作用时间和参与过程可人为划分为 3 个阶段,即刻固有免疫应答阶段、早期诱导性固有免疫应答阶段和适应性免疫应答启动阶段。

(1) 即刻固有免疫应答阶段发生于感染 0~4h。主要包括以下过程:①皮肤黏膜及其附属成分对病原体入侵的屏障作用。②感染局部组织中的巨噬细胞和渗出中性粒细胞对病原体的吞噬杀伤作用。③补体系统激活对感染部位病原体的杀伤作用。

(2) 早期诱导性固有免疫应答阶段发生于感染后 4~96h。主要包括以下过程:①单核巨噬细胞聚集在病原体感染部位,活化后释放大量趋化因子、促炎细胞因子和其他炎性介质引发局部炎症反应。②该阶段也是 NK 细胞、NKT 细胞、γδT 细胞和 B1 细胞活化发挥免疫效应,产生非特异性抗感染、抗肿瘤免疫保护作用的阶段。③内部屏障(血 - 脑屏障和血 - 胎盘屏障)的保护作用。

(3) 适应性免疫应答启动阶段发生于感染或"非己"抗原刺激 96h 后,主要包括以下过程:①未成熟 DC 摄取病原体等抗原性异物后通过血液或淋巴循环进入外周免疫器官发育分化成熟。②此种成熟 DC 高表达 MHC Ⅱ / Ⅰ类分子,将抗原性异物加工处理后形成的小分子多肽,以抗原肽 -MHC 分子复合物的形式表达在细胞表面。③成熟 DC 高表达 B7 和 ICAM-1 等共刺激分子,为其激活抗原特异性初始 T 细胞,启动适应性免疫应答做好了物质准备。

8. 试比较固有免疫应答和适应性免疫应答的主要特点(习题表 9-1)。

习题表 9-1　固有免疫应答和适应性免疫应答的主要特点

	固有免疫应答	适应性免疫应答
参与细胞	皮肤黏膜上皮细胞、单核巨噬细胞、DC、NK 细胞、NK T 细胞、γδT 细胞、B1 细胞	αβT 细胞、B2 细胞
效应分子	补体、细胞因子、抗菌蛋白、酶类物质、穿孔素、颗粒酶、FasL	特异性抗体、细胞因子、穿孔素、颗粒酶、FasL
作用时相	即刻 ~96h	96h 后
识别受体	模式识别受体(胚系基因直接编码)和有限多样性抗原识别受体,较少多样性	特异性抗原识别受体,胚系基因重排后产生,具有高度多样性
识别特点	直接识别 PAMP/DAMP 及靶细胞表面某些特定表位分子或 CD1 提呈的脂类 / 糖脂类抗原,具有泛特异性	识别 APC 表面 MHC 分子提呈的抗原肽或 FDC 表面捕获的抗原分子,具有高度特异性
作用特点	募集活化后迅速产生免疫效应,没有免疫记忆功能,不能发生再次应答	经克隆选择和扩增分化为效应细胞后发挥免疫作用,具有免疫记忆功能,可发生再次应答
维持时间	较短	较长

9. 简述固有免疫应答和适应性免疫应答的关系。

固有免疫应答与适应性免疫应答相互依存,密切配合完成机体的免疫功能,固有免疫应答参与适应性免疫应答的全过程。

(1) 启动适应性免疫应答:髓样 DC 是体内诱导初始 T 细胞活化能力最强的专职抗原提呈细胞(APC),也是机体适应性免疫应答的始动者。它们可有效激活初始 T 细胞,使之增殖分化为 CD4⁺Th1、Th2、Th17、Tfh 细胞和 CD8⁺CTL,启动和参与 CD4⁺T 细胞或 CD8⁺T 细胞介导的适应性免疫应答。巨噬细胞和 B 细胞作为专职 APC 与髓样 DC 不同,它们只能向抗原作用过的 T 细胞或记忆 T 细胞提呈抗原,使其活化引发适应性免疫应答。其中巨噬细胞可有效激活 CD4⁺Th1、Th17 细胞和相关 CD4⁺ 记忆 T 细胞,引发适应性细胞免疫应答。B 细胞作为专职 APC 将滤泡 DC 表面滞留或脱落的可溶性抗原或抗原 -C3d 复合物摄取加工提呈后,可有效激活 CD4⁺Th2、Tfh 细胞和相关记忆 T 细胞,引发适应性体液免疫应答。

(2) 调节适应性免疫应答的类型和强度:固有免疫细胞可通过对不同病原体的识别产生不同类型的细胞因子,影响初始 T 细胞的分化和适应性免疫应答的类型。①髓样 DC 和巨噬细胞在胞内病原体感染或肿瘤微环境中,可通过分泌 IL-12 等细胞因子诱导初始 T 细胞向 CD4⁺Th1 细胞或 CD8⁺CTL 分化,启动和参与适应性细胞免疫应答。②髓样 DC、NKT 细胞和肥大细胞在某些病原体(蠕虫)感染或蛋白质抗原刺激下,可通过分泌 IL-4 等细胞因子诱导初始 T 细胞向 Th2 细胞分化,启动和参与适应性体液免疫应答。③活化 NK/NKT/γδT 细胞可通过合成分泌 IFN-γ 等细胞因子,促进 APC 表达 MHC 分子和抗原提呈而使机体适应性免疫应答能力增强。

(3) 协助效应 T 细胞进入感染或肿瘤发生部位:T 细胞在外周免疫器官增殖分化为效应 T 细胞后,可因表面黏附分子和趋化性受体发生改变而为其离开外周免疫器官和进入感染 / 肿瘤发生部位提供了必要条件。感染 / 肿瘤发生部位固有免疫细胞和补体活化产生的趋化因子、促炎细胞因子等炎性介质,可使局部血管内皮细胞活化表达多种黏附分子及膜型或分泌型趋化因子,并与效应 T 细胞表面相应黏附分子和趋化因子受体结合,从而介导效应 T 细胞与局部血管内皮细胞黏附、继而进入感染或肿瘤发生部位。

(4) 协同效应 T 细胞和抗体发挥免疫效应:效应 T 细胞在与胞内病原体感染的巨噬细胞相互作用时,可产生以 IFN-γ 等为主的细胞因子和表达 CD40L;同时诱导巨噬细胞表达 IFN-γR 和高表达 CD40 分子,并通过上述 IFN-γR 和 CD40 与效应 T 细胞分泌的 IFN-γ 和表面 CD40L 结合而被活化,使其杀伤能力显著增强,从而导致胞内病原体被彻底清除。抗体本身没有杀菌和清除病原体的作用,只有在吞噬细胞、NK 细胞和补体等固有免疫细胞和分子参与下,通过调理吞噬、ADCC 和补体激活介导的溶菌效应等,才能有效杀伤和 / 或清除病原体等抗原性异物。

(王　炜)

第十章　参与适应性免疫的淋巴细胞

【单项选择题】

[A 型题]

1. T 细胞表面识别结合 MHC Ⅱ类分子的受体是

    A. CD3　　　　B. CD2　　　　C. TCR　　　　D. CD4　　　　E. CD8

2. T 细胞表面识别结合 MHC Ⅰ类分子的受体是

    A. CD3　　　　B. CD2　　　　C. TCR　　　　D. CD4　　　　E. CD8

3. $CD4^+T$ 细胞的表型是

    A. $TCR\alpha\beta^+CD2^+CD3^+CD4^+CD8^-$　　　　　　B. $TCR\alpha\beta^+CD2^-CD3^-CD4^+CD8^-$

    C. $TCR\gamma\delta^+CD2^+CD3^+CD4^+CD8^-$　　　　　　D. $TCR\gamma\delta^+CD2^-CD3^-CD4^+CD8^-$

    E. $TCR\gamma\delta^+CD2^-CD3^-CD4^+CD8^-$

4. $CD8^+T$ 细胞的表型是

    A. $CD2^-CD3^-CD4^-CD8^+$　　　　　　　　　B. $CD2^-CD3^+CD4^-CD8^+$

    C. $CD2^+CD3^-CD4^-CD8^+$　　　　　　　　　D. $CD2^+CD3^+CD4^-CD8^+$

    E. $CD2^+CD3^+CD4^+CD8^+$

5. T 细胞表面识别结合特异性抗原的受体是

    A. CD3　　　　B. TCR　　　　C. CD2　　　　D. CD4　　　　E. CD8

6. T 细胞可与 SRBC 结合形成 E 花环的原因是 T 细胞表面具有

    A. CD28　　　B. CD8　　　　C. CD3　　　　D. CD2　　　　E. CD4

7. T 细胞表面的特征性标志是

    A. CD3　　　　B. TCR　　　　C. CD4　　　　D. CD8　　　　E. CD28

8. Th 细胞表面的特征性标志是

    A. CD2　　　　B. CD3　　　　C. CD4　　　　D. CD8　　　　E. CD28

9. 具有鉴别意义的 T 细胞表面标志是

    A. FcγR　　　　B. PWM 受体　　　C. PHA 受体　　　D. C3b 受体　　　E. CKR

10. 记忆性 T 细胞(Tm)可特征性表达

    A. CD44　　　B. CD45RA　　　C. CD45RO　　　D. CD40　　　E. CD56

11. 成熟 T 细胞表面**不表达**的分子是

    A. TCR　　　　B. CD2　　　　C. CD3　　　　D. CD35　　　　E. CD4

12. 成熟 B 细胞表面**不表达**的分子是
    A. MHC Ⅱ类分子　　　　　B. MHC Ⅰ类分子　　　　　C. CD35
    D. CD21　　　　　E. CD2

13. 在 T 细胞活化过程中,最主要的共刺激分子是
    A. CD4　　　　B. CD8　　　　C. CD28　　　　D. CD2　　　　E. CD152

14. 在 B 细胞活化过程中,最主要的共刺激分子是
    A. CD19　　　　B. CD20　　　　C. CD35　　　　D. CD40　　　　E. CD80

15. Th1 细胞分泌的具有抑制 Th2 细胞功能的细胞因子是
    A. IL-10　　　　B. IL-5　　　　C. IFN-γ　　　　D. TNF-β　　　　E. IL-4

16. Th2 细胞分泌的能够抑制 Th1 细胞功能的细胞因子是
    A. IL-10、IL-4　　　B. IL-2、TNF-β　　　C. IL-5、IL-6　　　D. IL-3、IL-8　　　E. IFN-γ

17. 可作为 T 细胞活化标志分子的是
    A. CD2　　　　　B. CD4　　　　　C. CD8
    D. MHC Ⅰ类分子　　　　　E. MHC Ⅱ类分子

18. B 细胞表面的 BCR 辅助受体是
    A. CD19　　　　　B. CD21　　　　　C. Igα/Igβ 异二聚体
    D. CD80/CD86（B7-1/2）　　　E. CD19-CD21-CD81 复合体

19. 合成和分泌抗体的细胞是
    A. B 细胞　　　　B. 浆细胞　　　　C. 单核细胞　　　　D. Th 细胞　　　　E. CTL

20. B 细胞表面能与 T 细胞表面 CD28 分子结合的分子是
    A. CD40　　　　B. B7-1/2　　　　C. LFA-1　　　　D. LFA-2　　　　E. ICAM-1

21. B 细胞作为专职 APC 其表面最重要的共刺激分子是
    A. CD40L　　　　B. CD19　　　　C. CD40　　　　D. CD21　　　　E. CD80/CD86

22. 人 T 细胞表面与 HIV 壳膜蛋白 gp120 结合的受体是
    A. CD2　　　　B. CD4　　　　C. CD8　　　　D. CD31　　　　E. CD28

23. T 细胞在胸腺经历阳性选择,使其获得
    A. 中枢耐受　　　B. MHC 限制性　　　C. TCR 表达　　　D. CD4 表达　　　E. CD8 表达

24. T 细胞在胸腺经历阴性选择,使其获得
    A. 中枢耐受　　　B. MHC 限制性　　　C. TCR 表达　　　D. CD4 表达　　　E. CD8 表达

25. B 细胞表面的 EB 病毒受体是
    A. CD5　　　　B. CD19　　　　C. CD22　　　　D. CD21　　　　E. CD35

26. 人类 B 细胞**不具有**的受体是
    A. 补体受体　　　B. 抗原受体　　　C. IgGFc 受体　　　D. SRBC 受体　　　E. EB 病毒受体

27. 人类 T 细胞**不具有**的受体是
    A. EB 病毒受体　　　　B. 抗原受体　　　　C. SRBC 受体
    D. 植物血凝素受体　　　E. 刀豆蛋白 A 受体

28. **不属于** B 细胞功能的是
    A. 产生抗体　　　　B. 辅助细胞免疫　　　　C. 提呈抗原
    D. 分泌细胞因子　　　E. 调节免疫应答

29. CD4⁺T 细胞活化的第二信号是
    A. IL-1 受体的表达　　　　　B. IL-2 的作用
    C. IL-5 的作用　　　　　D. TCR 识别抗原肽 -MHC Ⅱ类分子复合物
    E. CD4⁺T 细胞与 APC 表面黏附分子间的相互作用

30. 关于免疫细胞和膜分子,**错误**的组合是
    A. 辅助性 T 细胞 -CD4 分子阳性　　　　　　B. 单核 / 巨噬细胞 -MHC Ⅱ 类分子阳性
    C. 细胞毒性 T 细胞 -CD8 分子阳性　　　　　D. NK 细胞 -CD4 分子阳性
    E. 人红细胞 -MHC Ⅰ 类分子阴性

31. 鉴别 T 细胞与 B 细胞的依据是
    A. 形态不同　　　　　B. 大小不同　　　　　C. 细胞核的差异
    D. 胞质内颗粒的差异　　　E. 膜表面标志的差异

32. TCR 识别抗原的信号传递是通过
    A. CD2　　　　B. CD3　　　　C. CD4　　　　D. CD8　　　　E. Igα/Igβ

33. CD2 分子的配体是
    A. LFA-1　　　B. LFA-2　　　C. LFA-3　　　D. VLA-1　　　E. VLA-2

34. 可刺激 T 细胞活化的有丝分裂原是
    A. PHA　　　　B. LPS　　　　C. SPA　　　　D. SBA　　　　E. 以上都不是

35. 自然调节性 T 细胞(nTreg)的特征性膜分子和胞质转录因子是
    A. CD4$^+$CD25$^+$CTLA4$^-$/FoxP3$^+$　　B. CD4$^+$CD25$^+$CTLA4$^+$/FoxP3$^+$　　C. CD4$^+$CD25$^+$/FoxP3$^-$
    D. CD4$^+$CD25$^-$/FoxP3$^-$　　E. CD4$^+$CD25$^-$/FoxP3$^+$

36. 关于 TCR 特征的叙述**错误**的是
    A. 与 CD3 形成 TCR-CD3 复合物　　　　　B. 识别的表位是构象表位
    C. 不能与游离的抗原结合　　　　　　　　D. 由异源二聚体组成
    E. 只能识别抗原肽 -MHC 分子复合物

37. CD8 分子与 MHC Ⅰ 类分子结合的区域是
    A. α1 功能区　　B. β1 功能区　　C. α2 功能区　　D. β2 功能区　　E. α3 功能区

38. CD4 分子与 MHC Ⅱ 类分子结合的区域是
    A. α1 功能区　　B. β1 功能区　　C. α2 功能区　　D. β2 功能区　　E. α3 功能区

39. 识别内源性抗原肽,受自身 MHC Ⅰ 类分子限制的 CD 分子是
    A. CD3　　　　B. CD4　　　　C. CD28　　　　D. CD8　　　　E. CD152

40. 识别外源性抗原肽,受自身 MHC Ⅱ 类分子限制的 CD 分子是
    A. CD3　　　　B. CD4　　　　C. CD28　　　　D. CD8　　　　E. CD152

[B 型题]

(1~2 题共用备选答案)
    A. CD4　　　　B. CD8　　　　C. CD2　　　　D. TCRγδ　　　E. TCRαβ

1. 外周血 T 细胞主要表达的抗原受体类型是

2. 双阳性细胞在阳性选择过程中若与 MHC Ⅱ 类分子结合,其膜表面表达消失的分子是

(3~5 题共用备选答案)
    A. TCR　　　　B. BCR　　　　C. KAR　　　　D. KIR　　　　E. CKR

3. 与 Igα/Igβ 形成复合物,识别抗原的是

4. 与 CD3 形成复合物,识别抗原的是

5. T 细胞和 B 细胞膜表面都具有的受体是

(6~10 题共用备选答案)
    A. CD28　　　　B. CD40　　　　C. CD40L　　　　D. CTLA-4　　　E. CD2

6. T 细胞活化的主要共刺激分子是

7. 活化 T 细胞表达的与 T 细胞抑制有关的分子是

8. 活化 T 细胞表达与 B 细胞活化有关的分子是

9. B 细胞表面组成性表达的共刺激分子是

10. CD58 的配体是

(11~15 题共用备选答案)

    A. CD21   B. CD35   C. CD16   D. CD80/CD86   E. CD32

11. IgG Fc 受体,与 ADCC 相关的是

12. IgG Fc 受体,与 B 细胞抑制相关的是

13. 补体 C3d 的受体,与 B 细胞识别抗原相关的是

14. 补体 C3b 的受体,与补体的调理作用相关的是

15. 属于 APC 表面存在的共刺激分子的是

(16~20 题共用备选答案)

    A. LFA-1   B. SPA   C. PHA   D. CCR   E. CDR

16. T 细胞的有丝分裂原

17. B 细胞的有丝分裂原

18. 趋化因子的受体

19. Ig 的超变区

20. ICAM-1 配体

(21~23 题共用备选答案)

    A. KIR   B. KAR   C. TCR   D. MBL   E. CEA

21. 可传递抑制信号的分子是

22. 可结合抗原的分子是

23. 可激活补体的分子是

(24~26 题共用备选答案)

    A. CD3   B. CD19   C. KIR

    D. MHC Ⅱ类分子   E. IL-2

24. T 细胞的表面分子

25. 树突状细胞的表面分子

26. NK 细胞的表面分子

(27~29 题共用备选答案)

    A. CTL   B. Treg 细胞   C. Th 细胞

    D. NK 细胞   E. 嗜酸性粒细胞

27. 具有 CD8 分子表面标志的细胞是

28. 对细胞免疫和体液免疫均起辅助作用的细胞是

29. 对多种类型免疫细胞具有抑制作用的细胞是

【名词解释】

1. 阳性选择(positive selection)

2. 阴性选择(negative selection)

3. 初始 T 细胞(naive T cell,Tn)

4. T 细胞受体(T cell receptor,TCR)

5. B 细胞受体(B cell receptor,BCR)

【问答题】

1. 简述 TCR-CD3 复合体的结构和功能。

2. 简述 BCR 复合体的组成和功能。

3. 简述 T 细胞发育的阳性选择及其结果。

4. 简述 T 细胞发育的阴性选择及其结果。

5. 简述 T 细胞亚群及其功能。

6. 列表比较 B1 细胞和 B2 细胞的主要生物学特性和功能特征。

参 考 答 案

【单项选择题】

[A 型题]

1. D	2. E	3. A	4. D	5. B	6. D	7. B	8. C	9. C	10. C
11. D	12. E	13. C	14. D	15. C	16. A	17. E	18. E	19. B	20. B
21. E	22. B	23. B	24. A	25. D	26. D	27. A	28. B	29. E	30. D
31. E	32. B	33. C	34. A	35. B	36. B	37. E	38. D	39. D	40. B

[B 型题]

1. E	2. B	3. B	4. A	5. E	6. A	7. D	8. C	9. B	10. E
11. C	12. E	13. A	14. B	15. D	16. C	17. B	18. D	19. E	20. A
21. A	22. C	23. D	24. D	25. D	26. C	27. A	28. C	29. B	

【名词解释】

1. 阳性选择（positive selection）　在胸腺皮质区,CD4$^+$ 或 CD8$^+$ 双阳性未成熟 T 细胞（DP 细胞）与胸腺上皮细胞表面 MHC Ⅱ / Ⅰ类分子或自身抗原肽 -MHC Ⅱ / Ⅰ类分子低亲和力结合（弱识别）,发育分化为高表达 TCR-CD3 复合受体分子的 CD4$^+$ 或 CD8$^+$ 单阳性未成熟 T 细胞;而以高亲和力（强识别）结合或未能与胸腺上皮细胞表面 MHC Ⅱ / Ⅰ类分子或其表面自身抗原肽 -MHC Ⅱ / Ⅰ类分子复合物结合的 DP 细胞则发生凋亡,此即 T 细胞的阳性选择。

2. 阴性选择（negative selection）　在胸腺皮 - 髓质交界处,单阳性未成熟 T 细胞与胸腺树突状细胞表面相应自身抗原肽 -MHC Ⅱ / Ⅰ类分子复合物高亲和力结合（强识别）后可发生凋亡;低亲和力或未能与树突状细胞表面自身抗原肽 -MHC Ⅱ / Ⅰ类分子复合物结合的单阳性未成熟 T 细胞则得以存活,并进一步分化发育为具有免疫活性的成熟 T 细胞,此即 T 细胞的阴性选择。

3. 初始 T 细胞（naive T cell,Tn）　指从未接受过抗原刺激的成熟 T 细胞,此类 T 细胞进入外周免疫器官和组织后,可接受抗原刺激产生免疫应答。

4. T 细胞受体（T cell receptor,TCR）　是 T 细胞表面特异性识别抗原的受体,也是所有 T 细胞的特征性表面标志。执行适应性免疫应答的 T 细胞,其表面 TCR 是由 α 和 β 两条糖肽链借链间二硫键连接组成的 TCRαβ 异二聚体。执行固有免疫应答的 T 细胞,其表面 TCR 是由 γ 和 δ 两条糖肽链借链间二硫键连接组成 TCRγδ 异二聚体。

5. B 细胞受体（B cell receptor,BCR）　是 B 细胞表面特异性识别抗原的受体,也是所有 B 细胞的特征性表面标志,其化学本质是膜表面免疫球蛋白（mIg）。B1 细胞仅表达 mIgM;B2 细胞同时表达 mIgM 和 mIgD。BCR 是由 2 条相同的重链和 2 条相同的轻链通过链间二硫键共价相连组成的一个四肽链分子。

【问答题】

1. 简述 TCR-CD3 复合体的结构和功能。

TCR-CD3 复合体是 T 细胞受体与 CD3 分子以非共价键结合形成的复合体,是 T 细胞特异性识别抗原和传递细胞活化信号的基本结构。T 细胞受体(T cell receptor,TCR)是由 α 和 β 两条糖肽链借链间二硫键连接组成的 TCRαβ 异二聚体。CD3 分子由 γ、δ、ε、ζ 和 η 五种肽链组成的三对二聚体。γ、δ、ε 和 ζ 链跨膜区均含有带负电荷的氨基酸残基;胞内区均含免疫受体酪氨酸活化基序(ITAM),CD3 分子中这些带负电荷的氨基酸残基能与 TCRαβ 跨膜区中带正电荷的氨基酸残基形成氢键或离子键,从而使 T 细胞表面 TCRαβ 与 CD3 非共价结合组成 TCRαβ-CD3 复合受体分子,并由此获得传递细胞活化信号的能力。

2. 简述 BCR 复合体的组成和功能。

B 细胞受体(B cell receptor,BCR)是 B 细胞表面特异性识别抗原的受体,也是所有 B 细胞的特征性表面标志,其化学本质是膜表面免疫球蛋白(mIg)。BCR 胞内区短小,没有传递细胞活化信号的作用,其疏水性跨膜区含带正电荷的氨基酸残基,借此能与跨膜区带负电荷氨基酸残基的 Igα/Igβ 异二聚体非共价结合,组成 BCR-Igα/Igβ 复合体分子。BCR 特异性识别抗原,Igα/Igβ 传递细胞活化信号。

3. 简述 T 细胞发育的阳性选择及其结果。

双阳性未成熟 T 细胞表面 CD4 和 CD8 分子是识别结合 MHC Ⅱ 类和Ⅰ类分子的受体。当此种未成熟 T 细胞通过表面 CD4/CD8 辅助受体分子与 MHC Ⅱ/Ⅰ类分子识别低亲和力结合(弱识别),或通过 TCR 和 CD4/CD8 辅助受体分子与胸腺上皮细胞表面自身抗原肽 -MHC Ⅱ/Ⅰ类分子复合物低亲和力结合(弱识别)相互作用后,可发生分化为高表达 TCR-CD3 复合受体分子的 CD4+ 或 CD8+ 单阳性 T 细胞(single positive cell),简称 SP 细胞;而高亲和力结合(强识别)或未能与胸腺上皮细胞表面自身抗原肽 -MHC Ⅱ/Ⅰ类分子复合物结合的双阳性未成熟 T 细胞则发生凋亡,此即 T 细胞发育的阳性选择(positive selection)。通过阳性选择,T 细胞获得了对抗原识别的 MHC 限制性。

4. 简述 T 细胞发育的阴性选择及其结果。

阴性选择(negative selection)阶段主要发生于胸腺皮质与髓质交界处,位于该处的胸腺树突状细胞高表达自身抗原肽 -MHC Ⅱ/Ⅰ类分子复合物。当上述单阳性未成熟 T 细胞通过表面 TCR-CD3 复合受体分子和 CD4/CD8 辅助受体分子,与胸腺树突状细胞表面相应自身抗原肽 -MHC Ⅱ/Ⅰ类分子复合物高亲和力结合(强识别)后可发生凋亡;而那些以低亲和力或未能与树突状细胞表面自身抗原肽 -MHC Ⅱ/Ⅰ类分子复合物结合的单阳性未成熟 T 细胞则得以存活,并进一步分化发育为具有免疫活性的成熟 T 细胞,此即 T 细胞的阴性选择过程。通过阴性选择,体内高亲和力自身反应性 T 细胞被清除,即对自身抗原形成中枢免疫耐受。

5. 简述 T 细胞亚群及其功能。

T 细胞是具有高度异质性的细胞群体,可根据其相应特点分为不同的亚群。①根据细胞表面 TCR 组成不同,可将 T 细胞分为 αβT 细胞和 γδT 细胞。②根据细胞接受抗原刺激前后状态,可将其分为初始 T 细胞(Tn)、效应性 T 细胞(Te)和记忆性 T 细胞(Tm)。③根据细胞功能特点,可将其分为 CD4+Th 细胞、CD8+CTL 和调节性 T 细胞(Treg)。

CD4+Th 细胞根据其产生细胞因子和主要功能不同分为 Th1、Th2、Th17、Tfh 细胞。

(1) Th1 细胞:Th0 细胞在 IL-12 和 IFN-γ 作用下,可分化为转录因子 T-bet+ 的 Th1 细胞。该种 Th 细胞主要分泌 IFN-γ、IL-2 和 TNF-β 等 Th1 型细胞因子,参与细胞免疫应答,具有抗胞内病原体感染的免疫作用。

(2) Th2 细胞:Th0 细胞在 IL-4 作用下,可分化为转录因子 Gata3+ 的 Th2 细胞。该种 Th 细胞主要分泌 IL-4、IL-5、IL-10、IL-13 等 Th2 型细胞因子,参与体液免疫应答,可诱导 B 细胞增殖分化产生抗体,具有抗胞外病原体感染的免疫作用。

(3) Th17 细胞:Th0 细胞在 IL-6 和 TGF-β 作用下,可分化为转录因子 ROR 细胞 + 的 Th17 细胞。该种 Th 细胞主要分泌 IL-17、IL-21 和 IL-22 等促炎细胞因子,具有抗真菌和抗胞外细菌感染的免疫作用;也参与某些炎症性疾病,如炎症性肠炎、银屑病的发生发展和病理损伤过程。

(4) Tfh 细胞:是位于外周免疫器官淋巴滤泡内的 Th 细胞亚群,即滤泡辅助性 T 细胞(T follicular helper cell)。Th0 细胞在 IL-6 和 IL-21 作用下,可分化为转录因子 BcL-6+ 的 Tfh 细胞。该种 Th 细胞高表达共刺激分子 CD40L 和 ICOS,能与 B 细胞表面 CD40 和 ICOSL 结合相互作用有效激活 B 细胞;并通过合成分泌 IL-21 和 IL-4 等细胞因子,促进 B 细胞增殖分化产生抗体和发生 Ig 类别转换。

CD8⁺CTL 表面 TCR 识别抗原受 MHC I类分子限制,即只能识别结合 APC 或靶细胞表面 MHC I类分子提呈的抗原肽,其主要作用是特异性杀伤某些肿瘤和病毒感染的靶细胞,同时也可分泌细胞因子,参与免疫调节。

调节性 T 细胞(regulatory T cell,Treg)是一类具有负向调节作用的 T 细胞,包括自然调节性 T 细胞和诱导性调节 T 细胞。

自然调节性 T 细胞可组成性表达 CD4、CD25 膜分子和胞质转录因子 FoxP3。可通过细胞表面 mTGF-β 和 mFasL 与靶细胞表面 TGF-βR 和 Fas 结合的方式,或通过分泌 TGF-β 和 IL-10 等抑制性细胞因子,对多种免疫细胞如自身反应性 T 细胞、活化 CD4⁺/CD8⁺T 细胞和树突状细胞等固有免疫细胞产生抑制作用。

诱导性调节 T 细胞主要包括 CD4⁺ CD25⁺ FoxP3⁺ iTreg、CD4⁺ CD25⁻ FoxP3⁺Th3 细胞、CD4⁺CD25⁻FoxP3⁻I 型调节 T 细胞(Tr1 细胞)。CD4⁺CD25⁺FoxP3⁺ iTreg 主要通过分泌 TGF-β、IL-10 和 IL-35 对免疫细胞产生抑制作用;CD4⁺ CD25⁻ FoxP3⁺Th3 细胞主要通过分泌 TGF-β 对免疫细胞产生抑制作用;主要通过分泌 IL-10 和 TGF-β 对免疫细胞产生抑制作用。

6. 列表比较 B1 细胞和 B2 细胞的主要生物学特性和功能特征(习题表 10-1)。

习题表 10-1 B1 细胞和 B2 细胞的主要生物学特性和功能特征

比较项目	B1 细胞	B2 细胞
主要产生部位	胚肝	骨髓
更新方式	自我更新	骨髓产生
主要分布	胸膜腔、腹膜腔、肠道固有层	脾、淋巴结、黏膜相关淋巴组织
表面标志	CD5⁺、mIgM⁺	CD5⁻、mIgM⁺/IgD⁺
特异性	低(泛特异性)	高(单一特异性)
识别的抗原	多糖抗原为主	可溶性蛋白质抗原为主
抗体产生潜伏期	较短,抗原刺激后 48h 产生	较长,抗原刺激后 1~2 周产生
抗体类型	以 IgM 为主	以 IgG 为主
抗体亲和力	低亲和力抗体	高亲和力抗体
Ig 类别转换	无	有
免疫记忆	无	有

(官 杰)

第十一章 适应性免疫

【单项选择题】

[A 型题]

1. 目前所知,抗原提呈功能最强的细胞是

    A. 巨噬细胞   B. B 细胞   C. 树突状细胞

    D. 内皮细胞   E. 朗格汉斯细胞

2. 树突状细胞与其他 APC 显著的区别是

    A. 刺激记忆性 T 细胞增殖   B. 刺激活化的 T 细胞增殖

    C. 刺激初始 T 细胞增殖   D. 刺激 CD8⁺T 细胞增殖

    E. 刺激 CD4⁺T 细胞增殖

3. TCR 识别的抗原是

    A. 可溶性蛋白质抗原   B. 类脂抗原   C. 多糖类抗原

    D. 抗原肽 -MHC 分子复合物   E. 多糖 -MHC 分子复合物

4. CD8+T 细胞识别的抗原是

    A. 可溶性抗原   B. 多糖类抗原

    C. 抗原肽 -MHC I 类分子复合物   D. 抗原肽 -MHC II 类分子复合物

    E. 游离抗原多肽

5. 专职性 APC 将处理、加工的外源性抗原提呈给

    A. 巨噬细胞   B. B 细胞   C. CD4+T 细胞

    D. CD8+T 细胞   E. NK 细胞

6. 关于 DC 的叙述，**错误**的是

    A. 成熟 DC 抗原提呈能力最强   B. 不能提呈抗原肽 -MHC I 类分子复合物

    C. 脂类抗原可通过其 CD1 分子途径提呈   D. 主要提呈抗原肽 -MHC II 类分子复合物

    E. 是初次免疫应答的始动者

7. 关于巨噬细胞的叙述，**错误**的是

    A. 具有很强的吞噬能力   B. 非特异性结合多种抗原

    C. 只能激活活化的或记忆性 T 细胞   D. 可分泌多种细胞因子参与免疫应答

    E. 是抗原提呈能力最强的专职性 APC

8. B 细胞与其他 APC 显著的区别是

    A. 通过胞饮摄取抗原   B. 具有很强的摄取抗原能力

    C. 浓集结合低浓度可溶性抗原   D. 通过 FcR 摄取抗原抗体复合物

    E. 刺激初始 T 细胞活化

9. 内源性抗原在细胞内消化降解的部位是

    A. 初级溶酶体   B. 内体溶酶体   C. 内质网

    D. 蛋白酶体   E. MHC II 类器室

10. 巨噬细胞加工处理外源性抗原的主要场所是

    A. 内体   B. 蛋白酶体   C. 初级溶酶体

    D. 内体溶酶体   E. MHC II 类器室

11. 参与外源性抗原加工提呈的免疫分子是

    A. TAP   B. PSMB8   C. Ii 链

    D. MHC I 类分子   E. HLA-E

12. 与内源性抗原加工提呈密切相关的免疫分子是

    A. MHC II 类分子   B. CD4 分子   C. mIg

    D. FcγR   E. β2m

13. 能与 MHC II 类分子抗原肽结合槽结合的是

    A. HLA-DM   B. CD4 分子   C. CD8 分子

    D. Ii 链   E. 脂类抗原

14. APC **不具备**的作用是

    A. 降解抗原为小分子抗原多肽   B. 形成抗原肽 -MHC 分子复合物

    C. 分泌细胞因子参与免疫应答   D. 为 B 细胞活化提供第二信号

    E. 诱导 T 细胞耐受

15. 关于抗原提呈的叙述，**错误的**是

    A. 通常所有有核细胞均能提呈内源性抗原

B. 外源性抗原不能通过 MHC I 类分子途径被提呈

C. 内源性抗原主要通过 MHC I 类分子途径被提呈

D. 外源性抗原可通过 MHC II 类分子途径提呈给 CD4⁺T 细胞

E. 脂类抗原可以经 CD1 分子途径提呈

16. 关于 CD1 分子提呈途径的叙述,**错误**的是

A. 与 MHC I 类分子相似,CD1 分子与 β2m 形成异二聚体

B. 只提呈外源性脂类抗原

C. 没有明显的抗原加工处理过程

D. 可介导对病原微生物的适应性免疫应答

E. 可将脂类抗原提呈给 NKT 细胞以参与固有免疫应答

17. B 细胞摄取抗原主要是通过

A. 吞噬作用　　　　　　　B. 非特异性胞饮　　　　　　C. BCR 特异性摄取抗原

D. FcγR 介导的内吞作用　　E. C3b 介导的作用

18. 关于初始 T 细胞的叙述,**错误**的是

A. 未与抗原接触的成熟 T 细胞　　　　　B. 参与淋巴细胞再循环

C. 在胸腺内发育成熟　　　　　　　　　D. 表达 CD45RA⁺ CD45RO⁻

E. 表达高亲和力 IL-2 受体的 T 细胞

19. 参与 T 细胞活化第二信号分子中最重要的一对共刺激分子是

A. LFA-1 与 ICAM-1　　　B. CD2 与 LFA-3　　　C. CD8 与 MHC I 类分子

D. CD28 与 B7　　　　　　E. CD4 与 MHC8 类分子

20. T 细胞抗原受体识别抗原后,传递刺激信号的分子是

A. CD2　　　　　　　　B. CD3　　　　　　　　C. CD4

D. CD8　　　　　　　　E. CD79a/CD79b

21. 胞浆内含有 ITAM 结构的分子为

A. TCR　　　B. CD3　　　C. CD4　　　D. Fyn　　　E. ZAP-70

22. **不属于** Th 细胞活化表现的是

A. 分泌多种细胞因子　　　B. 表达多种细胞因子受体　　　C. 表达 CD40L

D. 表达 IgM、IgD 分子　　　E. 表达 FasL

23. 适应性细胞免疫的效应细胞是

A. Th1 细胞和 Th2 细胞　　B. Th1 细胞和 Th0 细胞　　C. Th1 细胞和 CTL

D. Th2 细胞和 CTL　　　　E. Th2 细胞和 Th0 细胞

24. 与 T 细胞克隆扩增关系最密切的细胞因子是

A. IL-2　　　B. IL-4　　　C. IL-5　　　D. IL-6　　　E. IL-10

25. 适应性细胞免疫应答介导产生的炎症反应主要由

A. Th0 细胞产生的细胞因子引起　　　　B. Th2 细胞产生的细胞因子引起

C. 效应性 Th1 细胞产生的细胞因子引起　　D. 效应性 CTL 分泌的细胞毒性介质引起

E. 树突状细胞产生的细胞因子引起

26. 对肿瘤细胞具有特异性杀伤作用的免疫细胞是

A. 巨噬细胞　　B. 中性粒细胞　　C. B 细胞　　D. NK 细胞　　E. CTL

27. Th1 细胞对 CTL 的辅助作用表现为

A. 协助传递第一信号　　　　　　　B. 分泌细胞因子,促进 CTL 的增殖、分化

C. 促进 CTL 表面 MHC II 类分子的表达　　D. 促进 CTL 表面 MHC I 类分子的表达

E. 促进 CTL 释放穿孔素

28. CTL 杀伤靶细胞的特点是
    A. 作用无特异性　　　　　　　　B. 受 MHC I 类分子限制　　　　C. 不需抗原刺激
    D. 不需细胞因子参与　　　　　　E. 无须细胞直接接触

29. 细胞间相互作用**不受** MHC 限制的是
    A. CTL 与肿瘤细胞　　　　　　B. 活化巨噬细胞与肿瘤细胞　　　C. Th 细胞与 B 细胞
    D. 树突状细胞与 Th 细胞　　　E. 巨噬细胞与 Th 细胞

30. **不属于**适应性免疫应答过程的是
    A. APC 对抗原的加工提呈　　　　　　　　　B. T 细胞在胸腺内的分化
    C. T、B 细胞对抗原的特异性识别　　　　　　D. T、B 细胞的活化、增殖和分化
    E. 效应性 T 细胞和抗体的产生和作用

31. 具有免疫记忆功能的免疫细胞是
    A. 巨噬细胞　　　　　　　　　B. 中性粒细胞　　　　　　　　C. T 细胞
    D. 肥大细胞　　　　　　　　　E. NK 细胞

32. T/B 细胞表面所特有的受体是
    A. 特异性抗原识别受体　　　　B. 模式识别受体　　　　　　　C. 补体 C3b 受体
    D. IgG Fc 受体　　　　　　　　E. 有丝分裂原受体

33. 关于适应性细胞免疫应答的叙述,**错误**的是
    A. 由 T 细胞介导　　　B. 需特异性抗原刺激
    C. 活化巨噬细胞是重要的效应细胞　　　　D. 能特异杀伤靶细胞
    E. NK 细胞参与

34. 关于 BCR 的叙述,**错误**的是
    A. 是膜免疫球蛋白　　　　　　　　　　　B. 是 B 细胞抗原受体
    C. 成熟 B 细胞主要为 mIgM 和 mIgD　　　D. 直接将抗原活化信号传递到细胞内
    E. 是 B 细胞特有的表面标志

35. 组成性表达于成熟 B 细胞表面的共刺激分子是
    A. CD40　　　　B. CD28　　　　C. CD154　　　　D. CD40L　　　　E. CD5

36. 与 mIg 共同组成 BCR 复合物的免疫分子是
    A. CD3 和 CD2　　　　　　　B. Igα/Igβ　　　　　　　C. CD19 和 CD21
    D. CD40 和 CD40L　　　　　E. CD28 和 CD86

37. B 细胞接受 TI 抗原刺激后,产生的抗体主要是
    A. 高亲和力 IgM 类抗体　　　B. 低亲和力 IgM 类抗体　　　C. 高亲和力 IgG 类抗体
    D. 低亲和力 IgG 类抗体　　　E. 低亲和力 IgE 类抗体

38. 为 B 细胞活化提供第二信号的共刺激分子是
    A. B7 与 CD28　　　　　　　B. CD4 与 MHC Ⅱ类分子　　　C. CD40L 与 CD40
    D. IL-2 与 IL-2R　　　　　　E. BCR-Igα/Igβ 复合物与抗原

39. B 细胞与 Th 细胞相遇和激活的组织部位主要是在
    A. 血液循环　　　　　　　　　　　　　B. 淋巴循环
    C. 外周免疫器官的胸腺依赖区　　　　　D. 中枢免疫器官
    E. 外周免疫器官的髓质区

40. 抗体初次应答的特点是
    A. 抗体以 IgG 类为主　　　　　　　　　B. 抗体亲和力较高
    C. 抗体浓度达到平台期所需时间较短　　D. 平台区持续时间短
    E. 抗体产生潜伏期较短

41. 抗体再次应答的特点是
    A. 抗体产生的潜伏期较长　　　　　　　　B. 抗体浓度达到平台期所需时间较长
    C. 较少量抗原刺激即可引发再次应答　　　D. 血清中以高亲和性 IgM 类抗体为主
    E. 平台期持续时间较短

42. **不能**直接杀伤破坏靶细胞的免疫细胞为
    A. Tc 细胞　　　　B. B 细胞　　　　C. 中性粒细胞　　　　D. NK 细胞　　　　E. 巨噬细胞

43. 关于体液免疫应答过程的叙述,**错误**的是
    A. B 细胞可提呈抗原给 Th 细胞
    B. Th 和 B 细胞的相互作用具有 MHC 限制性
    C. B 细胞的活化、增殖不需要细胞因子参与
    D. B 细胞对 TD-Ag 的应答需要 APC 与 Th 细胞的参与
    E. 再次应答中,抗体产生快、效价高

44. 关于记忆细胞的理解,正确的是
    A. 已接受过抗原刺激
    B. 可生存数月或数年
    C. 参加淋巴细胞再循环
    D. 再次遇到相同抗原时能迅速活化、增殖和分化
    E. 以上都正确

45. 与 B 细胞活化、增殖、分化**无关**的是
    A. BCR 对抗原的识别与结合
    B. IL-2 对 B 细胞的作用
    C. IL-4 对 B 细胞的作用
    D. B 细胞表面 CD40 与 T 细胞表面 CD40L 的作用
    E. BCR 对 APC 表面抗原肽 -MHC Ⅱ类分子复合物的识别与结合

46. BCR 识别抗原的特点是
    A. 受 MHC Ⅰ类分子限制　　　B. 受 MHC Ⅱ类分子限制　　　C. 仅识别抗原的线性表位
    D. 直接结合游离抗原　　　　　E. 受 MHC 样分子的限制

47. 关于 TD 抗原的体液免疫的描述,**错误**的是
    A. 需有抗原刺激　　　　　　　　　　　B. B 细胞活化、增殖、分化为浆细胞
    C. 浆细胞合成并分泌 Ig　　　　　　　　D. Ig 仅在细胞外发挥效应
    E. 不需 T 细胞参与

48. 使 B 细胞具有抗原提呈功能的是 B 细胞的
    A. 吞噬能力　　　　　　　　　　　　　B. 分泌大量 IL-2 的能力
    C. 表达 MHC Ⅱ类分子　　　　　　　　D. 通过其 mIg 特异性结合抗原的能力
    E. 肠道存在大量 B 细胞

49. B 细胞表面能结合补体 C3d 的免疫分子为
    A. CD19　　　　　B. CD21　　　　　C. CD81　　　　　D. CD20　　　　　E. BCR

50. 关于 B 细胞的叙述,**错误**的是
    A. BCR 识别抗原分子中的线性表位
    B. Igα 与 Igβ 传递特异性识别信号
    C. 活化 Th 与 B 细胞间共刺激分子的相互作用提供第二活化信号
    D. CD40 与 CD40L 是参与第二信号活化的主要共刺激分子
    E. 活化 Th 细胞分泌 IL-4、5、6 参与 B 细胞的活化、增殖、分化

51. 关于 Ig 的合成和分泌的叙述, **错误**的是
    A. 一个 B 细胞可合成和分泌不同类型的抗体
    B. B 细胞在免疫应答中首先分泌 IgM
    C. 一个 B 细胞分泌的不同类型的抗体是针对不同抗原产生的
    D. Ig 类别转换受 T 细胞分泌的细胞因子调节
    E. Ig 类型转换在抗原诱导下发生

52. **不属于** CTL 细胞杀伤靶细胞机制的是
    A. ADCC 效应杀伤靶细胞　　　　B. TNF/TNFR 介导靶细胞凋亡　　C. 释放穿孔素溶解靶细胞
    D. 颗粒酶介导靶细胞凋亡　　　　E. Fas/FasL 介导靶细胞凋亡

53. 与 T 细胞抑制有关的 CD 分子是
    A. CD3　　　　　　B. CD152　　　　　　C. CD2　　　　　　D. CD8　　　　　　E. CD28

54. **不属于**适应性免疫应答效应阶段中发挥免疫效应细胞的是
    A. Th1 细胞　　　　　　　　B. 巨噬细胞　　　　　　　　C. CTL 细胞
    D. 浆细胞　　　　　　　　　E. 中性粒细胞

55. 与 TD-Ag 体液免疫应答**无关**的细胞是
    A. 巨噬细胞　　　　　　　　B. Th2 细胞　　　　　　　　C. B 细胞
    D. 浆细胞　　　　　　　　　E. Th1 细胞

56. 关于抗体形成过程的叙述, **错误**的是
    A. 浆细胞是抗体产生细胞
    B. B 细胞分化为浆细胞
    C. B 细胞对 TD 抗原的应答需巨噬细胞和 Th2 细胞参与
    D. 再次应答时 B 细胞为抗原提呈细胞
    E. 所有 B 细胞都必须有双信号刺激

57. 关于免疫调节的叙述, **错误**的是
    A. 免疫系统具有感知自身应答强度并实施调节的能力
    B. 对应答的感知是启动调节的前提
    C. 感知和调节由免疫系统自行实施
    D. 负反馈调节是免疫调节的主流
    E. 免疫调节是免疫系统特有的功能

58. CD4$^+$Th1 适应性调节 T 细胞的关键性细胞因子是
    A. IL-2　　　　B. IL-4　　　　C. IL-10　　　　D. TGF-β　　　　E. IFN-γ

59. CD4$^+$Th2 适应性调节 T 细胞的关键性细胞因子是
    A. IL-2　　　　B. IL-4　　　　C. IL-10　　　　D. TGF-β　　　　E. IFN-γ

60. 可下调免疫应答的内分泌激素是
    A. 糖皮质激素　　　　　　　　B. 雌激素　　　　　　　　C. 生长激素
    D. 甲状腺素　　　　　　　　　E. 胰岛素

[B 型题]
(1~8 题共用备选答案)
    A. 外源性抗原　　　　　　　　B. 内源性抗原　　　　　　　　C. 脂类抗原
    D. 外源性、内源性和脂类抗原　　E. 外源性、内源性抗原

1. CD1 分子提呈的抗原是

2. MHC I 类分子提呈的抗原是

3. MHC Ⅱ类分子提呈的抗原是

4. APC 提呈给 CD4⁺T 细胞的抗原是

5. APC 提呈给 CD8⁺T 细胞的抗原是

6. APC 提呈给 NKT 细胞的抗原是

7. 在蛋白酶体内被降解的抗原是

8. 在内体溶酶体内被降解的抗原是

（9~13 题共用备选答案）

    A. MHC Ⅰ类分子   B. MHC Ⅱ类分子   C. 早期内体溶酶体

    D. 晚期内体溶酶体   E. 内质网

9. 在 APC 内与外源性抗原肽结合的分子是

10. 在 APC 内与内源性抗原肽结合的分子是

11. MHC Ⅰ类分子与抗原肽结合的部位是

12. 外源性抗原在 APC 内降解的部位是

13. 形成恒定链 -MHC Ⅱ类分子复合体的部位是

（14~18 题共用备选答案）

    A. CD4⁺T 细胞   B. CD8⁺T 细胞   C. B 细胞

    D. NKT 细胞   E. 巨噬细胞

14. 能识别抗原肽 -MHC Ⅰ类分子复合体的细胞是

15. 能识别抗原肽 -MHC Ⅱ类分子复合体的细胞是

16. 能特异性识别和结合抗原的细胞是

17. 能识别脂类抗原 -CD1 分子的细胞是

18. 具有非特异性杀伤作用的 APC 是

（19~23 题共用备选答案）

    A. CD2（LFA-2）   B. CD28   C. CD4   D. CD8   E. LFA-1

19. MHC Ⅰ类分子的配体是

20. MHC Ⅱ类分子的配体是

21. LFA-3（CD58）的配体是

22. 细胞间黏附分子（ICAM-1、2）的配体是

23. B7 的配体是

（24~28 题共用备选答案）

    A. CD3   B. CD4   C. CD8   D. CD5   E. CD40L

24. 所有 T 细胞共有的抗原是

25. Th 细胞特有的分化抗原是

26. 与 MHC Ⅰ类分子结合的 CTL 细胞分化抗原是

27. 提供 B 细胞活化第二信号的分子是

28. B1 细胞特有的分化抗原是

（29~32 题共用备选答案）

    A. IL-10   B. IL-4   C. IFN   D. IL-2   E. TNF

29. 促进 B 细胞产生 IgE 类抗体的细胞因子是

30. 维持活化 T 细胞在体外长期增殖的细胞因子是

31. 干扰病毒在宿主细胞内复制的细胞因子是

32. 能直接杀伤靶细胞的细胞因子是

（33~35 题共用备选答案）

    A. 裂解靶细胞膜   B. 诱导靶细胞凋亡

    C. 使靶细胞致敏   D. 诱导 Ig 类别转换

    E. 活化巨噬细胞,提高抗原提呈能力

33. Fas 配体的作用是

34. IFN-γ 的作用是

35. 穿孔素的作用是

(36~39 题共用备选答案)

    A. 巨噬细胞、B 细胞   B. B 细胞、T 细胞   C. NK 细胞、巨噬细胞

    D. NK 细胞、T 细胞   E. 巨噬细胞、T 细胞

36. 在免疫应答中可形成记忆细胞的免疫细胞是

37. 可介导 ADCC 效应的免疫细胞是

38. 能非特异性杀伤靶细胞的免疫细胞是

39. 参与迟发型超敏反应的免疫细胞是

【名词解释】

1. 适应性免疫(adaptive immunity)

2. 抗原提呈细胞(antigen-presenting cell,APC)

3. MHC 限制性(MHC restriction)

4. 免疫突触(immunological synapse)

5. 体液免疫应答(humoral immune response)

6. 初次免疫应答(primary immune response)

7. 再次免疫应答(secondary immune response)

8. 免疫调节(immune regulation)

【问答题】

1. 简述适应性免疫应答的基本过程及主要特性。

2. 简述三种专职 APC 摄取、加工处理和提呈抗原的主要特点。

3. 简述内源性抗原和外源性抗原的提呈过程。

4. 简述 T 细胞活化需要的双信号。

5. 试述初始 CD8⁺T 细胞的激活方式。

6. 简述效应 Tc 细胞杀伤靶细胞的过程和机制。

7. 试述 B 细胞识别抗原的特点。

8. 试述抗体产生的初次应答和再次应答的特点和意义。

9. 试述 Treg 细胞的免疫调节机制。

参 考 答 案

【单项选择题】

[A 型题]

1. C	2. C	3. D	4. C	5. C	6. B	7. E	8. C	9. D	10. D
11. C	12. E	13. D	14. D	15. B	16. B	17. C	18. E	19. D	20. B
21. B	22. D	23. C	24. A	25. C	26. E	27. B	28. B	29. B	30. B
31. C	32. A	33. C	34. D	35. A	36. B	37. B	38. C	39. C	40. D

| 41. C | 42. B | 43. C | 44. E | 45. E | 46. D | 47. E | 48. C | 49. B | 50. A |
| 51. C | 52. A | 53. B | 54. D | 55. E | 56. E | 57. E | 58. E | 59. B | 60. A |

[B型题]

1. C	2. B	3. A	4. A	5. B	6. C	7. B	8. A	9. B	10. A
11. E	12. D	13. E	14. B	15. A	16. C	17. D	18. E	19. D	20. C
21. A	22. E	23. B	24. A	25. B	26. C	27. E	28. D	29. B	30. D
31. C	32. E	33. B	34. E	35. A	36. B	37. C	38. C	39. E	

【名词解释】

1. 适应性免疫（adaptive immunity）　是个体在生活过程中通过接触某些抗原性异物而产生的针对某一特定抗原的特异性免疫应答，故又称特异性免疫，亦称获得性免疫。

2. 抗原提呈细胞（antigen-presenting cell，APC）　泛指能够摄取、加工处理抗原，并将抗原信息以抗原肽-MHC分子复合物（pMHC）的形式提呈给T细胞，以启动适应性免疫应答和参与免疫调节的一类免疫细胞。

3. MHC限制性（MHC restriction）　TCR在特异性识别APC所提呈抗原肽的同时，也必须识别复合物中的MHC分子，这种特性称为MHC限制性。它决定了任何T细胞仅识别由同一个体APC提呈的抗原肽-MHC分子复合物。

4. 免疫突触（immunological synapse）　指APC和T细胞相互作用过程中，在细胞与细胞接触部位多种跨膜分子聚合形成的一种以有序的同心圆方式排列而成的特殊环形结构。此结构提高了TCR-pMHC之间的亲和力，有助于维持和加强T细胞与APC的直接接触，并为T细胞的活化及增殖提供共刺激信号，是T细胞活化、增殖的必备条件。

5. 体液免疫应答（humoral immune response）　抗原进入机体后诱导相应的抗原特异性B细胞活化、增殖并最终分化为浆细胞，产生特异性抗体进入体液发挥免疫效应。由于抗体存在于体液，故此过程称为体液免疫应答。

6. 初次免疫应答（primary immune response）　指病原体等TD抗原初次进入机体引发的体液免疫应答。

7. 再次免疫应答（secondary immune response）　指初次应答后，机体再次接受相同抗原刺激产生的体液免疫应答。

8. 免疫调节（immune regulation）　指机体在长期进化过程中发育完善形成的一系列反馈性上调和下调免疫系统功能，将免疫应答控制在有效而适度范畴内，以维持内环境稳定的生理性调节。

【问答题】

1. 简述适应性免疫应答的基本过程及主要特性。

适应性免疫应答的基本过程可分为三个阶段：①抗原识别阶段（抗原提呈细胞摄取、处理、提呈抗原，抗原特异性T、B细胞识别相应抗原）。②活化、增殖、分化阶段（抗原特异性T细胞活化、增殖、分化为效应性T细胞，B细胞活化、增殖、分化为浆细胞）。③效应阶段（效应性T细胞分泌的细胞因子或浆细胞分泌的抗体，在其他固有免疫细胞和分子的帮助下执行清除抗原的免疫效应功能）。适应性免疫应答具有下列几个主要特性：

（1）特异性：是适应性免疫应答的基本特征。T细胞和B细胞能区分抗原的不同结构成分（抗原表位），并针对每一特定抗原表位产生特异性免疫应答。这种高度特异性是由淋巴细胞表面的特异性抗原识别受体决定的。

（2）多样性：机体内有众多带有不同特异性抗原识别受体的T、B细胞克隆，可识别环境中各种各样的抗原，分别产生不同的特异性免疫应答。免疫应答的多样性是由淋巴细胞抗原识别受体的抗原结合位点结构的多样性决定的。

（3）记忆性：机体对某种抗原产生免疫应答（初次应答）后可产生记忆性 T 细胞和记忆性 B 细胞；当这些记忆性 T/B 细胞再次接触相同抗原时，能够迅速活化、增殖并形成大量效应细胞或效应分子所致。

（4）内稳定性：免疫系统对外来抗原所产生的正常免疫应答会随着时间的推移和抗原的清除而逐渐减弱，并恢复至应答前的初始静止状态。内稳定性的维持一方面是由于免疫应答使抗原逐渐被清除，不能有效地活化淋巴细胞；另一方面是抗原或免疫应答启动了免疫系统的负性调节机制所致。

（5）自身耐受性：机体免疫系统最显著的特征之一就是能够识别和清除众多外来"非己"抗原，而通常对宿主自身正常组织细胞及成分（自身抗原）不产生免疫应答，这种对自身抗原的免疫不应答性称为自身耐受。自身耐受性的维持对机体正常组织细胞具有重要保护作用。

2. 简述三种专职 APC 摄取、加工处理和提呈抗原的主要特点。

专职 APC 包括树突状细胞、单核 / 巨噬细胞和 B 细胞。

（1）树突状细胞：是一类能够识别、摄取和加工外源性抗原并将抗原肽提呈给初始 T 细胞，使之活化增殖分化为不同类型的 T 细胞亚群，启动适应性免疫应答的专职性 APC。DC 不但参与固有免疫应答，还是连接固有免疫和适应性免疫的"桥梁"，是机体适应性免疫应答的始动者。DC 的最大特点是能显著刺激初始 T 细胞活化增殖，它既能提供初始 T 细胞活化的抗原刺激信号，也能提供共刺激信号，而巨噬细胞及 B 细胞仅能刺激已活化的或记忆性 T 细胞。

（2）单核 / 巨噬细胞：正常情况下，大多数单核 / 巨噬细胞低水平表达 MHC Ⅰ、Ⅱ类分子和共刺激分子，虽然其摄取和加工抗原能力很强，但提呈抗原能力较弱。但在 IFN-γ 等细胞因子作用下，单核 / 巨噬细胞可高表达 MHC Ⅰ、Ⅱ类分子和共刺激分子，可将抗原肽 -MHC Ⅱ类分子复合物提呈给 CD4$^+$T 细胞，发挥专职性 APC 的功能。单核 / 巨噬细胞和 DC 不同，它们不能激活初始 T 细胞，只能激活不同类型的 T 细胞亚群或相关记忆 T 细胞，同时本身被 T 细胞激活，发挥更强的作用。

（3）B 细胞：既是参与体液免疫应答的效应细胞，又是专职 APC。B 细胞作为专职性 APC 可通过 BCR 识别、浓集和内化抗原，亦可通过胞饮作用摄取抗原，加工处理后，以抗原肽 -MHC Ⅱ类分子复合物形式提呈给 Th 细胞。在激活 Th 细胞的同时，B 细胞本身也受到 Th 细胞的辅助而活化，并介导体液免疫应答。

3. 简述内源性抗原和外源性抗原的提呈过程。

内源性抗原指在细胞内合成的抗原，如肿瘤细胞合成的胞内蛋白质、核蛋白及病毒感染细胞合成的病毒蛋白等。这些抗原在细胞内合成后首先在胞浆内蛋白酶体的作用下降解成小分子的肽段，这些 8~11 个左右氨基酸组成的肽段大小与 MHC Ⅰ类分子肽结合区凹槽相吻合，在抗原加工相关转运体（TAP）的作用下转移至内质网腔中，与新组装的 MHC Ⅰ类分子结合，形成抗原肽 -MHC Ⅰ类分子复合物。然后通过分泌途径运送至细胞膜表面，提呈给 CD8$^+$T 细胞。

外源性抗原指来自细胞外的抗原。当外源性抗原进入机体后，被抗原提呈细胞以吞噬、吞饮及受体介导的胞吞方式摄入至细胞浆中，形成内体、内体与溶酶体融合，形成内体溶酶体，溶酶体中的蛋白水解酶将抗原大分子降解为小分子抗原肽；另一方面内质网中新合成 MHC Ⅱ类分子与 Ii 链组装形成恒定链 -MHC Ⅱ类分子复合体，当此复合物移至胞浆中，与上述内体溶酶体融合，Ii 链被降解并暴露 MHC Ⅱ类分子抗原结合凹槽，此时 MHC Ⅱ类分子与内体溶酶体中的小分子抗原肽结合形成抗原肽 -MHC Ⅱ类分子复合物，表达于 APC 细胞表面，提呈给 CD4$^+$T 细胞。

4. 简述 T 细胞活化需要的双信号。

T 细胞的充分活化有赖于双信号和细胞因子的作用。

（1）T 细胞 TCR 与 APC 提呈的 pMHC 的特异性结合是 T 细胞获得活化所需的第一信号，涉及 pMHC 与 TCR-CD3 的相互作用，同时有共受体（CD4 或 CD8）的参与。

（2）T 细胞与 APC 细胞表面多对共刺激分子的相互作用产生 T 细胞活化的第二信号，包括 CD28 与 B7（CD80、CD86）、ICOS 与 ICOSL、CD40L 与 CD40 等。第二信号通过启动 T 细胞中一系列信号途径，诱导其表达多种细胞因子和细胞因子受体，最终导致 T 细胞完全活化。

（3）T 细胞的完全活化还有赖于多种细胞因子（IL-2、IL-4、IL-6、IL-10、IL-12、IL-15 和 IFN-γ 等）的参与

才能进一步增殖和分化。其中活化的 T 细胞产生的大量 IL-2 对 T 细胞增殖至关重要。

5. 试述初始 CD8⁺T 细胞的激活方式。

初始 CD8⁺T 细胞的激活有两种方式。

第一种方式是 Th 细胞依赖性的,CD8⁺T 细胞作用的靶细胞一般低表达或不表达协同刺激分子,不能有效激活 CD8⁺T 细胞,需要 APC 和 CD4⁺T 细胞的辅助。病毒抗原或肿瘤抗原从宿主细胞表面脱落,以可溶性形式被 APC 摄取,并在细胞内分别与 MHC I 类分子或 MHC II 类分子结合成复合物表达于 APC 表面。这类细胞亦可经凋亡后,被 APC 吞噬处理,提呈抗原并活化 T 细胞。抗原肽 -MHC II 类分子复合物活化 Th 细胞,抗原肽 -MHC I 类分子复合物活化 CTL 前体细胞。CTL 前体细胞在抗原肽 - MHC I 类分子发出的特异活化信号及激活的 Th 细胞释放的细胞因子作用下,增殖分化为效应 CTL(Tc)。第二种方式为 Th 细胞非依赖性的,主要指高表达共刺激分子的病毒感染 DC,可无须 Th 细胞辅助而直接刺激 CD8⁺T 细胞合成 IL-2,促使 CD8⁺T 细胞自身增殖并分化为细胞毒性 T 细胞。

6. 简述效应 Tc 细胞杀伤靶细胞的过程和机制。

(1) 效 - 靶细胞结合:效应性 CTL 高表达黏附分子(如 LFA-1、CD2 等),可有效结合表达相应受体(ICAM-1、LAF-3 等)的靶细胞。

(2) CTL 的极化:CTL 的 TCR 识别靶细胞表面抗原肽 -MHC I 类分子复合物后,TCR 及辅助受体向效靶细胞接触部位聚集,导致 CTL 内亚显微结构极化。

(3) 致死性攻击:①穿孔素 / 颗粒酶途径,穿孔素是储存于胞浆颗粒中的细胞毒素,其可在靶细胞膜上穿孔,使水、电解质迅速进入细胞,导致靶细胞在数分钟内迅速溶解。颗粒酶属丝氨酸蛋白酶,随 CTL 脱颗粒而出胞,循穿孔素在靶细胞膜上所形成的孔道进入靶细胞,激活凋亡相关的酶系统而介导靶细胞凋亡。②Fas/FasL 途径,效应性 CTL 可表达 FasL,或分泌 TNF-α 和 TNF-β,与靶细胞膜表面 Fas 和 TNF 受体结合后,诱导靶细胞凋亡。

7. 试述 B 细胞识别抗原的特点。

BCR 对抗原的识别与 TCR 识别抗原不同:①BCR 不仅能识别蛋白质抗原,还能识别多肽、核酸、多糖类、脂类和小分子化合物类抗原。②BCR 能特异性识别完整抗原的天然构象,或识别抗原降解所暴露表位的空间构象。③BCR 对抗原的识别不需 APC 的加工和递呈,亦无 MHC 限制性。

8. 试述抗体产生的初次应答和再次应答的特点和意义。

初次免疫应答指病原体等 TD 抗原初次进入机体引发的体液免疫应答。与再次免疫应答相比,具有如下特征:①抗体产生所需潜伏期较长。②抗体倍增所需时间较长,抗体含量低。③平台期持续时间较短,抗体水平下降迅速。④血清中抗体以 IgM 为主,IgG 为辅,且出现相对较晚。⑤抗体与抗原结合的强度较低,为低亲和性抗体。

再次免疫应答指初次应答后,机体再次接受相同抗原刺激产生的体液免疫应答。再次应答具有如下特征:①诱导抗体产生的潜伏期明显缩短。②抗体倍增所需时间短,抗体含量迅速大幅度上升。③平台期维持时间较长,抗体水平下降缓慢。④血清中抗体以 IgG 为主。⑤抗体与抗原结合的强度较高,为高亲和性抗体。

再次应答主要由记忆 T、B 细胞介导产生,其应答规律已广泛应用于临床实践。①疫苗接种和免疫血清制备时,可通过再次或多次加强免疫诱导产生高效价、高亲和力抗体以增强免疫效果。②患者血清中病原体特异性 IgM 抗体升高可作为相关病原体早期感染的诊断依据之一。③患者血清抗体含量变化有助于了解病程与疾病转归,以 IgG 抗体或总抗体作为诊断指标进行动态观察,抗体效价增高 4 倍以上时具有诊断意义。

9. 试述 Treg 细胞的免疫调节机制。

Treg 细胞是一类具有负向调节作用的 CD4⁺CD25⁺T 细胞,包括自然调节性 T 细胞(nTreg)和诱导性调节 T 细胞(iTreg)。Treg 细胞具有下调免疫应答、维持自身免疫耐受以及抑制自身免疫病发生等作用,在治疗自身免疫病和肿瘤以及克服器官移植排斥反应等方面具有应用前景。

Treg 细胞的免疫调节机制：①Treg 细胞活化后能够抑制常规 T 细胞的活化与增殖。②Treg 细胞抑制效应 T 细胞表达 IL-2 及其他细胞因子，从而发挥免疫抑制作用。③Treg 对靶细胞的抑制作用是接触依赖性的，但也能够分泌抑制性细胞因子，如 IL-10、IL-35 和 TGF-β 等。④Treg 细胞能够以颗粒酶 B 或穿孔素依赖的方式介导效应 T 细胞或 APC 的裂解，从而抑制免疫应答。⑤Treg 细胞还可通过减弱共刺激信号及抑制抗原提呈作用等方式对 APC 进行负向调节。

(李志华　司传平)

第十二章　免　疫　耐　受

【单项选择题】

[A 型题]

1. 关于免疫耐受的叙述，**错误**的是
    A. 对某种特定抗原产生免疫耐受，对其他抗原仍然具有免疫应答能力
    B. 一般情况下不影响适应性免疫应答整体功能
    C. 只能诱导对自身抗原而不能诱导对外来抗原产生免疫耐受
    D. 可在中枢或外周免疫器官形成
    E. 具有记忆性

2. 关于胚胎期接触抗原所致免疫耐受的叙述，**错误**的是
    A. 未成熟 T、B 细胞接触抗原所致
    B. 接触自身抗原或外来抗原的淋巴细胞克隆会发生克隆清除
    C. 一般情况下，这种免疫耐受长期持续
    D. 只形成对所接触抗原的免疫耐受
    E. Owen 在"克隆选择学说"中阐明

3. T 细胞免疫耐受的特点是
    A. 耐受持续时间较短
    B. TD 抗原、TI 抗原均可诱导
    C. 诱发耐受所需时间较长(1~2 周)
    D. 较 B 细胞容易被诱导
    E. 只在抗原剂量高时可诱导

4. B 细胞免疫耐受的特点是
    A. 所需诱导时间较短
    B. 可由高剂量 TD 或 TI 抗原诱导产生
    C. 可由低剂量 TD 抗原诱导产生
    D. 可由低剂量 TI 抗原诱导产生
    E. 耐受维持时间较长

5. 关于抗原诱导免疫耐受的叙述，**错误**的是
    A. 单体抗原较其多聚体易导致免疫耐受
    B. 不易被 MΦ 处理提呈的抗原易致免疫耐受
    C. 抗原剂量过高或过低都可导致免疫耐受
    D. 静脉注射单体抗原不易诱导免疫耐受
    E. 抗原表位特点与免疫耐受有关

6. 关于影响免疫耐受形成的抗原因素的叙述，**错误**的是
    A. 小分子抗原在体内不易被 APC 摄取，易导致免疫耐受
    B. 高浓度抗原可封闭 BCR，诱导 B 细胞耐受
    C. TD 抗原无论剂量高低均可诱导 T 细胞产生耐受
    D. TI 抗原无论剂量高低均可诱导 B 细胞产生耐受
    E. 耐受原持续存在是维持机体免疫耐受状态的重要条件之一

7. 最易诱导免疫耐受的抗原进入机体途径是

    A. 腹腔　　　　　　B. 静脉　　　　　　C. 皮下　　　　　　D. 肌内　　　　　　E. 口服

8. 最易形成免疫耐受的时期是

    A. 胚胎期　　　　　B. 新生儿期　　　　C. 成年期　　　　　D. 老年期　　　　　E. 幼年期

9. 中枢免疫耐受的机制为

    A. 胸腺与骨髓的阳性选择

    B. 胸腺与骨髓的阴性选择("克隆清除""克隆无能"或"受体编辑")

    C. 克隆无能

    D. 天然调节 T 细胞的作用

    E. 免疫豁免

10. **不属于**外周免疫耐受机制的是

    A. 克隆无能　　　　　　　　B. 免疫忽视　　　　　　　　C. 调节性 T 细胞的作用

    D. 免疫屏障作用　　　　　　E. 活化双信号存在

11. 关于 B 细胞中枢免疫耐受形成的叙述,**错误**的是

    A. 在骨髓中发生

    B. 未成熟 B 细胞与骨髓基质细胞表面自身抗原结合致克隆清除

    C. 未成熟 B 细胞与可溶性自身抗原结合致克隆无能

    D. 自身反应性 B 细胞通过 BCR 受体编辑导致免疫耐受

    E. 基质细胞 MHC 分子参与了免疫耐受的诱导

12. 关于中枢免疫耐受中自身抗原应答的 T 细胞克隆清除的表述,正确的是

    A. $CD4^+CD8^+$ 双阳性 T 细胞经过阳性选择导致 T 细胞克隆清除

    B. $CD4^+CD8^+$ 双阳性 T 细胞经过阴性选择导致 T 细胞克隆清除

    C. $CD4^+$ 或 $CD8^+$ 单阳性 T 细胞经过阳性选择导致 T 细胞克隆清除

    D. $CD4^+$ 或 $CD8^+$ 单阳性 T 细胞经过阴性选择导致 T 细胞克隆清除

    E. $CD4^+CD8^+$ 双阳性 T 细胞经过选择导致 T 细胞克隆清除

13. 关于后天接触抗原致免疫耐受的叙述,**错误**的是

    A. 抗原剂量过高或过低导致免疫耐受

    B. 耐受原一旦建立起免疫耐受,即使其逐渐减弱消失,免疫耐受仍将维持

    C. 口服抗原可致耐受分离

    D. 有些抗原表位易于诱导形成免疫耐受

    E. 抗原单体较其多聚体容易诱导耐受

14. 引起中枢免疫耐受的抗原主要是

    A. 可溶性抗原　　　　　　B. 内源性抗原　　　　　　C. 外源性抗原

    D. 共同自身抗原　　　　　E. 组织特异性自身抗原

15. 可通过解除患者免疫耐受状态进行治疗的疾病是

    A. 慢性病毒性肝炎　　　　B. 呼吸道过敏反应　　　　C. 宿主抗移植物反应

    D. 类风湿关节炎　　　　　E. 移植物抗宿主反应

[B 型题]

(1~3 题共用备选答案)

    A. 仅能由 TD 抗原诱导　　　B. 口服耐受　　　　　　　C. 耐受持续时间短

    D. 仅能由 TI 抗原诱导　　　E. 皮内注射抗原

1. T 细胞耐受

2. B 细胞耐受

3. 耐受分离

（4~7 题共用备选答案）

　　A. 大剂量抗原诱导　　　　　　　　　　B. X 线照射骨髓

　　C. T 细胞在胸腺发育过程中产生　　　　D. 缺乏活化第二信号

　　E. 小剂量抗原诱导

4. 中枢耐受

5. 外周耐受

6. 低带耐受

7. 高带耐受

（8~12 题共用备选答案）

　　A. 机体对自身组织的耐受　　B. 经静脉注入可溶性抗原　　C. 建立免疫耐受

　　D. 免疫缺陷病　　　　　　　E. 消除免疫耐受

8. 自身耐受

9. 获得性耐受

10. 肿瘤患者需要

11. 自身免疫病患者需要

12. 先天性胸腺缺失可致

【名词解释】

1. 免疫耐受（immunological tolerance）

2. 中枢免疫耐受（central immune tolerance）

3. 外周免疫耐受（peripheral immune tolerance）

4. 耐受分离（split tolerance）

5. 克隆无能（clonal anergy）

6. 免疫忽视（immunological ignorance）

【问答题】

1. 列表比较 T 细胞和 B 细胞免疫耐受的特点。

2. 简述中枢免疫耐受形成的主要机制。

3. 简述外周免疫耐受形成的主要机制。

4. 简述抗原因素对后天耐受产生的影响。

参 考 答 案

【单项选择题】

［A 型题］

1. C　　　2. E　　　3. D　　　4. B　　　5. D　　　6. D　　　7. E　　　8. A　　　9. B　　　10. E

11. E　　　12. D　　　13. B　　　14. D　　　15. A

［B 型题］

1. A　　　2. C　　　3. B　　　4. C　　　5. D　　　6. E　　　7. A　　　8. A　　　9. B　　　10. E

11. C　　　12. D

【名词解释】

1. 免疫耐受(immunological tolerance) 指机体免疫系统接受特定抗原作用后所产生的特异性免疫无应答状态,也称负免疫应答。对某种特定抗原产生免疫耐受的个体,对其他抗原仍然具有免疫应答的能力。

2. 中枢免疫耐受(central immune tolerance) 指在胚胎期及出生后未成熟 T、B 细胞在中枢免疫器官与自身抗原结合相互作用后形成的免疫耐受。

3. 外周免疫耐受(peripheral immune tolerance) 指成熟的 T、B 细胞在外周免疫器官与外源性抗原或自身抗原结合相互作用后形成的免疫不应答状态。

4. 耐受分离(split tolerance) 某些抗原经口服可诱导黏膜相关淋巴组织产生分泌型 IgA,形成局部黏膜免疫应答,但却可引起全身性免疫耐受。

5. 克隆无能(clonal anergy) 指缺乏第一信号或第二信号导致的 T 细胞克隆无能和由此引发的 B 细胞克隆无能。

6. 免疫忽视(immunological ignorance) 体内某些组织特异性自身抗原表达水平低下或 APC 提呈的组织特异性自身抗原肽与 T 细胞表面 TCR 之间的亲和力过低,均不能诱导相应自身反应性 T 细胞活化产生免疫应答。这种自身反应性 T 细胞与相应组织特异性自身抗原并存,但不引发免疫应答的状态称为免疫忽视。

【问答题】

1. 列表比较 T 细胞和 B 细胞免疫耐受的特点(习题表 12-1)。

习题表 12-1 T 细胞和 B 细胞免疫耐受的特点

		T 细胞	B 细胞
耐受形成时间		较短,1d 内	较长,1~2 周
耐受维持时间		较长(150d)	较短(50d)
所需抗原量		较少(低带耐受)	较大(高带耐受)
TD 抗原	高剂量	可耐受	可耐受
	低剂量	可耐受	不耐受
TI 抗原	高剂量	不耐受	可耐受
	低剂量	不耐受	不耐受

2. 简述中枢免疫耐受形成的主要机制。

中枢免疫耐受包括 T 细胞在胸腺微环境中对自身组织抗原形成的免疫耐受和 B 细胞在骨髓微环境中对自身组织抗原形成的免疫耐受。

(1) T 细胞在胸腺内的免疫耐受机制:来自骨髓的始祖 T 细胞在胸腺皮质区微环境作用下,首先发育为能够识别各种自身和"非己"抗原的 CD4⁺CD8⁺ 双阳性未成熟胸腺细胞;此种双阳性胸腺细胞经阳性选择,即通过表面 TCR 和 CD4/CD8 分子与胸腺上皮细胞表面自身抗原肽 -MHC Ⅱ / Ⅰ 分子复合物低亲和力结合后,发育为 CD4⁺/CD8⁺ 单阳性未成熟胸腺细胞。上述单阳性胸腺细胞与胸腺树突状细胞表面相应自身抗原肽 -MHC Ⅱ / Ⅰ 分子复合物高亲和力结合后发生凋亡,形成中枢免疫耐受。

(2) B 细胞在骨髓内的免疫耐受机制:骨髓是未成熟 B 细胞发育分化的中枢免疫器官,未成熟 B 细胞可通过"克隆清除""克隆无能"或"受体编辑"等机制对自身抗原产生免疫耐受:①骨髓中未成熟 B 细胞通过表面 BCR(mIgM)与骨髓微环境中基质细胞表面自身抗原高亲和力结合可发生凋亡,导致自身反应性 B 细胞克隆清除。②骨髓中未成熟 B 细胞通过 BCR 与高浓度可溶性自身抗原结合,可因 BCR 表达受阻或功能丧失而处于"无能"状态。③部分自身反应性 B 细胞通过 BCR 受体编辑改变识别特性,使其不再对相应自身抗原产生应答,导致免疫耐受。

3. 简述外周免疫耐受形成的主要机制。

T、B 细胞在中枢免疫器官经过阴性选择后,仍有一定数量自身反应性 T、B 细胞未被有效清除。针对上述存在于体内的自身反应性细胞,机体可通过以下作用机制使其对自身抗原产生免疫耐受。

(1) 克隆无能:包括缺乏第一信号或第二信号导致的 T 细胞克隆无能和由此引发的 B 细胞克隆无能。①缺乏第一信号导致 T 细胞克隆无能:生理条件下,自身组织细胞不表达 MHC Ⅱ类分子,不能将组织特异性自身抗原提呈给 CD4+ 自身反应性 T 细胞,即因缺少活化第一信号而使之处于克隆无能状态。②缺乏第二信号导致 T 细胞克隆无能:未成熟树突状细胞或某些特定器官、组织细胞有可能为组织特异性自身反应性 T 细胞提供活化第一信号;但因其低表达或不表达 B7 等共刺激分子,不能有效产生活化第二信号而使上述自身反应性 T 细胞处于克隆无能状态。③T 细胞克隆无能导致 B 细胞克隆无能:TD 抗原激活 B 细胞需要 CD4+Th 细胞协助。如果上述自身反应性 T 细胞处于无能状态,即使相应 B 细胞接受抗原刺激也不能有效活化,从而呈现免疫无应答状态。

(2) 免疫忽视:体内某些组织特异性自身抗原表达水平低下或 APC 提呈的组织特异性自身抗原肽与 T 细胞表面 TCR 之间的亲和力过低,均不能诱导相应自身反应性 T 细胞活化产生免疫应答。

(3) 调节性 T 细胞诱导的免疫耐受:调节性 T 细胞(Treg)是一类具有负调节作用的 T 细胞,其中自然调节 T 细胞(nTreg)主要通过细胞与细胞直接接触的作用方式发挥免疫抑制作用;诱导性调节 T 细胞(iTreg)主要通过释放 TGF-β 和 IL-10 等细胞因子抑制树突状细胞成熟和自身反应性 T 细胞活化,形成免疫无能的耐受状态。

(4) 免疫豁免:存在于免疫豁免部位的组织特异性自身抗原,如眼晶状体蛋白、眼葡萄膜色素蛋白和精子等,可通过局部组织构成的物理屏障与外周自身反应性淋巴细胞隔离导致免疫耐受;也可通过免疫屏障,即通过免疫豁免部位组织细胞高表达 FasL 或 TGF-β,使表达相应受体的自身反应性淋巴细胞发生凋亡或失活导致免疫耐受。

4. 简述抗原因素对后天耐受产生的影响。

(1) 抗原的性状:通常小分子可溶性、非聚合状态的抗原(如血清蛋白)多为耐受原。此类小分子可溶性抗原在体内可能不易被 APC 摄取,因而不能有效刺激 T 细胞活化,结果导致免疫无反应性。高浓度耐受原(如某些多糖)也可通过对 B 细胞表面 BCR 的全面封闭作用而使之无法产生相应的体液免疫应答。

(2) 抗原的剂量:诱导耐受与抗原的种类和剂量有关。TD 抗原无论剂量高低均可诱导 T 细胞产生耐受;低剂量 TD 抗原和 TI 抗原均不能诱导 B 细胞产生耐受,只有高剂量的 TD 抗原或 TI 抗原才能诱导 B 细胞产生耐受。

(3) 抗原的注射途径:通常抗原经静脉注射最易诱导机体产生免疫耐受,腹腔注射次之,皮下和肌内注射最难。此外,某些抗原经口服可诱导黏膜相关淋巴组织产生分泌型 IgA,形成局部黏膜免疫应答,但却可引起全身性免疫耐受,即"耐受分离"。

(4) 抗原的持续存在:耐受原持续存在是维持机体免疫耐受状态的重要条件之一。若耐受原在体内消失,则原来已经建立的免疫耐受也将逐渐减弱甚至消失。

(5) 抗原表位的特点:有些抗原表位易于诱导形成免疫耐受,如鸡卵溶菌酶,其 N 端氨基酸构成的表位能诱导具有抑制作用的 T 细胞活化,将天然鸡卵溶菌酶注射到 H-2b 小鼠体内,可诱导免疫耐受;若将鸡卵溶菌酶 N 端 3 个氨基酸去除后免疫小鼠,可诱导免疫应答。

(胡 洁)

第十三章　超 敏 反 应

【单项选择题】

[A 型题]

1. 可释放介导I型超敏反应的生物活性物质的细胞是
   A. 巨噬细胞　　　　　　　　　B. 单核细胞　　　　　　　　　C. 肥大细胞
   D. B 细胞　　　　　　　　　　E. 中性粒细胞

2. 表面具有高亲和力 FcεRⅠ的细胞是
   A. 单核细胞、巨噬细胞　　　　B. 中性粒细胞、肥大细胞　　　C. 中性粒细胞、嗜碱性粒细胞
   D. 肥大细胞、嗜碱性粒细胞　　E. 嗜酸性粒细胞、嗜碱性粒细胞

3. 介导I型超敏反应即刻 / 早期相反应的最主要介质是
   A. 组胺　　　　　　　　　　　B. 白三烯　　　　　　　　　　C. 肝素
   D. 腺苷酸环化酶　　　　　　　E. 血小板活化因子

4. 在特异性变应原脱敏治疗中,诱导机体产生的特异性封闭抗体是
   A. IgG 类抗体　　　　　　　　B. IgM 类抗体　　　　　　　　C. IgA 类抗体
   D. IgE 类抗体　　　　　　　　E. IgD 类抗体

5. 与I型超敏反应发生**无关**的物质是
   A. 组胺　　　B. 备解素　　　C. 激肽　　　D. 白三烯　　　E. 前列腺素

6. I型超敏反应所**不具备**的特点是
   A. 主要激发 Th2 细胞应答　　　　　　　　B. 需要特异性 IgE 介导产生
   C. 可通过激活补体系统引发过敏性炎症反应　D. 可引发早期相和晚期相反应
   E. 有明显的个体差异和遗传倾向

7. 介导I型超敏反应的抗体是
   A. IgG　　　　B. IgE　　　　C. IgA　　　　D. IgD　　　　E. IgM

8. 诱导 B 细胞产生特异性 IgE 抗体的细胞因子是
   A. IL-1　　　　B. IL-2　　　　C. IL-5　　　　D. IL-3　　　　E. IL-4

9. 与I型超敏反应发生**无关**的免疫细胞是
   A. B 细胞　　　　　　　　　　B. Th2 细胞　　　　　　　　　C. Th1 细胞
   D. 嗜碱性粒细胞　　　　　　　E. 肥大细胞

10. 与Ⅱ型超敏反应发生**无关**的免疫细胞或分子是
    A. IgG　　　　　　　　　　　B. IgM　　　　　　　　　　　C. 补体系统
    D. 巨噬细胞　　　　　　　　　E. 效应性 T 细胞

11. 参与Ⅱ型超敏反应的成分主要是
    A. 肥大细胞、嗜碱性粒细胞及致敏淋巴细胞　B. 抗原、效应性 T 细胞和巨噬细胞
    C. 抗原、抗体、补体及巨噬细胞　　　　　　D. 抗原、抗体及抗原 - 抗体复合物
    E. 抗原、效应性 CTL 和 NK 细胞

12. Rh 血型不合引起的新生儿溶血症多发生于
    A. Rh^- 母亲再次妊娠,血型为 Rh^+ 新生儿　B. Rh^- 母亲再次妊娠,血型为 Rh^- 新生儿
    C. Rh^- 母亲首次妊娠,血型为 Rh^+ 新生儿　D. Rh^+ 母亲首次妊娠,血型为 Rh^+ 新生儿
    E. Rh^- 母亲首次妊娠,血型为 Rh^- 新生儿

13. 预防 Rh⁻ 母亲再次妊娠时发生 Rh 血型不合新生儿溶血症的方法是
    A. 给新生儿注射抗 Rh 抗体
    B. 给新生儿输入母亲的红细胞
    C. 分娩后 72h 内给产妇注射抗 Rh 抗体
    D. 用免疫抑制剂抑制母体产生抗 Rh 抗体
    E. 用过量 Rh 抗原中和母体内的抗 Rh 抗体

14. 能使胎儿或新生儿 Rh⁺ 红细胞发生溶解破坏的抗体是
    A. IgE 亲细胞性抗体   B. IgG 免疫血型抗体   C. IgM 免疫血型抗体
    D. IgG 天然血型抗体   E. IgM 天然血型抗体

15. 可与类风湿因子特异性结合的物质是
    A. 自身 IgG 分子   B. 自身 IgM 分子   C. 自身变性 IgE 分子
    D. 自身变性 IgM 分子   E. 自身变性 IgG 分子

16. Ⅲ型超敏反应的重要病理学特征为
    A. 嗜酸性粒细胞浸润   B. 单个核细胞浸润和组织细胞损伤
    C. 充血水肿、局部坏死和中性粒细胞浸润   D. 嗜碱性粒细胞浸润
    E. 淋巴细胞浸润

17. Ⅲ型超敏反应发生的始动因素是
    A. 免疫复合物在血管基底膜或组织间隙沉积   B. 免疫复合物激活补体系统
    C. 中性粒细胞募集活化释放酶类物质   D. 中分子可溶性循环免疫复合物形成
    E. 小分子可溶性免疫复合物形成

18. 局部反复注射胰岛素可引起
    A. 速发型超敏反应   B. 细胞毒型超敏反应   C. 免疫复合物型超敏反应
    D. 迟发型超敏反应   E. 抗体刺激型超敏反应

19. 临床常见能够引发Ⅳ型超敏反应性疾病的原因是
    A. 注射抗毒素血清   B. 局部反复注射胰岛素
    C. 溶血性链球菌感染   D. 结核分枝杆菌等胞内寄生菌感染
    E. 中分子循环免疫复合物形成和沉积

20. 迟发型超敏反应的组织病理学特点是
    A. 以中性粒细胞浸润为主的炎症反应
    B. 以嗜酸性粒细胞浸润为主的炎症反应
    C. 补体系统激活介导产生的炎症反应和损伤
    D. 以肥大细胞浸润为主的炎症反应
    E. 以单个核细胞浸润和组织细胞损伤为主的炎症反应

21. 无抗体参与的超敏反应是
    A. Ⅰ型超敏反应   B. Ⅱ型超敏反应   C. Ⅲ型超敏反应
    D. Ⅳ型超敏反应   E. Ⅱ和Ⅲ型超敏反应

22. 关于青霉素引起超敏反应的描述,**错误**的是
    A. 可引起Ⅰ、Ⅱ、Ⅲ或Ⅳ型超敏反应   B. 皮试阳性者可采用脱敏注射
    C. 初次注射也可引起过敏反应   D. 个体差异明显
    E. 青霉噻唑和青霉烯酸为半抗原

[B 型题]

(1~13 题共用备选答案)
    A. Ⅰ型超敏反应   B. Ⅱ型超敏反应   C. Ⅲ型超敏反应

D. Ⅳ型超敏反应　　　　　　　E. Ⅱ、Ⅲ型超敏反应

1. 接触性皮炎属于

2. 药物过敏性休克属于

3. 阿蒂斯反应属于

4. 过敏性鼻炎属于

5. 链球菌感染后肾小球肾炎属于

6. 输血反应属于

7. 类风湿关节炎属于

8. 结核空洞形成属于

9. IgE 参与的超敏反应属于

10. T 细胞介导的超敏反应属于

11. 以细胞溶解为主的超敏反应属于

12. 肺出血 - 肾炎综合征属于

13. 过敏性哮喘属于

(14~17 题共用备选答案)

　　A. 类风湿因子　　　　　　　B. 免疫复合物　　　　　　　C. ABO 血型不符
　　D. 结核菌素皮试阳性　　　　E. IgE 抗体

14. 属于Ⅳ型超敏反应的是

15. 与肾小球肾炎发病机制有关的是

16. 可引起输血反应的原因有

17. 参与类风湿关节炎发生的抗体

(18~21 题共用备选答案)

　　A. 中分子循环免疫复合物沉积激活血小板　　　B. NK 细胞通过 ADCC 效应杀伤靶细胞
　　C. 肥大细胞释放生物活性介质　　　　　　　　D. CD4⁺ Th1 细胞介导
　　E. 小分子可溶性免疫复合物形成

18. 与Ⅰ型超敏反应有关的是

19. 与Ⅱ型超敏反应有关的是

20. 与Ⅲ型敏反应有关的是

21. 与Ⅳ型超敏反应有关的是

(22~25 题共用备选答案)

　　A. 花粉　　　　　　　　　　B. 油漆　　　　　　　　　　C. 自身变性 IgG 分子
　　D. Rh 血型抗原　　　　　　E. 内啡肽

22. 可引起Ⅰ型超敏反应的变应原是

23. 可引起Ⅱ型超敏反应的变应原是

24. 可引起Ⅲ型敏反应的变应原是

25. 可引起Ⅳ型超敏反应的变应原是

(26~30 题共用备选答案)

　　A. 速发型超敏反应　　　　　B. 迟发型超敏反应　　　　　C. 抗体刺激型超敏反应
　　D. 细胞毒型超敏反应　　　　E. 血管炎型超敏反应

26. 结核分枝杆菌等胞内寄生菌感染属于

27. 新生儿溶血症属于

28. 格雷夫斯病属于

29. 类阿蒂斯反应属于

30. 血清过敏性休克属于

【名词解释】

1. 超敏反应（hypersensitivity）
2. 变应原（allergen）
3. 阿蒂斯反应（Arthus reaction）
4. 血清病（serum disease）
5. 类风湿因子（rheumatoid factor，RF）
6. 接触性皮炎（contact dermatitis）
7. 新生儿溶血症（neonatal hemolysis disease）
8. 特异性变应原脱敏疗法（specific allergen desensitization）
9. 传染性迟发型超敏反应（infectious delayed type hypersensitivity）
10. 抗体刺激型超敏反应（antibody stimulating-type allergic reactions）

【问答题】

1. 简述青霉素过敏性休克的发生机制和防治原则。
2. 简述Ⅱ型超敏反应的发生机制。
3. 简述Ⅲ型超敏反应的发生机制和常见疾病。
4. 以结核分枝杆菌感染为例，试述Ⅳ型超敏反应的发生机制。
5. 比较 ABO 血型不合和 Rh 血型不合引起新生儿溶血症的特点、发生机制和预防措施。
6. 比较四型超敏反应的特点。

参 考 答 案

【单项选择题】

[A 型题]

1. C	2. D	3. A	4. A	5. B	6. C	7. B	8. E	9. C	10. E
11. C	12. A	13. C	14. B	15. E	16. C	17. D	18. C	19. D	20. E
21. D	22. B								

[B 型题]

1. D	2. A	3. C	4. A	5. E	6. B	7. C	8. D	9. A	10. D
11. B	12. B	13. A	14. D	15. B	16. C	17. A	18. C	19. B	20. A
21. D	22. A	23. D	24. C	25. B	26. B	27. D	28. C	29. E	30. A

【名词解释】

1. 超敏反应（hypersensitivity） 指机体接受某些抗原刺激后，再次接触相同抗原时，发生的一种以机体生理功能紊乱或组织细胞损伤为主的适应性免疫应答。

2. 变应原（allergen） 指能够选择性诱导机体产生特异性 IgE 抗体引起过敏反应的抗原性物质。天然变应原大多为相对分子量较小（10~20kD）的可溶性蛋白质抗原。

3. 阿蒂斯反应（Arthus reaction） 是一种实验性局部Ⅲ型超敏反应。1903 年 Arthus 发现用马血清经皮下反复免疫家兔数周后，当再次注射马血清时可在注射局部出现红肿、出血、坏死等剧烈炎症反应，此种现象被称为阿蒂斯反应。

4. 血清病(serum disease)　是一种由抗毒素与相应抗体结合形成的循环免疫复合物引起的全身性Ⅲ型超敏反应性疾病。通常在初次大量注射抗毒素(马血清)后1~2周发生,其主要临床症状是发热、皮疹、淋巴结肿大、关节肿痛或一过性蛋白尿等。血清病病程短,具有自限性,停止注射抗毒素后症状可自行消退。

5. 类风湿因子(rheumatoid factor,RF)　是自身变性IgG分子刺激机体产生的自身抗体,以IgM为主,也可以是IgG或IgA类抗体。它们与自身变性IgG分子结合形成循环免疫复合物后反复沉积于小关节滑膜时,可引起类风湿关节炎等免疫复合物病。

6. 接触性皮炎(contact dermatitis)　为典型的接触性迟发型超敏反应。通常是由于接触小分子的半抗原物质,如油漆、染料、农药、化妆品和某些药物等引起。小分子半抗原与体内蛋白质结合形成完全抗原,经朗格汉斯细胞摄取、提呈给T细胞,并刺激效应性T细胞的产生。机体再次接触相同抗原时发生的以皮肤损伤(红肿、皮疹、水肿)为主要特征的Ⅳ型超敏反应。

7. 新生儿溶血症(neonatal hemolysis disease)　可由Rh母子间血型不合引起。当体内产生Rh抗体的母亲妊娠或再次妊娠且胎儿血型为Rh⁺时,母体内的Rh抗体便可通过胎盘进入胎儿体内,与其红细胞表面相应Rh抗原结合使之溶解破坏,引起流产、死产或发生新生儿溶血症。母子间ABO血型不合也可引起新生儿溶血症,但症状较轻。

8. 特异性变应原脱敏疗法(specific allergen desensitization)　是对已查明而难以避免接触(经呼吸道进入)的变应原,如花粉、尘螨等,可采用小剂量(不足以引发临床症状)、间隔较长时间(开始数周,以后数月)、反复多次皮下注射相应变应原,诱导患者产生大量变应原特异性IgG抗体的脱敏治疗方法。

9. 传染性迟发型超敏反应(infectious delayed type hypersensitivity)　胞内寄生菌、病毒和某些真菌感染可使机体发生Ⅳ型超敏反应。由于该种超敏反应是在感染过程中发生的,故称传染性迟发型超敏反应。

10. 抗体刺激型超敏反应(antibody stimulating-type allergic reactions)　是一种特殊的Ⅱ型超敏反应,针对组织细胞表面抗原的特异性抗体与组织细胞结合后,并不引起组织细胞的破坏,而是刺激该细胞的功能,导致功能紊乱,如毒性弥漫性甲状腺肿(Graves disease),俗称甲亢。

【问答题】

1. 简述青霉素过敏性休克的发生机制和防治原则。

青霉素过敏性休克属于Ⅰ型超敏反应,其发生机制分3个阶段。①致敏阶段,青霉素本身无免疫原性,但其降解产物青霉烯酸或青霉噻唑醛酸进入体内与组织蛋白结合后形成完全抗原具有免疫原性,可诱导特异性B细胞产生IgE抗体。IgE以其Fc段与肥大细胞和嗜碱性粒细胞表面相应的FcεR I结合,使机体处于对该变应原的致敏状态。②激发阶段,当青霉素或其降解产物再次进入体内与组织蛋白结合后,可通过与致敏肥大细胞/嗜碱性粒细胞表面两个或两个以上相邻IgE结合,使膜表面FcεR I交联,激发致敏细胞脱颗粒,释放/合成分泌组胺、激肽原酶,白三烯、前列腺素D2和细胞因子等一系列生物活性介质。③效应阶段,释放的生物活性介质作用于效应组织和器官,引起局部或全身过敏反应,表现为平滑肌收缩,毛细血管扩张、通透性增加,腺体分泌增多等效应。青霉素主要引发即刻/早期相反应。此种反应通常在接触变应原后数秒钟内发生,持续数小时。患者可因组胺等血管活性物质大量释放,使全身毛细血管床开放、导致有效血容量减少,出现呼吸困难、恶心呕吐、血压下降和全身循环衰竭等临床症状,重者可发生过敏性休克甚至死亡。

临床使用青霉素前必须进行皮肤试验,皮试阳性者不得使用;因青霉素在弱碱性溶液中易形成青霉烯酸,故青霉素溶液应用前配制,放置2h后不得使用。药物主要用于对症治疗:肾上腺素可解除支气管平滑肌痉挛,使外周毛细血管收缩、血压升高,是抢救过敏性休克最重要的药物之一;葡萄糖酸钙和维生素C除具有解除痉挛、降低毛细血管通透性作用外,还可减轻皮肤黏膜的炎症反应。

2. 简述Ⅱ型超敏反应的发生机制。

Ⅱ型超敏反应又称细胞毒型或细胞溶解型超敏反应,是由IgG或IgM类抗体与靶细胞表面相应抗原结合后,在补体、吞噬细胞和NK细胞的参与下,引起的以细胞溶解或组织损伤为主的病理性免疫反应。此外还包括一类特殊的Ⅱ型超敏反应,即抗体刺激型和抗体阻抑型超敏反应。具体发生机制如下:

(1) 靶细胞及其表面抗原:正常组织细胞、改变的自身组织细胞和被抗原或抗原表位结合修饰的自身组织细胞,均可成为Ⅱ型超敏反应中被攻击杀伤的靶细胞。靶细胞表面的抗原主要包括:①正常存在于血细胞表面的同种异型抗原,如 ABO 血型抗原、Rh 抗原和 HLA 抗原。②外源性抗原与正常组织细胞之间具有的共同抗原,如链球菌胞壁成分与心脏瓣膜、关节组织糖蛋白之间的共同抗原。③感染和理化因素所致改变的自身抗原。④结合在自身组织细胞表面的药物抗原表位或抗原 - 抗体复合物。

(2) 靶细胞损伤机制:参与Ⅱ型超敏反应的抗体主要是 IgG 和 IgM 类抗体。上述抗体与相应靶细胞特异性结合后,在补体、吞噬细胞和 NK 细胞参与下,可通过以下作用机制使靶细胞损伤:①IgG 和 IgM 类抗体具有补体 C1q 结合点,与靶细胞表面相应抗原结合后,可通过激活补体经典途径在靶细胞膜上形成 C5b6789n 攻膜复合物,或在补体裂解产物 C3b 和吞噬细胞参与下,通过调理作用溶解破坏靶细胞。②IgG 抗体与靶细胞表面相应抗原结合后,其 Fc 段与巨噬细胞、中性粒细胞和 NK 细胞等效应细胞表面相应受体(FcγR)结合,通过调理作用和 / 或 ADCC 作用,溶解破坏靶细胞。③抗细胞表面受体的自身抗体与细胞表面相应受体结合,可导致靶细胞功能亢进或功能低下,但无炎症现象和细胞损伤。

3. 简述Ⅲ型超敏反应的发生机制和常见疾病。

Ⅲ型超敏反应又称免疫复合物型或血管炎型超敏反应,是由中等大小可溶性免疫复合物沉积于局部或全身毛细血管基底膜及组织间隙后,通过激活补体并在血小板、嗜碱性粒细胞和中性粒细胞的参与下,引起的以充血水肿、中性粒细胞浸润和局部坏死为主要特征的炎症反应和组织损伤。

(1) 中等大小可溶性免疫复合物形成:血液循环中可溶性抗原与相应 IgG、IgM 或 IgA 类抗体结合,可形成抗原 - 抗体复合物,即免疫复合物。只有当抗原(或抗体)量略多于抗体(或抗原)时形成的中等大小可溶性免疫复合物才能随血液循环播散,并可能沉积在不同组织部位,引起Ⅲ型超敏反应。

(2) 中等大小可溶性免疫复合物的沉积:中等大小循环免疫复合物在血管基底膜上的沉积是造成组织损伤的重要原因。影响循环免疫复合物沉积的原因:吞噬细胞功能低下或补体成分缺陷、血管活性胺类物质的作用以及局部解剖和血流动力学的作用。

(3) 免疫复合物沉积后引起的组织损伤

1) 补体系统的作用:免疫复合物激活补体经典途径产生的过敏毒素具有以下作用:①直接使嗜碱性粒细胞和肥大细胞脱颗粒释放组胺等炎性介质引起局部水肿。②吸引中性粒细胞聚集在免疫复合物沉积部位促进局部炎症反应。补体攻膜复合物在局部组织细胞表面形成后,通过细胞溶解作用加重组织细胞损伤。

2) 中性粒细胞的作用:中性粒细胞浸润是Ⅲ型超敏反应病理组织学的主要特征之一。局部聚集的中性粒细胞在吞噬免疫复合物过程中通过释放蛋白水解酶、胶原酶、弹性纤维酶和碱性蛋白等,使血管基底膜和周围组织细胞发生损伤。

3) 血小板的作用:免疫复合物和 C3b 可使血小板活化产生 5- 羟色胺等血管活性胺类物质,导致血管扩张,通透性增强,引起充血和水肿;同时局部血小板聚集并通过激活凝血机制形成微血栓,可导致局部组织缺血、出血和组织坏死。

临床常见疾病分为局部免疫复合物病和全身性免疫复合物病。局部免疫复合物病,即类阿蒂斯反应可见于胰岛素依赖型糖尿病患者以及因长期吸入某种真菌孢子或含有小分子动植物蛋白的粉尘导致的超敏反应性肺炎。全身性免疫复合物病包括血清病、链球菌感染后肾小球肾炎和类风湿关节炎。

4. 以结核分枝杆菌感染为例,试述Ⅳ型超敏反应的发生机制。

结核分枝杆菌等胞内寄生菌感染可使机体发生Ⅳ型超敏反应。结核病时肺空洞形成和干酪样坏死均与迟发型超敏反应有关。结核分枝杆菌抗原物质经 APC 加工处理后,能以抗原肽 -MHC Ⅱ/ Ⅰ类分子复合物形式表达于 APC 表面,供抗原特异性 CD4+Th1 细胞和 CD8+CTL 识别并使之活化,产生效应性 CD4+Th1 和 CD8+CTL。效应性 T 细胞、巨噬细胞及所产生的细胞因子和细胞毒性介质与炎症反应和组织损伤有关。

(1) Th1 细胞介导的炎症反应和组织损伤:效应性 Th1 细胞与抗原提呈细胞表面相应抗原作用后,可通过释放 IFN-γ、TNF-α、TNF-β、IL-2、IL-3 和 GM-CSF 等细胞因子,产生以单核细胞和淋巴细胞浸润为主的炎症反应。其中:①IL-3 和 GM-CSF 可刺激骨髓生成单核细胞,使外周巨噬细胞数量增加。②TNF-α/β 可活化局部血管内皮细胞,使其表面黏附分子表达增高,同时分泌 IL-8 和 MCP-1 等趋化因子,促使血液中吞噬细胞和淋巴细胞与血管内皮细胞黏附,进而迁移外渗,聚集在抗原存在部位,参与炎症反应;局部高浓度 TNF-α 和 TNF-β 也可直接对周围组织细胞产生细胞毒作用,引起组织损伤。③IFN-γ 可激活巨噬细胞,增强其吞噬杀伤功能;并能诱导巨噬细胞合成分泌 IL-1、IL-6、血小板活化因子、前列腺素和溶酶体酶等一系列促炎细胞因子和其他炎性介质,引发迟发型超敏反应产生病理性免疫损伤。④IL-2 可促进抗原特异性 T 细胞增殖,具有增强和扩大迟发型超敏反应的作用。

(2) CTL 介导的细胞毒性作用:效应性 CTL 与靶细胞表面相应抗原结合作用后,可通过释放穿孔素和颗粒酶等介质,使靶细胞溶解破坏或发生凋亡;也可通过其表面 FasL 与靶细胞表面 Fas 结合或通过分泌大量 TNF-α,使靶细胞发生凋亡。

5. 比较 ABO 血型不合和 Rh 血型不合引起新生儿溶血症的特点、发生机制和预防措施。

(1) ABO 血型不合引起的新生儿溶血症:①特点,多发生于 O 型血母亲所分娩的 A 型或 B 型血新生儿,临床症状较轻。②发生机制,母体内 IgM 类天然血型抗体不能通过胎盘屏障进入胎儿体内,与新生儿溶血症的发生无关。分娩时少量进入母体内的胎儿红细胞,可通过表面 A 或 B 血型物质刺激母体产生 IgG 类抗 A 或抗 B 抗体。此种 IgG 类血型抗体能够通过胎盘进入胎儿体内,使红细胞溶解破坏引起新生儿溶血症。但是胎儿体内除红细胞外,在其血清或某些组织中也存在 A、B 血型物质,它们能与红细胞表面 A 或 B 血型物质竞争结合 IgG 类血型抗体,从而使新生儿溶血症症状减轻。③预防措施,目前尚无有效的预防办法。

(2) Rh 血型不合引起的新生儿溶血症:①特点,发生于 Rh⁻ 血型母亲所分娩的 Rh⁺ 血型新生儿,尤其多见于再次妊娠所分娩的新生儿。临床表现为流产或出生后发生严重溶血,甚至死亡。②发生机制,血型为 Rh⁻ 的母亲由于输血、流产或分娩等原因接受 Rh⁺ 红细胞表面相应抗原刺激后可产生 Rh 抗体。此类免疫血型抗体为 IgG 类抗体,可通过胎盘进入胎儿体内。当体内产生 Rh 抗体的母亲妊娠或再次妊娠且胎儿血型为 Rh⁺ 时,母体内的 Rh 抗体便可通过胎盘进入胎儿体内,与其红细胞表面相应 Rh 抗原结合使之溶解破坏,引起流产、死产或发生新生儿溶血症。③预防措施,产后 72h 内给母体注射 Rh 抗体及时清除进入母体内的 Rh⁺ 红细胞,可有效预防再次妊娠时发生新生儿溶血症。

6. 比较四型超敏反应的特点(习题表 13-1)。

习题表 13-1 四型超敏反应的特点

超敏反应分型	参与的免疫分子和细胞	发生机制	临床常见疾病
I型超敏反应(速发型)	IgE 肥大细胞 嗜碱性粒细胞	1. 变应原刺激机体产生 IgE,IgE 与肥大细胞或嗜碱性粒细胞表面 IgE FcR 结合而使其致敏 2. 变应原再次进入,与致敏细胞表面 IgE 桥联结合,导致 FcεRI 交联 3. 致敏细胞脱颗粒,释放生物活性物质 4. 作用于效应器官,引起临床症状	过敏性休克 支气管哮喘 过敏性鼻炎 食物过敏症 荨麻疹
II型超敏反应(细胞毒型)	IgG、IgM 补体系统 巨噬细胞 NK 细胞	1. 细胞表面抗原或与吸附在细胞表面的抗原/半抗原与抗体结合 2. 激活补体形成攻膜复合物导致细胞溶解破坏 3. 通过调理吞噬作用杀伤靶细胞 4. 通过 ADCC 作用杀伤靶细胞 5. 细胞表面激素/神经递质受体与相应抗体结合,介导细胞功能亢进/低下	输血反应 新生儿溶血病 自身免疫溶血性贫血 药物过敏血细胞减少 肺出血-肾炎综合征 毒性弥漫性甲状腺肿 重症肌无力
III型超敏反应(免疫复合物型)	IgG、IgM、IgA 补体 中性粒细胞 嗜碱性粒细胞 肥大细胞 血小板	1. 中等大小免疫复合物沉积于血管基底膜或其他组织间隙 2. 激活补体,使嗜碱性粒细胞或血小板释放血管活性胺类物质,导致血管通透性增强,引起局部水肿 3. 中性粒细胞聚集,释放溶酶体酶,使局部组织细胞溶解坏死 4. 活化血小板,微血栓形成,导致局部缺血、淤血、出血和组织坏死	类阿蒂斯反应 血清病 类风湿关节炎 链球菌感染后肾小球肾炎

续表

超敏反应分型	参与的免疫 分子和细胞	发生机制		临床常见疾病
Ⅳ型超敏反应 （迟发型）	CD4⁺Th1 细胞 及其分泌的细 胞因子 CD8⁺CTL 及其 分泌的细胞毒 性介质	1.	抗原激活 T 细胞,使之增殖分化为效应性 Th1 细胞和效应 性 CTL 细胞	传染性迟发型超敏 反应
		2.	效应性 Th1 细胞通过释放细胞因子引起炎症反应或迟发型 超敏反应	接触性皮炎 移植排斥反应
		3.	效应性 CTL 通过释放细胞毒性物质使靶细胞溶解破坏或 凋亡	

（刘　平）

第十四章　自身免疫病

【单项选择题】

[A 型题]

1. 与自身免疫病发生相关的主要原因是

    A. 机体免疫监视功能失调　　　　　　　B. 机体免疫调节功能失调

    C. 机体免疫防御功能失调　　　　　　　D. 机体自身免疫耐受机制失调或破坏

    E. 机体免疫系统发育障碍或损伤

2. 有关自身免疫的叙述,**错误**的是

    A. 正常人体内有一定数量自身反应性 T、B 细胞克隆存在

    B. 正常人体内存在多种天然自身抗体

    C. 生理状态下自身免疫应答对维持机体自身稳定具有重要意义

    D. 自身免疫耐受机制失调可导致自身组织器官损伤或功能异常

    E. 机体对自身抗原产生免疫应答是一种免疫病理现象

3. 自身免疫病所**不具备**的特征是

    A. 具有遗传倾向

    B. 男性发病率高于女性

    C. 反复发作和慢性迁延

    D. 病情转归与自身免疫应答强度相关

    E. 患者体内可检出高效价自身抗体和 / 或自身反应性 T 细胞

4. 属于自身免疫病的是

    A. 艾滋病　　　　　　　　B. 白血病　　　　　　　　C. 类风湿关节炎

    D. 流行性乙型脑炎　　　　E. 多发性骨髓瘤

5. 属于器官特异性自身免疫病的是

    A. 类风湿关节炎　　　　　B. 系统性红斑狼疮　　　　C. 强直性脊柱炎

    D. 2 型糖尿病　　　　　　E. 多发性硬化症

6. 属于系统性自身免疫病的是

    A. 桥本甲状腺炎　　　　　　　　　　　　B. 类风湿关节炎

    C. 自身免疫性溶血性贫血　　　　　　　　D. 弥漫性毒性甲状腺肿

    E. 重症肌无力

7. 与桥本甲状腺炎发生相关的自身抗体是
   A. 抗甲状腺细胞的抗体
   B. 抗甲状腺细胞微粒体的抗体
   C. 抗促甲状腺激素受体的抗体
   D. 抗甲状腺球蛋白的抗体
   E. 抗甲状腺素抗体

8. **不属于**隐蔽抗原的是
   A. 精子
   B. 组织相容性抗原
   C. 脑组织
   D. 甲状腺球蛋白
   E. 眼晶状体

9. 与风湿性心脏病发病机制有关的因素是
   A. 隐蔽抗原释放
   B. 分子模拟
   C. 抗原表位扩展
   D. 免疫忽视打破
   E. 自身抗原改变

10. 超抗原引起自身免疫病的机制是
    A. 隐蔽抗原释放
    B. 自身抗原改变
    C. 分子模拟
    D. 抗原表位扩展
    E. T、B 细胞旁路活化

11. 与自身免疫病发生**无关**的抗原因素是
    A. 隐蔽抗原释放
    B. 自身抗原性质改变
    C. 共同抗原引起交叉反应
    D. 抗原交叉提呈
    E. 抗原表位扩展

12. **不属于**自身免疫病发病相关的免疫细胞和组织因素的是
    A. T、B 细胞旁路活化
    B. 调节性 T 细胞异常
    C. 自身反应性 T 细胞克隆清除
    D. MHC 分子表达异常
    E. 共刺激分子表达异常

13. 与强直性脊柱炎密切相关的 HLA 分子是
    A. HLA-A5
    B. HLA-B5
    C. HLA-B7
    D. HLA-B27
    E. HLA-DR3

14. 与 1 型糖尿病相关的 HLA 分子是
    A. HLA-DR3
    B. HLA-DR5
    C. HLA-B7
    D. HLA-B27
    E. HLA-DQ

15. 携带 HLA-DR5 的个体易患的自身免疫病是
    A. 类风湿关节炎
    B. 重症肌无力
    C. 多发性硬化症
    D. 桥本甲状腺炎
    E. 系统性红斑狼疮

16. 自身免疫病的组织损伤机制是
    A. Ⅰ、Ⅱ、Ⅲ型超敏反应
    B. Ⅱ、Ⅲ、Ⅳ型超敏反应
    C. Ⅲ、Ⅳ型超敏反应
    D. Ⅰ、Ⅱ、Ⅳ型超敏反应
    E. Ⅱ、Ⅲ型超敏反应

17. 与Ⅲ型超敏反应发生机制相关的自身免疫病是
    A. 自身免疫性溶血性贫血
    B. 毒性弥漫性甲状腺肿
    C. 1 型糖尿病
    D. 重症肌无力
    E. 系统性红斑狼疮

18. 与Ⅱ型超敏反应发生机制相关的自身免疫病是
    A. 强直性脊柱炎
    B. 类风湿关节炎
    C. 重症肌无力
    D. 交感性眼炎
    E. 1 型糖尿病

19. 由Ⅳ型超敏反应引起的自身免疫病是
    A. 自身免疫性溶血性贫血
    B. 毒性弥漫性甲状腺肿
    C. 重症肌无力
    D. 系统性红斑狼疮
    E. 多发性硬化症

20. 重症肌无力的自身抗原是
    A. 平滑肌
    B. 乙酰胆碱受体
    C. 胰岛素受体
    D. 核蛋白
    E. 血小板

21. 刺激机体产生类风湿因子的抗原是
    A. 自身变性 IgA 分子　　　　　B. 自身变性 IgM 分子　　　　　C. 自身变性 IgG 分子
    D. 自身变性 IgE 分子　　　　　E. 自身变性 IgD 分子

22. 一年轻女性患者脸部近来出现明显蝶形红斑,伴有发热、关节疼痛。应考虑的疾病是
    A. 荨麻疹　　　　　　　　　　B. 特应性湿疹　　　　　　　　C. 多发性硬化症
    D. 系统性红斑狼疮　　　　　　E. 类风湿关节炎

23. 自身免疫病最理想的治疗方法是
    A. 重建对自身抗原的特异性免疫耐受　　　　　B. 激素替代疗法
    C. 抗炎疗法　　　　　　　　　　　　　　　　D. 抑制细胞代谢
    E. 免疫生物疗法

[B 型题]

(1~2 题共用备选答案)
    A. 重症肌无力　　　　　　　　B. 青霉素过敏　　　　　　　　C. 系统性红斑狼疮
    D. 流行性出血热　　　　　　　E. 支原体肺炎

1. 属于系统性自身免疫病的是

2. 属于器官特异性自身免疫病的是

(3~4 题共用备选答案)
    A. 精子　　　　　　　　　　　B. 大肠埃希菌　　　　　　　　C. 类风湿因子
    D. EB 病毒　　　　　　　　　　E. A 族链球菌

3. 属于隐蔽抗原的是

4. 与人心肌肌球蛋白有共同抗原的是

(5~7 题共用备选答案)
    A. 隐蔽抗原释放引起　　　　　B. 修饰抗原产生引起　　　　　C. 抗独特型抗体引起
    D. 抗血型抗体所致　　　　　　E. 交叉反应抗体引起

5. 交感性眼炎发生的原因是

6. 输血反应发生的原因是

7. A 族链球菌感染后导致心肌细胞损伤的原因是

(8~10 题共用备选答案)
    A. HLA-DR3　　　　B. HLA-DR4　　　　C. HLA-DR2　　　　D. HLA-B27　　　　E. HLA-DR5

8. 与多发性硬化症发生有关的 HLA 分子主要是

9. 与强直性脊柱炎发生有关的 HLA 分子主要是

10. 与桥本甲状腺炎发生有关的 HLA 分子主要是

(11~12 题共用备选答案)
    A. 自身变性 IgG 分子　　　　　B. 促甲状腺激素受体　　　　　C. 甲状腺球蛋白
    D. 乙酰胆碱受体　　　　　　　E. 自身细胞核抗原

11. 引发类风湿关节炎的自身抗原是

12. 引发毒性弥漫性甲状腺肿的自身抗原是

【名词解释】

1. 自身免疫病(autoimmune disease,AID)

2. 隐蔽抗原(sequestered antigen)

3. 分子模拟(molecular mimicry)

4. 表位扩展(epitope spreading)

【问答题】

1. 简述自身免疫病的共同特征。
2. 简述自身免疫病的分类。
3. 试述自身免疫病的诱发因素。

参 考 答 案

【单项选择题】

[A型题]

1. D	2. E	3. B	4. C	5. D	6. B	7. D	8. B	9. B	10. E
11. D	12. C	13. D	14. A	15. D	16. B	17. E	18. C	19. E	20. B
21. C	22. D	23. A							

[B型题]

1. C	2. A	3. A	4. E	5. A	6. D	7. E	8. C	9. D	10. E
11. A	12. B								

【名词解释】

1. 自身免疫病（autoimmune disease，AID）　是在某些内因或外因诱发下，自身免疫耐受被打破，持续迁延的异常自身免疫应答造成自身组织/器官发生病理损伤和功能障碍，从而出现的临床病症。

2. 隐蔽抗原（sequestered antigen）　指正常情况下从未与免疫细胞接触过的某些自身抗原成分。隐蔽抗原主要存在于脑、睾丸和眼睛等免疫特赦部位。

3. 分子模拟（molecular mimicry）　某些病原微生物具有与人体正常组织细胞相同或相似的抗原表位，它们感染机体后产生的抗体不仅能与病原微生物表面相应 B 细胞表位结合，也能与人体正常组织细胞表面相应 B 细胞表位结合，此种现象称为分子模拟。

4. 表位扩展（epitope spreading）　指机体免疫系统首先针对抗原优势表位发生免疫应答，但因不能及时将抗原清除而对低密度表位和清除抗原过程中暴露的隐蔽表位相继持续不断发生免疫应答的现象。

【问答题】

1. 简述自身免疫病的共同特征。

自身免疫病的共同特征：①女性发病率高于男性，初发多在育龄阶段。②有明显的遗传倾向。③多呈反复发作和慢性迁延趋势，严重影响患者的工作能力和生活质量。④患者体内可检出高效价的自身抗体和/或自身反应性 T 细胞。

2. 简述自身免疫病的分类。

自身免疫病临床表现复杂多样，尚无统一分类标准。根据自身抗原的组织器官分布及其分布范围，可将自身免疫病分为器官特异性自身免疫病和系统性自身免疫病。

（1）器官特异性自身免疫病：病变通常只局限于具有某种自身抗原的特定器官，而极少累及其他组织器官的自身免疫病，如桥本甲状腺炎、1 型糖尿病（胰岛素依赖型糖尿病）和重症肌无力等。

（2）系统性自身免疫病：机体针对多种自身抗原产生的病变，累及多个组织器官的自身免疫病，如系统性红斑狼疮、类风湿关节炎和多发性硬化症等。

3. 试述自身免疫病的诱发因素。

诱发自身免疫病的因素包括抗原相关因素、免疫细胞与组织细胞、遗传相关因素等。

(1) 抗原相关因素:①隐蔽抗原的释放,正常存在于脑、睾丸和眼睛等免疫特赦部位的自身组织与免疫系统相隔离,若感染、外伤或手术时,这些隐蔽抗原有可能进入血液或淋巴液,刺激机体产生免疫应答。②自身抗原的改变,微生物感染、物理和化学药物等因素使自身抗原发生改变,如暴露新的抗原表位、抗原构象发生改变、抗原修饰或降解等。③分子模拟,某些外来的抗原(尤其是病原微生物)具有与人体正常组织成分相同或相似的抗原表位引起交叉反应发生。④表位扩展,特定抗原刺激机体后,当对优势表位产生免疫应答不足以清除抗原时,机体可相继针对更多抗原表位(包括暴露的隐蔽表位)产生应答,扩大了对自身抗原表位识别的范围,使自身抗原受到新的免疫攻击。

(2) 免疫细胞与组织细胞相关因素:①T-B 细胞旁路活化,正常情况下,在人体内存在某些能够识别自身组织抗原成分的自身反应性 B 细胞,但缺乏能够识别同一自身组织抗原成分的自身反应性 T 细胞而保持自身耐受;若有因素使 Th 细胞活化后,活化的 Th 细胞可协助自身反应性 B 细胞对自身抗原产生免疫应答。②调节性 T 细胞异常,具有免疫抑制功能的 $CD4^+CD25^+Foxp3^+$ 调节性 T 细胞(Treg)缺失或功能缺陷。③MHC 分子和共刺激分子表达异常,正常情况下不表达 MHC 分子和共刺激分子的细胞若异常表达,可促进相应 T 细胞的活化,产生自身免疫应答。

(3) 遗传相关因素:①HLA 基因与人类自身免疫病易感性相关,如 HLA-DR、HLA-B27。②免疫相关基因如 C1q 和 / 或 C4 基因缺陷、Fas/FasL 基因缺陷也与某些人类自身免疫病相关。③性别因素,与人类自身免疫病也具有相关性,女性发生系统性红斑狼疮和多发性硬化症的可能性比男性高 10~20 倍,女性类风湿关节炎发病率为男性的 3~4 倍,男性强直性脊柱炎发病率约为女性的 3 倍。

(刘　菁)

第十五章　免疫缺陷病

【单项选择题】

[A 型题]

1. 免疫缺陷病(IDD)所**不具备**的特征是

    A. 易发生恶性肿瘤   B. 易发生自身免疫病

    C. 易反复感染   D. 常可检出高滴度的自身抗体

    E. 某些 IDD 与遗传基因异常有关

2. 临床上采取胎儿胸腺移植治疗有效的疾病是

    A. 布鲁顿无丙种球蛋白血症   B. 迪格奥尔格综合征

    C. 慢性肉芽肿病   D. 遗传性血管神经性水肿

    E. 阵发性夜间血红蛋白尿

3. 遗传性血管神经性水肿属于

    A. 体液免疫缺陷病   B. 细胞免疫缺陷病   C. 联合免疫缺陷病

    D. 吞噬细胞缺陷病   E. 补体缺陷病

4. 获得性免疫缺陷综合征属于

    A. 原发性免疫缺陷病   B. 继发性免疫缺陷病   C. 体液免疫缺陷病

    D. 补体缺陷病   E. 吞噬细胞缺陷病

5. 慢性肉芽肿病的病因是

    A. 单核细胞缺乏 MPO   B. 中性粒细胞缺乏 MPO

    C. 中性粒细胞缺乏 G-6-PD   D. 单核细胞缺乏 NADH/NADPH 氧化酶

    E. 中性粒细胞缺乏 NADH/NADPH 氧化酶

6. B 细胞免疫缺陷最常引发的病原体感染是

    A. 化脓菌感染　　　　B. 病毒感染　　　　C. 寄生虫感染　　　D. 真菌感染　　　E. 原虫感染

7. T 细胞免疫缺陷最常引发的病原体感染是

    A. 化脓菌感染　　　　　　　　B. 细菌感染　　　　　　　　C. 病毒、真菌感染

    D. 葡萄球菌感染　　　　　　　E. 化脓性链球菌感染

8. 人类免疫缺陷病毒(HIV)感染攻击的靶细胞主要是

    A. CD8$^+$ 细胞　　　　　　　　B. CD3$^+$ 细胞　　　　　　　　C. CD4$^+$ 细胞

    D. CD20$^+$ 细胞　　　　　　　E. CD19$^+$ 细胞

9. 艾滋病主要的免疫异常表现是

    A. 体液免疫功能正常

    B. B 细胞受损为主

    C. 补体活性降低

    D. CD4$^+$T 细胞数量减少,CD4$^+$/CD8$^+$T 细胞比值降低

    E. 血清 IgG、IgA 含量增加

10. HIV 进入 T 细胞需要的主要受体是

    A. gp120　　　　　　B. gp40　　　　　C. CD3　　　　　D. CD4　　　　　E. CD8

11. HIV 进入 T 细胞需要的共受体是

    A. gp120　　　　　　B. gp40　　　　　C. CCR4　　　　　D. CXCR4　　　　E. CXCR5

12. 免疫缺陷病的根本治疗原则是

    A. 输注免疫球蛋白、新鲜血浆或中性粒细胞

    B. 利用 CSF、IFN、IL-2、TF 等进行免疫调节治疗

    C. 设法重建或恢复患者免疫功能

    D. 骨髓干细胞移植和胎儿胸腺移植

    E. 基因治疗

13. 联合免疫缺陷病的病因是

    A. CD40L 基因缺陷　　　　　B. IL-2Rγ 基因缺陷　　　　　C. CD19 基因缺陷

    D. B 细胞酪氨酸激酶基因缺陷　　E. C1INH 基因缺陷

14. **不属于**引起获得性免疫缺陷病因素的是

    A. HIV 感染　　　　　　　B. 淋巴系统肿瘤　　　　　　C. 营养不良

    D. 放射性损伤　　　　　　E. 服用胸腺素

15. **不属于** HIV 的免疫损伤机制的是

    A. 导致高丙种球蛋白血症　　　　　　B. 直接杀伤 CD8$^+$T 细胞

    C. 通过 ADCC 作用杀伤 CD4$^+$T 细胞　　D. 干扰 T 细胞正常代谢

    E. 形成多核巨细胞,加速 T 细胞死亡

[B 型题]

(1~4 题共用备选答案)

    A. HIV 感染　　　　　　　　　　　　B. C1INH 缺乏

    C. 在胚胎发育中,第 Ⅲ、Ⅳ 咽囊发育障碍　　D. 布鲁顿酪氨酸激酶基因缺陷

    E. 吞噬细胞缺乏 NADH/NADPH 氧化酶

1. 慢性肉芽肿病的病因是

2. 获得性免疫缺陷综合征的病因是

3. 先天性胸腺发育不全的病因是

4. 遗传性血管神经性水肿的病因是

（5~8 题共用备选答案）

    A. "鸡尾酒"疗法   B. 胚胎胸腺移植   C. 吞噬细胞输入疗法

    D. 肌内注射丙种球蛋白   E. 叠氮胸苷（AZT）

5. 治疗艾滋病可采用

6. 治疗迪格奥尔格综合征可采用

7. 治疗性联低丙种球蛋白血症可采用

8. 治疗慢性肉芽肿病可采用

【名词解释】

1. 免疫缺陷病（immunodeficiency disease，IDD）

2. 获得性免疫缺陷综合征（acquired immunodeficiency syndrome，AIDS）

【问答题】

1. 试述免疫缺陷病的共同特征。

2. 试述 HIV 损伤 $CD4^+T$ 细胞的主要机制。

参 考 答 案

【单项选择题】

［A 型题］

1. D   2. B   3. E   4. B   5. D   6. A   7. C   8. C   9. D   10. D

11. D   12. C   13. B   14. E   15. B

［B 型题］

1. E   2. A   3. C   4. B   5. A   6. B   7. D   8. C

【名词解释】

1. 免疫缺陷病（immunodeficiency disease，IDD）   是由于免疫系统先天发育不全或后天损伤导致免疫功能低下或不全所引发的临床综合征。

2. 获得性免疫缺陷综合征（acquired immunodeficiency syndrome，AIDS）   简称艾滋病，是 HIV 感染机体后，引起一种以细胞免疫严重缺陷、机会性感染、恶性肿瘤和神经系统病变为特征的临床综合征。

【问答题】

1. 试述免疫缺陷病的共同特征。

免疫缺陷病的发病机制不尽相同，临床表现也多种多样，但常具有以下共同临床表现：

（1）感染：免疫缺陷患者对病原体的易感性明显增强，感染通常表现为慢性、反复发作、难以治愈，并成为该疾病的主要死因。

（2）肿瘤：免疫缺陷特别是细胞免疫功能缺陷时，易并发恶性肿瘤。

（3）自身免疫病：IDD 患者免疫自身稳定功能紊乱，常伴发系统性红斑狼疮、类风湿关节炎等自身免疫病。

（4）遗传倾向：原发性免疫缺陷病（PIDD）有遗传倾向，多发于儿童。

2. 试述 HIV 损伤 $CD4^+T$ 细胞的主要机制。

HIV 侵入免疫细胞后，通过直接或间接作用造成多种免疫细胞的损伤，其中 $CD4^+T$ 细胞数量进行性减少和功能严重障碍是艾滋病的主要特点。

(1) HIV 直接杀伤 CD4$^+$T 细胞:①HIV 通过其 gp120 插入细胞膜,或病毒颗粒以出芽方式释放,导致 CD4$^+$T 细胞膜的损伤。②HIV 干扰细胞正常代谢,影响其生理功能。③感染 HIV 的 T 细胞表达 gp120,后者与邻近 T 细胞表面的 CD4 结合,引起多个细胞的融合,形成多核巨细胞。

(2) HIV 间接杀伤 CD4$^+$T 细胞:①病毒特异性抗体可通过 ADCC 作用杀伤病毒感染的 CD4$^+$T 细胞。②效应性 CTL 特异性杀死 HIV 感染的 CD4$^+$T 细胞。③HIV 编码产物有超抗原样作用,可使 CD4$^+$T 细胞过度活化而死亡。④gp120 与 CD4 分子交联后,可促使靶细胞表达 Fas 分子,通过 Fas/FasL 途径诱导 CD4$^+$T 细胞凋亡。

(戴　军)

第十六章　移　植　免　疫

【单项选择题】

[A 型题]

1. 肾移植时存活率最高的供体移植物是
   A. 同种供体肾　　　　　　　B. 亲属供体肾　　　　　　　C. 异种供体肾
   D. 父母供体肾　　　　　　　E. 单卵双生子供体肾

2. 无血缘关系的同种异体器官移植中,发生移植排斥反应的主要原因是
   A. 供、受者间 HLA 型别差异　　　　　B. 移植物供血不足
   C. 移植物被污染　　　　　　　　　　D. 受者与供者血型不合
   E. 受者体内有自身反应性 T 细胞

3. 同种异体移植排斥反应的本质是
   A. 免疫耐受　　B. 免疫应答　　C. 负免疫应答　　D. 免疫缺陷　　E. 免疫低下

4. 引起急性移植排斥反应最主要的抗原是
   A. ABO 血型抗原　　　　　　B. Rh 血型抗原　　　　　　C. HLA 抗原
   D. 异嗜性抗原　　　　　　　E. 超抗原

5. **不属于**同种异体移植排斥反应特征的是
   A. 抗原特异性　　　　　　　　　　B. 免疫记忆性
   C. 区分"自己"和"异己"的特性　　　D. 自发可逆性
   E. 主要针对 MHC 抗原

6. 参与同种异体移植排斥反应的主要免疫效应细胞是
   A. 受者体内 CD4$^+$Th1 细胞和 CD8$^+$T 细胞
   B. 受者体内 CD4$^+$Th2 细胞和的 B 细胞
   C. 受者体内中性粒细胞和 NK 细胞
   D. 供者移植物中残存的 CD4$^+$T 细胞和 CD8$^+$T 细胞
   E. 供者移植物中残存的中性粒细胞和 NK 细胞

7. 与移植排斥反应**无关**的免疫细胞是
   A. 供、受者双方 APC　　　　B. CD8$^+$T 细胞　　　　C. CD4$^+$T 细胞
   D. B 细胞　　　　　　　　　E. 肥大细胞

8. "过客白细胞"指
   A. 受者体内以树突状细胞为主的 APC　　B. 供体移植物中残存的 APC 和 T、B 细胞
   C. 供体移植物中残存的单核细胞　　　　D. 供体移植物中残存的淋巴细胞
   E. 受者体内的中性粒细胞和淋巴细胞

9. 受者适应性免疫细胞对同种异型抗原的直接识别指
  A. 受者 T 细胞识别供者 APC 提呈的抗原肽 - 供者 MHC 分子复合物
  B. 受者 B 细胞识别供者 APC 提呈的抗原肽 - 供者 MHC 分子复合物
  C. 受者 B 细胞识别供者 APC 表达的 MHC 分子
  D. 受者 T 细胞识别移植物脱落、游离的 MHC 分子
  E. 受者 APC 吞噬、处理的移植物抗原

10. **不属于**参与同种异型抗原直接识别的免疫细胞的是
  A. 提呈供体 MHC 抗原肽的受者 APC   B. 提呈自身抗原肽的供体 APC
  C. 提呈"非己"抗原肽的供体 APC   D. 受者 CD8⁺T 细胞
  E. 受者 CD4⁺T 细胞

11. 在间接识别过程中受者 T 细胞识别的抗原是
  A. 供者 APC 表面 MHC Ⅱ类分子提呈的"非己"抗原肽
  B. 受者 APC 表面 MHC Ⅱ类分子提呈的自身抗原肽
  C. 受者 APC 表面 MHC Ⅰ类分子提呈的供体 MHC 抗原肽
  D. 受者 APC 表面 MHC Ⅱ类分子提呈的供者 MHC 抗原肽
  E. 供者 APC 表面 MHC Ⅰ类分子提呈的自身抗原肽

12. 移植物抗宿主反应(graft versus host reaction, GVHR)主要发生于
  A. 心脏移植   B. 肝移植   C. 骨髓移植
  D. 肺移植   E. 肾移植

13. 关于移植物抗宿主反应(GVHR)的叙述,**错误**的是
  A. 受者与供者间组织相容性抗原型别不符
  B. 移植物中含有足够数量的免疫细胞,尤其是成熟 T 细胞
  C. 受者处于免疫无能或免疫功能极度低下的状态
  D. 主要发生于骨髓移植后
  E. 易发生慢性排斥反应

14. 引起超急性排斥反应的主要原因是受者体内预先存在
  A. 针对移植物 HLA 抗原的抗体   B. 同种异型抗原激活的 Th1 细胞
  C. 同种异型抗原激活的 CTL 细胞   D. 同种异型抗原激活的 NK 细胞
  E. 同种异型抗原激活的巨噬细胞

15. 关于急性排斥反应的叙述,**错误**的是
  A. 同种异体移植术后最常见的排斥反应
  B. 主要由适应性细胞免疫介导
  C. 主要由适应性体液免疫介导
  D. 参与细胞有 CD8⁺CTL、CD4⁺Th1、CD4⁺Th2 细胞等
  E. 及早给予适当免疫抑制剂治疗,此类排斥反应大多可获缓解

16. 移植患者使用免疫抑制剂治疗最常见的副作用是
  A. 自身免疫病发病率增高   B. 病毒感染和肿瘤发病率增高
  C. 原发性免疫缺陷发病率增高   D. 超敏反应
  E. 药物中毒

17. 克服同种异体移植排斥反应的理想策略是
  A. 清除供者移植物内的预存抗体   B. 清除供者移植物内的"过客白细胞"
  C. 受者血液净化   D. 诱导受体对移植物产生免疫耐受
  E. 给予免疫抑制剂

18. 环孢素 A(cyclosporin A,CsA)的作用机制是

    A. 抑制 T 细胞活化过程中 IL-2 基因转录

    B. 干预细胞周期

    C. 抑制 NF-κB 的活性,最终抑制细胞因子与炎症介质的合成与释放

    D. 抑制 DNA 复制和蛋白质合成

    E. 抑制嘌呤和嘧啶核苷酸的合成代谢

19. 预防急性排斥反应发生的方法**不包括**

    A. 抗淋巴细胞球蛋白   B. 抗 B 细胞 IgG   C. 抗 CD3 单抗

    D. 抗 CD4、CD8 单抗   E. 抗 CD25 单抗

20. 同种异体器官移植排斥反应的防治原则**不包括**

    A. 红细胞血型和 HLA 抗体检测

    B. HLA 分型鉴定,选择与受者 HLA 型别最匹配的供体进行移植

    C. 使用环孢素 A 和 FK506 等免疫抑制剂

    D. 对移植物和受者进行预处理

    E. 大量使用抗生素

[B 型题]

(1~4 题共用备选答案)

    A. 自体移植   B. 同系移植   C. 同种异体移植

    D. 异种移植   E. 骨髓移植

1. 遗传背景完全相同或基本近似个体之间的移植称

2. 同一种属内遗传背景不同个体间的移植称

3. 不同种属个体间的移植称

4. 移植物来自受者自身的移植称

(5~7 题共用备选答案)

    A. Th2 细胞   B. CTL 细胞   C. 抗体

    D. Th1 细胞   E. NK 细胞

5. 早期急性排斥反应的主要效应细胞或分子是

6. 慢性排斥反应的主要效应细胞或分子是

7. 超急性排斥反应的主要效应细胞或分子是

(8~11 题共用备选答案)

    A. HVGR   B. GVHR   C. 固有免疫   D. 细胞免疫   E. 体液免疫

8. 骨髓移植可能产生

9. 肾移植可能产生

10. 超急性排斥反应的机制主要为

11. 急性排斥反应的机制主要为

(12~15 题共用备选答案)

    A. 抑制 NF-κB 的活性、最终抑制细胞因子与炎症介质的合成与释放

    B. 阻断 T 细胞内 IL-2 基因的转录从而抑制 IL-2 依赖的 T 细胞活化

    C. 破坏 DNA 结构,从而抑制 DNA 复制和蛋白质合成,阻止细胞分裂

    D. 抑制嘌呤和嘧啶核苷酸合成代谢从而抑制淋巴细胞增殖

    E. 阻断 IL-2 与其受体结合,抑制 T 细胞增殖

12. 肾上腺皮质激素类药物的作用机制为

13. 环孢素 A(CsA)的作用机制为

14. 硫唑嘌呤的作用机制为

15. 抗 CD25 单抗的作用机制为

【名词解释】

1. 移植（transplantation）

2. 同种异体移植（allogeneic graft）

3. 直接识别（direct recognition）

4. 间接识别（indirect recognition）

5. 超急性排斥反应（hyperacute rejection）

6. 移植物抗宿主反应（graft versus host reaction, GVHR）

7. 宿主抗移植物反应（host versus graft reaction, HVGR）

【问答题】

1. 列表比较 T 细胞对同种异型 MHC 抗原直接识别与间接识别的主要异同。

2. 试述宿主抗移植物急性排斥反应的发生机制。

3. 简述同种异体移植排斥反应的防治原则或措施。

参 考 答 案

【单项选择题】

[A 型题]

1. E   2. A   3. B   4. C   5. D   6. A   7. E   8. B   9. A   10. A

11. D   12. C   13. E   14. A   15. C   16. B   17. D   18. A   19. B   20. E

[B 型题]

1. B   2. C   3. D   4. A   5. B   6. D   7. C   8. B   9. A   10. E

11. D   12. A   13. B   14. D   15. E

【名词解释】

1. 移植（transplantation） 指应用异体或自体正常细胞、组织、器官置换病变的或功能缺损的细胞、组织、器官，以维持和重建机体生理功能的一种治疗方法，是目前临床用于治疗多种终末期疾病的有效手段。

2. 同种异体移植（allogeneic graft） 指同一种属内遗传背景不同个体间的移植，移植后常出现排斥反应，其强弱取决于供、受者遗传背景差异的程度。

3. 直接识别（direct recognition） 指受者同种反应性 T 细胞（alloreactive T cell）通过表面 TCR 直接识别供者 APC 表面的自身 / "非己" 抗原肽 -MHC Ⅰ / Ⅱ 类分子复合物，产生免疫应答引发早期急性排斥反应的一种识别方式。

4. 间接识别（indirect recognition） 指供者残余 "过客白细胞" 和移植物脱落细胞裂解破坏后释放的同种异型抗原（主要是 MHC 抗原）被受者 APC 摄取、加工后，以供者 MHC 抗原肽 - 受者 MHC Ⅱ 类分子复合物形式提呈给受者 T 细胞，使其识别并活化。

5. 超急性排斥反应（hyperacute rejection） 指移植器官与受者血管接通后数分钟至 24h 内发生的排斥反应，主要由体液免疫介导，见于反复输血、多次妊娠、长期血液透析或再次移植的个体。

6. 移植物抗宿主反应（graft versus host reaction, GVHR） 在同种异体骨髓或胸腺移植时，供者移植物中存在的淋巴细胞被受者同种异型抗原激活后，通过免疫应答对受者细胞产生的排斥反应。

7. 宿主抗移植物反应(host versus graft reaction,HVGR) 指受者免疫系统识别移植物抗原发生免疫应答而引起的排斥反应,常见于心、肝、肾等实质器官移植。根据排斥反应发生的时间、强度、机制和病理表现,可分为超急性排斥反应、急性排斥反应和慢性排斥反应。

【问答题】

1. 列表比较 T 细胞对同种异型 MHC 抗原直接识别与间接识别的主要异同(习题表 16-1)。

习题表 16-1 T 细胞对同种异型 MHC 抗原直接识别与间接识别的主要异同

比较项目	直接识别	间接识别
APC 来源	供者 APC	受者 APC
T 细胞识别的抗原	供者自身抗原肽 - 供者 MHC 分子复合物 "非己"抗原肽 - 供者 MHC 分子复合物	供者 MHC 抗原肽 - 受者 MHC Ⅱ类分子复合物
受者效应 T 细胞	CD8$^+$CTL 为主,CD4$^+$Th1 细胞为辅	CD4$^+$Th1、Th17 细胞为主,CD4$^+$Th2 细胞为辅
效应 T 细胞数 /T 细胞总数	1/100~10/100	1/100 000~1/10 000
同种异体排斥反应程度	强烈	较弱
同种异体排斥反应时间	较短	较长
作用时相	早期急性排斥反应	中晚期急性排斥反应,参与慢性排斥反应

2. 试述宿主抗移植物急性排斥反应的发生机制。

急性排斥反应发生在器官移植术后数日至 2 周内,是移植术后最常见的排斥反应之一,主要由细胞免疫应答所介导。参与早期急性排斥反应的 T 细胞主要通过直接识别方式被活化,造成的组织细胞损伤以 CD8$^+$CTL 介导的细胞毒作用为主,CD4$^+$Th1 细胞介导的迟发型超敏反应为辅。参与中晚期急性排斥反应的受者效应性 T 细胞以 CD4$^+$Th1、Th17 细胞为主,CD4$^+$Th2 细胞为辅。作用机制如下:

(1) 效应性 CD8$^+$CTL 的作用:受者 CD8$^+$CTL 可被供者 APC 表面同种异型 MHC Ⅰ类抗原激活,并在活化 CD4$^+$Th1 细胞及其分泌的细胞因子协助下,增殖分化为效应 CD8$^+$CTL。效应 CD8$^+$CTL 可特异性识别结合移植物细胞表面的同种异型 MHC Ⅰ类抗原,并杀伤移植物细胞,导致移植物被排斥。

(2) 效应性 CD4$^+$Th1 细胞的作用:受者 CD4$^+$Th 细胞可被供者 APC 表面抗原肽 - 供者 MHC Ⅱ类分子复合物激活,并在 IL-12 为主的细胞因子诱导下,增殖分化为效应性 CD4$^+$Th1 细胞。效应性 CD4$^+$Th1 细胞可通过释放 IL-2、IFN-γ 和 TNF-α 等细胞因子,激活吞噬细胞和其他炎性细胞,引起迟发型超敏性炎症反应,导致移植物发生免疫损伤。

(3) Th17 细胞的作用:Th17 细胞可通过分泌 IL-17,招募中性粒细胞,促进局部组织产生炎症因子及趋化因子(IL-6、IL-8、MCP-1 等),从而加重局部炎性细胞浸润和移植物组织损伤。

(4) 体液免疫应答效应:在急性排斥反应后期,患者体内产生的抗同种异型抗原和抗血管内皮细胞表面分子的抗体,与相应抗原结合形成的免疫复合物,可通过激活补体系统损伤移植物血管,引起排斥反应。

3. 简述同种异体移植排斥反应的防治原则或措施。

(1) 选择合适的供体:单卵双生子是最理想的供体,其次是 HLA 相同的同胞。在进行同种异体移植前,须进行如下检测和鉴定:①ABO 血型和 HLA 抗体检测,选择与受者 ABO 血型相同的供者,取其淋巴细胞与受者血清进行细胞毒试验,检测受者体内是否存在针对供者 HLA 的抗体。细胞毒试验阳性表明供者不是合适人选。②HLA 分型鉴定,移植前应对供者和受者进行 HLA 分型鉴定,以便从中选出 HLA 型别最为接近的供者器官进行移植。③移植物预处理,移植前应对移植物进行处理,尽可能将移植物中"过客白细胞"全部清除;在 HLA 基因型不完全相合的骨髓移植中,移植前应尽可能清除骨髓移植物中的成熟 T 细胞,以防止 GVHR 发生。

(2) 免疫抑制疗法:①使用非特异性免疫抑制剂,如糖皮质激素、环孢素 A、FK-506 和硫唑嘌呤等。②使用抗免疫细胞膜抗原、抗共刺激分子或抗细胞因子受体的抗体,如抗淋巴细胞球蛋白(ALG)、抗胸腺细胞球蛋白(ATG),抗 CD3、CD4、CD8 单克隆抗体,抗 IL-2Rα(CD25)单克隆抗体等,可对相应免疫细胞的活化和功能产生抑制作用。但长期使用免疫抑制剂可使患者抗感染免疫能力下降,肿瘤发生率升高。

(3)移植后的免疫监测:器官移植术后的免疫监测极为重要,它不仅有助于对排斥反应进行早期诊断和鉴别诊断,而且有助于及时采取相应防治措施。

(4)诱导同种移植耐受:诱导受者对移植物产生免疫耐受是克服同种异体移植排斥反应的理想策略。

(张 艳)

第十七章 肿 瘤 免 疫

【单项选择题】

[A 型题]

1. 肿瘤发生的主要机制是
   A. 免疫防御功能障碍　　　B. 免疫监视功能障碍　　　C. 免疫自稳功能障碍
   D. 免疫调节功能障碍　　　E. 免疫功能亢进

2. 肿瘤特异性抗原指
   A. 细胞癌变过程中过度表达的抗原物质
   B. 非肿瘤细胞所特有,在正常细胞上也有微量表达的物质
   C. 细胞癌变过程中出现的新抗原及过度表达的抗原物质的总称
   D. 仅存在于某种肿瘤细胞而不存在于正常组织细胞的抗原
   E. 细胞癌变过程中表达的分化抗原

3. 关于自发性肿瘤的叙述,正确的是
   A. 它是由病毒感染诱发的肿瘤　　　B. 它是除病毒感染诱发的肿瘤之外的所有肿瘤
   C. 它是由理化因素诱发的肿瘤　　　D. 它是无明确诱发因素的肿瘤
   E. 人类肿瘤极少数属于此类

4. 胚胎抗原是
   A. 胚胎组织产生的非正常成分　　　B. 由胚胎期胸腺细胞产生
   C. 有明显的个体特异性　　　D. 属于肿瘤相关抗原
   E. 作为肿瘤特异性抗原,可用作肿瘤的早期诊断

5. 已检出特异性抗原的肿瘤细胞是
   A. 宫颈癌细胞　　　B. 胰腺癌细胞　　　C. 肝癌细胞
   D. 黑色素瘤细胞　　　E. 鼻咽癌细胞

6. 目前认为,下列属于肿瘤特异性抗原的是
   A. MAGE-l　　　B. AFP　　　C. CEA
   D. EB 病毒蛋白　　　E. HPV(人乳头状瘤病毒)蛋白

7. 与原发性肝细胞癌有关的肿瘤抗原是
   A. CEA　　　B. PSA　　　C. AFP　　　D. CA199　　　E. MAGE-1

8. 机体抗肿瘤的机制**不包括**
   A. 补体依赖的细胞毒性　　　B. ADCC
   C. 调理作用　　　D. 增强抗体
   E. 封闭肿瘤细胞上的转铁蛋白受体

9. 机体抗肿瘤免疫效应机制中起主导作用的是

    A. 体液免疫   B. 细胞免疫   C. 巨噬细胞   D. NK 细胞   E. 细胞因子

10. 关于 NK 细胞抗肿瘤作用特点的描述,**错误**的是

    A. 可非特异性杀伤肿瘤细胞   B. 杀伤肿瘤细胞不受 MHC 限制

    C. 可通过 ADCC 效应定向杀伤肿瘤细胞   D. 需预先致敏才能杀伤肿瘤细胞

    E. 杀伤肿瘤细胞机制与 CD8$^+$CTL 基本相同

11. 关于体液免疫抗肿瘤作用机制的描述,**错误**的是

    A. 通过激活补体系统溶解肿瘤细胞

    B. 通过 ADCC 效应杀伤肿瘤细胞

    C. 通过免疫调理作用杀伤肿瘤细胞

    D. 通过抗体封闭肿瘤细胞上的某些受体,抑制肿瘤生长

    E. 通过 B 细胞上的 SmIg 与肿瘤抗原结合,直接杀伤肿瘤细胞

12. 关于巨噬细胞在抗肿瘤免疫中作用的描述,**错误**的是

    A. 是提呈肿瘤抗原的抗原提呈细胞   B. 是杀伤肿瘤细胞的效应细胞

    C. 静息状态的巨噬细胞不具备杀瘤活性   D. 巨噬细胞在抗肿瘤免疫中具有二重性

    E. 巨噬细胞的抗肿瘤作用依赖于 T 细胞

13. 肿瘤细胞的"漏逸"指

    A. 在机体免疫系统的作用下,某些肿瘤抗原表位减少或丢失,从而逃逸免疫系统识别

    B. 肿瘤细胞分泌高水平唾液多糖,可"覆盖"抗原

    C. 由于机体抗肿瘤免疫效应的产生不能赶上肿瘤细胞迅速生长的速度,致使大量生长的肿瘤细胞不能被有效清除

    D. 血清中存在的封闭性抗体与肿瘤抗原结合

    E. 血清中存在的分泌性抗原与肿瘤抗原竞争同 TCR 结合

14. 与肿瘤免疫逃逸**无关**的因素是

    A. 宿主免疫功能低下

    B. 肿瘤细胞表面某些抗原减少或丢失

    C. 肿瘤细胞表面共刺激分子表达低下或缺失

    D. 肿瘤细胞表面 MHC Ⅱ类分子表达低下或缺失

    E. 肿瘤细胞表面 MHC Ⅰ类分子表达低下或缺失

15. 关于肿瘤免疫诊断的叙述,**错误**的是

    A. 检测血清 AFP 抗原可协助诊断原发性肝细胞癌

    B. 检测抗 EBV 抗体有助于鼻咽癌诊断

    C. 用放射免疫显像诊断肿瘤所在部位

    D. 检测 CEA 有助于诊断直结肠癌

    E. 检测 CA199 有助于 B 细胞瘤诊断

16. 可用于肿瘤主动免疫治疗的物质是

    A. 减毒或灭活瘤苗   B. 肿瘤特异性单克隆抗体   C. 肿瘤浸润性淋巴细胞

    D. 细胞因子诱导的杀伤细胞   E. 肿瘤抗原特异性 CTL

[**B 型题**]

(1~5 题共用备选答案)

    A. CA125   B. CA199   C. PSA

    D. MAGE-1   E. HER-2/neu

1. 直肠癌肿瘤标志物是

2. 前列腺癌肿瘤标志物是

3. 卵巢癌肿瘤标志物是

4. 黑色素瘤肿瘤标志物是

5. 乳腺癌肿瘤标志物是

（6~9 题共用备选答案）

    A. 卡介苗   B. 灭活瘤苗   C. IL-2 和 LAK 细胞

    D. 5- 氟脲嘧啶   E. 单克隆抗体结合的蓖麻毒素

6. 可用于肿瘤过继免疫治疗的是

7. 可用于肿瘤非特异性主动免疫治疗的是

8. 可用于肿瘤特异性主动免疫治疗的是

9. 可用于肿瘤被动免疫导向治疗的是

【名词解释】

1. 肿瘤抗原（tumor antigen）

2. 肿瘤特异性抗原（tumor specific antigen,TSA）

3. 肿瘤相关抗原（tumor associated antigen,TAA）

4. 增强抗体（enhancing antibodies）

【问答题】

1. 试述机体抗肿瘤免疫效应的机制。

2. 试述肿瘤细胞的免疫逃逸机制。

3. 简述肿瘤的免疫治疗方法。

参 考 答 案

【单项选择题】

[A 型题]

1. B   2. D   3. D   4. D   5. D   6. A   7. C   8. D   9. B   10. D

11. E   12. E   13. C   14. D   15. E   16. A

[B 型题]

1. B   2. C   3. A   4. D   5. E   6. C   7. A   8. B   9. E

【名词解释】

1. 肿瘤抗原（tumor antigen）　指细胞癌变过程中出现的新抗原或肿瘤细胞异常 / 过度表达的抗原物质。

2. 肿瘤特异性抗原（tumor specific antigen,TSA）　指肿瘤细胞所特有的或只存在于某种肿瘤细胞而不存在于正常组织细胞的一类抗原。

3. 肿瘤相关抗原（tumor associated antigen,TAA）　指肿瘤细胞和正常组织细胞均可表达的抗原物质,只是在细胞癌变时其表达量明显增高。此类抗原只表现出量的变化而无严格肿瘤特异性,胚胎抗原和过度表达的癌基因产物等均为此类抗原。

4. 增强抗体（enhancing antibodies）　在某些情况下,肿瘤特异性抗体与肿瘤细胞结合后非但不能杀伤肿瘤细胞,反而会干扰特异性细胞免疫应答对肿瘤细胞的杀伤作用,这种具有促进肿瘤生长作用的抗体被称为增强抗体。

【问答题】

1. 试述机体抗肿瘤免疫效应的机制。

机体抗肿瘤免疫效应机制包括适应性免疫和固有免疫两方面,对于大多数免疫原性强的肿瘤,适应性免疫应答发挥主要作用,一般认为细胞免疫是抗肿瘤的主力,体液免疫通常仅在某些情况下发挥协同作用。而对于免疫原性弱的肿瘤,固有免疫应答可能具有更重要的意义。

适应性免疫应答包括体液免疫和细胞免疫。机体抗肿瘤的体液免疫机制:①激活补体系统溶解肿瘤细胞。②ADCC 作用。③抗体介导的调理作用。④抗体封闭肿瘤细胞上的某些受体,如封闭瘤细胞表面转铁蛋白受体,抑制肿瘤细胞生长。⑤抗体使肿瘤细胞的黏附特性改变或丧失,从而抑制癌细胞生长和转移。机体抗肿瘤的细胞免疫机制:①CD8+ CTL,目前认为 CTL 细胞是抗肿瘤免疫的主要效应细胞,CTL 可直接特异性杀伤瘤细胞,也可通过分泌细胞因子(TNF、IFN-γ)间接杀瘤。②效应 CD4+Th 细胞,Th 细胞对抗肿瘤免疫应答的诱导和免疫记忆的维持是必不可少的,其主要通过分泌细胞因子间接参与抗肿瘤的免疫效应。

固有免疫的抗肿瘤效应机制:①肿瘤细胞是早期抗肿瘤的重要免疫细胞,处于抗肿瘤的第一道防线,可非特异直接杀伤肿瘤细胞,也可通过 ADCC 方式杀伤瘤细胞。②巨噬细胞可通过处理、提呈肿瘤抗原诱导特异性抗肿瘤免疫应答;活化的巨噬细胞可非特异吞噬肿瘤细胞后,通过溶酶体酶、髓过氧化物酶等直接杀伤肿瘤细胞;也可通过 ADCC 杀伤瘤细胞;活化的巨噬细胞还可通过分泌 TNF、NO 等细胞毒性因子间接杀伤肿瘤细胞等。③细胞和NKT细胞可直接杀伤某些肿瘤细胞。④固有免疫分子(补体、TNF、IFN 等)也具有非特异性杀伤肿瘤的作用。

2. 试述肿瘤细胞的免疫逃逸机制。

肿瘤细胞的免疫逃逸与肿瘤细胞本身、肿瘤微环境和宿主免疫系统相关。

(1) 与肿瘤细胞有关的因素:①肿瘤细胞的抗原缺失和抗原调变。②肿瘤细胞的"漏逸",机体无法有效清除大量生长的肿瘤细胞。③肿瘤细胞 MHC I 类分子表达低下,无法提呈瘤细胞内抗原,激活 CTL。④肿瘤细胞分泌 TGF-β、IL-10 等抑制因子抑制免疫应答的产生。⑤肿瘤细胞缺乏 B-7 等协同刺激分子无法提供第二活化信号。⑥肿瘤细胞可高表达抗凋亡基因产物(如 bcl-2)或不表达 Fas 及 Fas 相关信号转导分子,抵抗凋亡或通过表达 FasL 诱导活化的肿瘤特异性 T 细胞凋亡。

(2) 肿瘤微环境内有能抑制肿瘤细胞生长、增殖的多种成分如免疫效应细胞和免疫效应分子,也有能促进肿瘤细胞生长、增殖的多种成分,如调节性 T 细胞等免疫抑制细胞以及一些免疫抑制分子。这些与肿瘤的发生和转移有着密切关系。

(3) 与宿主免疫系统有关的因素:宿主处于免疫功能低下状态或免疫耐受;宿主抗原提呈细胞功能低下或缺陷;宿主体内存在一定量的"增强抗体"或免疫抑制因子。这些都有助于肿瘤逃避宿主免疫系统的攻击。

3. 简述肿瘤的免疫治疗方法。

肿瘤免疫治疗分为主动和被动免疫治疗两类。肿瘤主动免疫治疗是制备肿瘤抗原疫苗(活瘤苗、减毒或灭活瘤苗、异构瘤苗、基因修饰瘤苗、抗独特型抗体瘤苗和分子瘤苗),采用有效免疫手段使患者免疫系统产生肿瘤抗原特异性免疫应答,发挥抗肿瘤作用的治疗方法。肿瘤被动免疫治疗是给机体输注外源性免疫细胞和免疫分子(抗体、细胞因子等),在患者体内立即产生抗肿瘤免疫作用的治疗方法。

(宋文刚　徐英萍)

第十八章　免疫学检测

【单项选择题】

[A 型题]

1. 用于检测细胞免疫的方法是
    A. 凝集反应　　　　　　　　B. 沉淀反应　　　　　　　　C. 中和反应
    D. 细胞毒试验　　　　　　　E. 酶联免疫吸附试验

2. 当抗原抗体比例恰当时,正确的是
    A. 上清液中基本测不出游离的抗原或抗体　　　B. 上清液中只能测到抗原
    C. 抗体分子及抗原分子数相同　　　　　　　　D. 抗体结合价数量为抗原表位数量的两倍
    E. 抗原抗体浓度相同

3. **不属于**抗原抗体结合方式的是
    A. 共价键作用　　　　　　　B. 范德瓦耳斯力作用　　　　C. 氢键作用
    D. 静电作用　　　　　　　　E. 疏水键作用

4. 在双向免疫扩散试验中与抗人 IgG 结合的是
    A. 人 IgE 的 Fc 段　　　　　B. 人 IgM 的 Fc 段　　　　　C. 人 IgG 的 Fc 段
    D. 人 IgG 的 Fab 段　　　　　E. 人 IgA 的 Fc 段

5. **不属于**免疫标记技术所用标记物的是
    A. 酶　　　　　　　　　　　B. 荧光素　　　　　　　　　C. 结晶紫
    D. 放射性核素　　　　　　　E. 化学发光物质

6. **不属于**细胞因子检测方法的是
    A. 细胞增殖或增殖抑制检测　B. 细胞趋化性检测　　　　　C. 免疫电泳法
    D. ELISA 双抗体夹心法　　　E. 流式细胞术

7. 可在体外刺激人 T 细胞增殖的物质是
    A. 卡介苗　　　　　　　　　B. 葡萄球菌蛋白 A　　　　　C. 乙型副伤寒杆菌
    D. 脂多糖(LPS)　　　　　　E. 植物血凝素(PHA)

8. 血清免疫球蛋白定量的首选方法是
    A. 直接免疫荧光法　　　　　B. 双向免疫扩散试验　　　　C. 单向免疫扩散试验
    D. 免疫电泳法　　　　　　　E. 免疫比浊法

9. **不能**用来评估细胞免疫的试验是
    A. 有丝分裂原刺激后测定 IL-2 的释放　　　B. 测定 $CD4^+/CD8^+$ 细胞比例
    C. 计数 $CD3^+$ 细胞　　　　　　　　　　　D. 计数 $CD2^+$ 细胞
    E. 葡萄球菌蛋白 A(SPA)刺激增殖反应

10. 可检测 T 细胞分泌的单一细胞因子的方法是
    A. 酶联免疫斑点试验　　　　　　　　　　　B. 凝集试验
    C. 化学发光免疫检测　　　　　　　　　　　D. 对流免疫电泳
    E. 免疫比浊法

11. 抗原与相应抗体结合后能否出现肉眼可见反应取决于
    A. 抗原的浓度　　　　　　　B. 抗体的浓度　　　　　　　C. 抗原、抗体的浓度和比例
    D. 抗原、抗体之间的亲和力　E. 抗原的来源和性质

12. 抗原与相应抗体结合后能否出现肉眼可见反应的合适比例是
    A. 抗原略多于抗体　　　　　B. 抗体略多于抗原　　　　　C. 抗原、抗体量相等
    D. 抗原远多于抗体　　　　　E. 抗体远多于抗原

13. **不属于**影响抗原 - 抗体反应因素的是
    A. 温度　　　　　　　　　　B. 电解质　　　　　　　　　C. pH
    D. 抗原抗体运动速度　　　　E. 抗原抗体分子的结构

14. 抗原 - 抗体反应的最适温度是
    A. 4℃　　　　B. 20℃　　　　C. 25℃　　　　D. 37℃　　　　E. 42℃

15. 抗原 - 抗体反应的最适 pH 为
    A. 2~3　　　　B. 3~5　　　　C. 4~6　　　　D. 6~8　　　　E. 8~10

16. 与抗原抗体结合反应**无关**的因素是
    A. 反应体系的离子强度　　　B. 反应温度　　　　　　　　C. 反应体系的 pH
    D. 抗原抗体结构的互补性　　E. 抗原抗体分子量的大小

17. 目前常用于血清超微量活性物质（如甲状腺激素）的检测方法是
    A. 单向免疫扩散试验　　　　B. 免疫胶体金技术　　　　　C. 免疫电泳法
    D. 化学发光免疫分析　　　　E. 免疫印迹法

18. 可测定抗体效价的试验是
    A. 玻片法凝集试验　　　　　B. 试管法凝集试验　　　　　C. 单向琼脂扩散试验
    D. 酶联免疫斑点试验　　　　E. 火箭电泳试验

19. 下列试验中**不属于**沉淀反应的是
    A. 单向琼脂扩散试验　　　　B. 对流免疫电泳　　　　　　C. 火箭电泳
    D. 溶血空斑试验　　　　　　E. 免疫电泳

20. 下列试验中**不属于**定量试验的是
    A. 单向琼脂扩散试验　　　　B. 免疫电泳　　　　　　　　C. 火箭电泳
    D. 酶联免疫斑点试验　　　　E. 免疫比浊

21. 下列试验中不但能定性、定量，还能进行定位检测的是
    A. ABO 血型鉴定　　　　　　B. 肥达氏反应　　　　　　　C. 火箭电泳
    D. 溶血空斑试验　　　　　　E. 免疫荧光法

22. ELISA 双抗体夹心法检测 IL-2 所用的固相包被物是
    A. 纯化 IL-2　　　　　　　　B. 酶标记 IL-2　　　　　　　C. IL-2 抗体
    D. 酶标记 IL-2 抗体　　　　 E. IL-2 抗抗体

23. 下列试验中需要第二抗体的是
    A. 间接凝集反应　　　　　　B. 双向琼脂糖扩散试验　　　C. 免疫比浊
    D. 双抗体夹心法　　　　　　E. 间接免疫荧光法

[B 型题]

（1~5 题共用备选答案）
    A. 免疫电泳　　　　　　　　B. 免疫荧光法　　　　　　　C. 胶体金免疫层析法
    D. 间接凝集试验　　　　　　E. 免疫比浊法

1. 早孕诊断试纸采用的方法是

2. 肾组织抗原抗体复合物的检测可采用

3. 血清中类风湿因子的检测可采用

4. B 细胞膜表面球蛋白的检测可采用

5. Ig 的定量测定可采用

（6~10 题共用备选答案）

  A. 直接凝集反应   B. 间接凝集反应

  C. 沉淀反应   D. 补体参加的抗原 - 抗体反应

  E. 采用标记物进行的抗原 - 抗体反应

6. 双抗体夹心法属于

7. ABO 血型鉴定属于

8. 免疫妊娠试验属于

9. 溶血空斑试验属于

10. 单向琼脂扩散试验属于

（11~15 题共用备选答案）

  A. 肥达反应   B. 库姆斯试验   C. 免疫比浊

  D. 流式细胞术   E. 免疫电泳

11. 检测单价抗体可采用

12. 伤寒或副伤寒病辅助检测可采用

13. 免疫细胞表面 CD 分子检测可采用

14. 血清免疫球蛋白定量测定可采用

15. 抗体成分的分析可采用

（16~20 题共用备选答案）

  A. 酶联免疫斑点试验   B. 凝集试验

  C. 化学发光免疫检测   D. 免疫印迹法

  E. 免疫组化技术

16. 目的基因表达产物鉴定可采用

17. T 细胞分泌单一细胞因子的检测可采用

18. 甲状腺激素的检测可采用

19. 组织切片中抗原的检测可采用

20. 检测分泌特异性抗体的 B 细胞可采用

（21~25 题共用备选答案）

  A. 聚蔗糖 - 泛影葡胺密度梯度离心法   B. 玻璃黏附法

  C. 免疫磁珠分离法   D. 微孔滤膜法

  E. 流式细胞术

21. 分离外周血单个核细胞可采用

22. 分离单核细胞可采用

23. 白血病和淋巴瘤的免疫学分型可采用

24. 有阳性分选和阴性分选两种方法的是

25. 分离检测凋亡细胞可采用

（26~30 题共用备选答案）

  A. MTT 比色法   B. 溶血空斑试验   C. 流式细胞术

  D. 微孔滤膜法   E. ^{51}Cr 释放法

26. 淋巴细胞增殖检测可采用

27. CTL 杀伤活性测定可采用

28. 凋亡细胞检测可采用

29. 抗体形成细胞测定可采用

30. 巨噬细胞趋化功能测定可采用

(31~35 题共用备选答案)

    A. 碱性磷酸酶   B. 藻红蛋白   C. 吖啶酯

    D. 免疫磁珠   E. 琼脂糖胶

31. 用于沉淀反应的物质是

32. 用于酶免疫测定的物质是

33. 用于免疫荧光的物质是

34. 用于化学发光免疫分析的物质是

35. 用于细胞分离纯化的物质是

【名词解释】

1. 凝集反应（agglutination reaction）

2. 沉淀反应（precipitation）

3. 酶联免疫吸附试验（enzyme linked immunosorbent assay，ELISA）

4. 免疫印迹法（Western blotting）

5. 免疫比浊法（immunonephelometry）

6. 免疫标记技术（immunolabelling technique）

7. 免疫组化技术（immunohistochemical technique）

8. 流式细胞术（flow cytometry）

【问答题】

1. 简述定量检测血清标本、组织中抗原及细胞免疫监测的方法。

2. 简述抗原 - 抗体反应的特点及影响因素。

3. 简述酶联免疫吸附试验的基本原理和方法。

4. 简述抗原 - 抗体反应的体外检测方法。

5. 简述从人外周血中分离获取 T 细胞的方法。

参 考 答 案

【单项选择题】

［A 型题］

1. D	2. A	3. A	4. C	5. C	6. C	7. E	8. E	9. E	10. A
11. C	12. A	13. E	14. D	15. D	16. E	17. D	18. B	19. D	20. B
21. E	22. C	23. E							

［B 型题］

1. C	2. B	3. D	4. B	5. E	6. E	7. A	8. B	9. D	10. C
11. B	12. A	13. D	14. C	15. E	16. D	17. A	18. C	19. E	20. A
21. A	22. B	23. E	24. C	25. E	26. A	27. E	28. C	29. B	30. D
31. E	32. A	33. B	34. C	35. D					

【名词解释】

1. 凝集反应（agglutination reaction） 细菌、红细胞等颗粒性抗原与相应抗体结合后，在一定条件下出现肉眼可见的凝集现象称为凝集反应，包括直接凝集反应、间接凝集反应和间接凝集抑制试验。

2. 沉淀反应（precipitation） 可溶性抗原（如毒素、血清或组织浸液中的蛋白等）与相应抗体结合后，在一定条件下出现肉眼可见的沉淀物或仪器可检出的沉淀现象，称为沉淀反应。

3. 酶联免疫吸附试验（enzyme linked immunosorbent assay，ELISA） 是酶免疫测定方法中应用最广的技术，可用于定性，又可用于定量检测。其基本方法是将已知可溶性抗原或抗体吸附在固相载体表面，使抗原-抗体反应在固相表面进行，通过洗涤将未与固相载体结合的游离成分去除，加底物显色进行测定。

4. 免疫印迹法（Western blotting） 是将高分辨率凝胶电泳与固相免疫技术相结合，即将通过电泳区分开的蛋白质成分转移至固相载体（硝酸纤维素膜）后，再用酶免疫、放射免疫或化学发光免疫等技术进行检测的一种方法。

5. 免疫比浊法（immunonephelometry） 是在一定量抗体中分别加入相应递增量可溶性抗原后所形成的数量不等的免疫复合物可在反应体系中呈现出不同浊度，用以定量检测可溶性抗原的一种检测方法。

6. 免疫标记技术（immunolabelling technique） 是用酶、荧光素、放射性核素、化学发光物质和胶体金等标记抗体和抗原，进行抗原-抗体反应的检测技术。免疫标记技术极大地提高了抗原-抗体反应的灵敏度，不但能对抗原或抗体进行定性和精确定量测定，而且借助光镜或电镜技术，能够观察抗原、抗体或抗原抗体复合物在组织细胞内的分布和定位。

7. 免疫组化技术（immunohistochemical technique） 指用标记的特异性抗体在组织细胞原位通过抗原-抗体反应和组织化学的呈色反应，对相应抗原进行定性、定位、定量测定的一项免疫检测方法。常用的免疫组化技术包括酶免疫组化、免疫金组化、免疫电镜技术等。

8. 流式细胞术（flow cytometry） 是借助荧光激活细胞分选仪（fluorescenceactivated cell sorter，FACS）将荧光抗体标记的细胞进行快速准确鉴定、分类和分选的技术。荧光激活细胞分选仪集化学、流体力学、电力学和计算机技术于一体，可对细胞作多参数定量测定和综合分析。

【问答题】

1. 简述定量检测血清标本、组织中抗原及细胞免疫监测的方法。

（1）定量检测血清标本中抗原的方法：单向免疫扩散、火箭电泳、免疫比浊、RIA、ELISA、化学发光免疫分析、免疫胶体金技术分析等。

（2）检测组织中抗原的方法：直接荧光法、间接荧光法、酶免疫组化技术等。

（3）细胞免疫监测的方法：T 细胞增殖试验（^{3}H-TdR 掺入法或 MTT 比色法）、T 细胞表面标志检测、细胞毒试验（^{51}Cr 释放法，凋亡细胞检查法）和 T 细胞分泌功能测定等。

2. 简述抗原-抗体反应的特点及影响因素。

抗原-抗体反应具有 4 个特点。

（1）特异性：指抗原-抗体结合反应的专一性，一种抗原通常只能与其刺激机体产生的抗体结合。

（2）可逆性：抗原与相应抗体结合除空间构象具有互补性外，两者主要是通过分子表面的氢键、疏水键、静电和范德瓦耳斯力非共价结合。这种结合在溶液 pH 降低或溶液离子强度提高时可解离，故抗原-抗体反应具有可逆性。解离后的抗原和抗体仍能保持原有理化特性和生物学活性。

（3）可见性：抗原与相应抗体结合后能否出现肉眼可见反应取决于两者的浓度和比例。在一定浓度范围内，两者比例合适，即抗原略多于抗体时，可出现肉眼可见的反应物。

（4）阶段性：抗原-抗体反应可分为两个阶段，第一个阶段是抗原-抗体特异性结合阶段，其特点是反应快，可在数秒钟至几分钟内完成，一般不能为肉眼所见。第二阶段为反应可见阶段，根据参加反应的抗原物理性状的不同，可出现凝集、沉淀和细胞溶解等现象。可见反应阶段所需时间较长，从数分钟、数小时到数日不等，且受电解质、温度和酸碱度等因素影响。

3. 简述酶联免疫吸附试验的基本原理和方法。

酶联免疫吸附试验是酶免疫测定方法中应用最广的技术，可用于定性，又可用于定量检测。其基本原理是利用抗原或抗体可非特异性吸附于固相载体表面，使抗原-抗体反应在固相表面进行，通过酶标记抗体对底物显色进行测定。

常用方法：①双抗体夹心法，适用于检测血清、脑脊液、胸腔积液、腹水等各种液相中的可溶性抗原。将已知抗体吸附（包被）在固相载体表面，加入待检标本，再加入抗原特异性的酶标抗体，最后加底物显色，用来检测未知抗原。包被所用的抗体和酶标抗体通常是针对同一抗原分子中不同抗原表位的单克隆抗体。②间接法，适用于检测液相中的抗体。将已知可溶性抗原包被在固相载体表面，加入待检标本，加酶标记抗Ig抗体（二抗）使之于待检抗体 Fc 段结合，最后加底物显色，用来检测未知抗体。

4. 简述抗原 - 抗体反应的体外检测方法。

根据抗原的性质、参与反应的成分和反应呈现的结果，可将体外抗原 - 抗体反应分为凝集反应、沉淀反应和采用标记物进行的抗原 - 抗体反应。

（1）凝集反应：细菌、红细胞等颗粒性抗原与相应抗体结合后，在一定条件下出现肉眼可见的凝集现象称为凝集反应。包括直接凝集反应、间接凝集反应和间接凝集抑制试验。

（2）沉淀反应：可溶性抗原与相应抗体结合后，在一定条件下出现肉眼可见的沉淀物或仪器可检出的沉淀现象，称为沉淀反应。沉淀反应大多在半固体琼脂凝胶中进行，即使可溶性抗原和抗体在凝胶中扩散，在比例合适处相遇形成肉眼可见的白色沉淀现象。琼脂扩散试验包括单向琼脂扩散和双向琼脂扩散两种基本方法，将琼脂扩散与电泳技术结合，又可衍生出对流免疫电泳、火箭电泳和免疫电泳等多种检测方法。

（3）免疫标记技术：是用酶、荧光素、放射性核素、化学发光物质和胶体金等标记抗体和抗原，进行抗原 - 抗体反应的检测技术。免疫标记技术极大地提高了抗原 - 抗体反应的灵敏度，不但能对抗原或抗体进行定性和精确定量测定，而且借助光镜或电镜技术，能够观察抗原、抗体或抗原抗体复合物在组织细胞内的分布和定位。

5. 简述从人外周血中分离获取 T 细胞的方法。

（1）首先分离外周血单个核细胞：外周血单个核细胞包括淋巴细胞和单核细胞，用聚蔗糖 - 泛影葡胺密度梯度离心法。将人肝素抗凝外周血置于聚蔗糖 - 泛影葡胺分离液液面上，低速离心后，可使不同比重的外周血细胞分层，单个核细胞分布于血浆层与分离液界面。

（2）在外周血单个核细胞分离基础上分离淋巴细胞：用玻璃黏附法，将收获的外周血单个核细胞置于玻璃培养皿中，鉴于单核细胞能与玻璃黏附而滞留在平皿表面，故收获未黏附细胞即为相对较纯的淋巴细胞。

（3）分离 T 细胞，可选用：①免疫吸附分离法（洗淘法），将已知抗淋巴细胞表面标志 CD3 的抗体包被聚苯乙烯培养板，加入淋巴细胞悬液，使表达相应表面标志的 T 细胞结合在培养板上，洗脱后即可获得具有相应表面标志的 T 细胞。②免疫磁珠分离法，免疫磁珠由抗淋巴细胞表面标志 CD3 的抗体与磁性微珠交联结合组成。将其加入细胞悬液中后，可使表达相应表面标志的 T 细胞与之结合。然后在磁场作用下，结合相应淋巴细胞的免疫磁珠吸附在靠近磁铁的管壁上。弃去悬液中游离的细胞，将免疫磁珠结合的细胞分离，可获得 T 细胞。③流式细胞分离法，可借助荧光激活细胞分选仪（FACS）将荧光标记的抗 CD3 抗体的 T 细胞进行快速准确鉴定和分离。

（朱轶晴　汪晓莺）

第十九章　免疫学防治

【单项选择题】

［A 型题］

1. 属于自然主动免疫的是

A. 注射抗毒素获得的免疫　　B. 新生儿从母乳中获得的免疫　C. 患传染病后获得的免疫

D. 接种类毒素获得的免疫　　E. 注射细胞因子获得的免疫

2. 接种疫苗获得的免疫属于
    A. 过继免疫
    B. 人工主动免疫
    C. 自然主动免疫
    D. 人工被动免疫
    E. 自然被动免疫

3. 关于人工被动免疫特点的叙述,正确的是
    A. 机体接种抗原
    B. 输注后立即获得免疫力
    C. 免疫力可维持数月至数年
    D. 主要用于疾病的预防
    E. 胎儿由胎盘获得 IgG 属于人工被动免疫

4. 与灭活疫苗相比,活疫苗的特点是
    A. 接种次数较多
    B. 接种剂量较小
    C. 接种后副作用较大
    D. 易保存
    E. 产生的免疫力维持时间短

5. **不属于**人工被动免疫生物制剂的是
    A. 破伤风抗毒素
    B. 静脉注射用免疫球蛋白
    C. 胎盘免疫球蛋白
    D. 白喉抗毒素
    E. 脊髓灰质炎疫苗

6. 关于减毒活疫苗的叙述,**错误**的是
    A. 能诱导机体产生细胞和体液免疫应答
    B. 卡介苗是减毒活疫苗
    C. 接种不良反应弱于灭活疫苗
    D. 稳定性好,易保存
    E. 免疫效果好,作用时间长

7. 可用于人工被动免疫的生物制剂是
    A. 白喉类毒素
    B. 脊髓灰质炎疫苗
    C. 卡介苗
    D. 百日咳疫苗
    E. 破伤风抗毒素

8. 将外毒素转变为类毒素可
    A. 增强毒素的免疫原性
    B. 降低毒素的免疫原性
    C. 增强毒素的毒性
    D. 脱去毒素的毒性
    E. 改变毒素的特异性

9. **尚未**列入扩大计划免疫防治范畴的疾病是
    A. 乙型肝炎
    B. 破伤风
    C. 流行性脑脊髓膜炎
    D. 麻疹
    E. 流行性感冒

10. 接种卡介苗能够预防的疾病是
    A. 结核病
    B. 白喉
    C. 乙型脑炎
    D. 脊髓灰质炎
    E. 流行性腮腺炎

11. 根据有效免疫原的氨基酸序列设计合成的免疫原性多肽称
    A. 合成肽疫苗
    B. 结合疫苗
    C. 亚单位疫苗
    D. 重组抗原疫苗
    E. 灭活疫苗

12. 提取病原体中有效免疫原成分制成的疫苗称
    A. 灭活疫苗
    B. 合成肽疫苗
    C. 给合疫苗
    D. 亚单位疫苗
    E. 重组抗原疫苗

13. **不属于**单克隆抗体导向治疗中存在的主要问题的是
    A. 标记的药物在体内不稳定
    B. 鼠源单抗对人体具有免疫原性
    C. 肿瘤细胞不表达特异性抗原
    D. 单抗对实体瘤穿透力差
    E. 循环中的游离抗原可封闭单抗

14. 关于过继免疫的叙述,**错误**的是
    A. 分离患者自体免疫细胞
    B. 需要 IL-2 等活化免疫细胞
    C. 可用于治疗白血病
    D. 对实体瘤无治疗效果
    E. 通常不会导致排斥反应

15. 可用作生物应答调节剂的药物是
    A. 环磷酰胺
    B. 环孢素 A
    C. 白细胞介素 -2
    D. 糖皮质激素
    E. 雷公藤多苷

16. 免疫抑制疗法**不宜**用于
    A. 超敏反应
    B. 自身免疫病
    C. 免疫缺陷病
    D. 移植物抗宿主反应
    E. 宿主抗移植物反应

17. 免疫增强疗法**不宜**用于
    A. 胞内寄生菌感染
    B. 超敏反应
    C. 恶性肿瘤
    D. 病毒或真菌感染
    E. 免疫缺陷病

18. 特异性免疫治疗**不包括**
    A. 免疫毒素疗法
    B. 细胞因子治疗
    C. 抗毒素血清治疗
    D. 抗体导向药物治疗
    E. 效应 T 细胞治疗

19. 关于抗毒素的叙述,正确的是
    A. 由细菌内毒素经免疫接种后制成
    B. 常用马血清生产,也称动物免疫血清
    C. 属非特异性免疫治疗
    D. 由细菌外毒素经甲醛处理脱毒后制成
    E. 患者注射前无须皮试

20. **不用于**肿瘤治疗的生物制品是
    A. IFN-α
    B. CIK 细胞
    C. CTLA-4 单抗
    D. TNF-α
    E. 植物血凝素(PHA)

[B 型题]

(1~4 题共用备选答案)
    A. 抗毒素血清
    B. 人丙种球蛋白
    C. 抗人 CD3 单克隆抗体
    D. IFN-α
    E. 类毒素

1. 麻疹和传染性肝炎的紧急预防可采用

2. 外毒素中毒的治疗可采用

3. 肿瘤的治疗可采用

4. 急性心、肝、肾移植排斥反应的治疗可采用

(5~8 题共用备选答案)
    A. 减毒活疫苗
    B. 灭活疫苗
    C. 结合疫苗
    D. 亚单位疫苗
    E. 基因工程疫苗

5. 百日咳疫苗属于

6. 脑膜炎球菌荚膜多糖疫苗属于

7. 乙型肝炎病毒表面抗原疫苗属于

8. 卡介苗属于

【名词解释】

1. 人工主动免疫(artificial active immunization)

2. 人工被动免疫(artificial passive immunization)

3. 灭活疫苗(inactivated vaccine)

4. 减毒活疫苗(live-attenuated vaccine)

5. 类毒素(toxoid)

6. 亚单位疫苗(subunit vaccine)

7. 合成肽疫苗(synthetic peptide vaccine)

8. DNA 疫苗（DNA vaccine）

9. 计划免疫（planned immunization）

10. 免疫治疗（immunotherapy）

11. 过继免疫治疗（adoptive immunotherapy）

12. 抗体导向药物治疗

13. 生物应答调节剂（biological response modifier）

【问答题】

1. 比较人工主动免疫与人工被动免疫的主要区别。

2. 简述常用的人工免疫制剂。

3. 简述计划免疫的含义和意义。

4. 比较灭活疫苗与减毒活疫苗的主要区别。

5. 试述临床应用的细胞因子类药物及其临床应用。

6. 试述抗体在免疫治疗中的应用。

7. 试述以细胞为基础的免疫治疗的种类及其特点。

参 考 答 案

【单项选择题】

[A 型题]

1. C	2. B	3. B	4. B	5. E	6. D	7. E	8. D	9. E	10. A
11. A	12. D	13. A	14. D	15. C	16. C	17. B	18. B	19. B	20. E

[B 型题]

1. B	2. A	3. D	4. C	5. B	6. D	7. E	8. A

【名词解释】

1. 人工主动免疫（artificial active immunization）　是给机体接种疫苗等抗原性物质,刺激机体主动产生适应性免疫应答的方法,常用于疾病的预防。

2. 人工被动免疫（artificial passive immunization）　是给机体输注抗体、细胞因子等免疫分子和免疫细胞,使其在体内迅速产生免疫效应的措施和方法,常用于传染病的治疗和紧急预防。

3. 灭活疫苗（inactivated vaccine）　也称死疫苗,是选用免疫原性强的病原微生物,经人工大量培养后,用理化方法使之灭活制成的疫苗。

4. 减毒活疫苗（live-attenuated vaccine）　简称活疫苗,是用人工诱导变异或从自然界筛选出来的毒力高度减弱或基本无毒的活病原微生物制成的疫苗。

5. 类毒素（toxoid）　是用 0.3%~0.4% 甲醛处理细菌外毒素,使之丧失毒性但仍然保留免疫原性的生物制剂,接种后能诱导机体产生抗毒素。

6. 亚单位疫苗（subunit vaccine）　是去除病原体中与诱发保护性免疫无关或有害成分,选用能够有效刺激机体产生抗感染免疫作用的成分制成的疫苗。

7. 合成肽疫苗（synthetic peptide vaccine）　是将人工设计和合成的具有保护性免疫作用的多肽抗原或氨基酸序列与适当载体或佐剂结合后组成的疫苗。

8. DNA 疫苗（DNA vaccine）　将编码病原体有效免疫原的基因插入质粒所构建的直接用来免疫机体产生免疫保护作用的疫苗,又称基因疫苗或核酸疫苗。

9. 计划免疫(planned immunization)　是根据某些特定传染病的疫情监测和人群免疫状况分析,按照规定的免疫程序有计划地进行人群预防接种,提高人群免疫水平,达到控制以至最终消灭相应传染病的目的而采用的重要措施。

10. 免疫治疗(immunotherapy)　指针对机体免疫功能低下或亢进,根据免疫学原理,利用物理、化学或生物学等手段,人为调整机体的免疫功能以达到治疗疾病目的所采取的措施。

11. 过继免疫治疗(adoptive immunotherapy)　是将患者自体的免疫细胞在体外活化处理后再回输给患者自身的一种免疫治疗方法,主要用于治疗免疫力低下者,如肿瘤患者。

12. 抗体导向药物治疗　以特异性抗体为载体,其 Fc 段与化学药物、生物毒素、放射性核素等细胞毒性物质相连接,达到特异性杀灭靶细胞的目的。

13. 生物应答调节剂(biological response modifier)　是具有促进和调节免疫功能的生物制剂,通常对免疫功能正常者无影响,而对免疫功能低下者有促进免疫细胞活化的作用。

【问答题】

1. 比较人工主动免疫与人工被动免疫的主要区别(习题表 19-1)。

习题表 19-1　人工主动免疫与人工被动免疫的主要区别

区别要点	人工主动免疫	人工被动免疫
接种的物质	抗原(疫苗)	抗体、细胞因子等
免疫力产生时间	慢,接种后 2~4 周产生	快,输注后立即产生
免疫力维持时间	长,数月至数年	短,2~3 周
主要用途	疾病预防	治疗或紧急预防

2. 简述常用的人工免疫制剂。

(1) 人工主动免疫是用疫苗接种机体,使之产生特异性免疫,从而预防感染的措施。常用的制剂:①灭活疫苗(死疫苗),是选用免疫原性强的病原体,经人工大量培养后,用理化方法灭活制成。细菌类有霍乱、百日咳、伤寒、钩端螺旋体疫苗等;病毒类有狂犬病、乙型脑炎、流感疫苗等。②减毒活疫苗,是用减毒或无毒力的活的病原微生物制成的疫苗。细菌类有卡介苗;病毒类有脊髓灰质炎疫苗(口服)、牛痘、麻疹、腮腺炎、风疹、水痘、黄热病疫苗、腺病毒疫苗和轮状病毒疫苗(口服)等。③类毒素,是用细菌外毒素经 0.3%~0.4% 甲醛处理制成。类毒素丧失外毒素的毒性作用,但保留其免疫原性,接种后能诱导机体产生抗毒素,如破伤风类毒素和白喉类毒素。

(2) 人工被动免疫是给机体注射含特异性抗体的免疫血清或细胞因子等制剂,用以治疗或紧急预防感染的措施。其主要内容:①抗毒素,是用细菌类毒素免疫动物制备的免疫血清,具有中和外毒素毒性的作用。常用的抗毒素有破伤风抗毒素和白喉抗毒素等。②人免疫球蛋白,是从大量混合血浆或胎盘血中分离制成的免疫球蛋白浓缩剂。肌内注射剂主要用于甲型肝炎、丙型肝炎、麻疹、脊髓灰质炎等病毒性疾病的紧急预防。静脉注射用免疫球蛋白主要用于原发性和继发性免疫缺陷病的治疗。特异性免疫球蛋白则是由对某种病原微生物具有高效价抗体的血浆制备,用于特定病原微生物感染的紧急预防。③抗淋巴细胞抗体,是用人外周血淋巴细胞作为抗原,免疫动物后获得的针对人淋巴细胞表面抗原的抗体。将其注入人体后,在补体和吞噬细胞参与下可使淋巴细胞溶解破坏。该种多克隆抗体可用来延长移植物存活时间,也可用来治疗某些自身免疫性疾病。④细胞因子制剂,是近年来研制的新型免疫治疗剂,主要有 IFN-γ、IFN-α、G-CSF、GM-CSF 和 IL-2 等,可望成为肿瘤、艾滋病等的有效治疗手段。

3. 简述计划免疫的含义和意义。

计划免疫是根据某些特定传染病的疫情监测和人群免疫状况分析,按照规定的免疫程序有计划地进行人群预防接种,提高人群免疫水平,达到控制以至最终消灭相应传染病的目的而采取的重要措施。

免疫程序的制定和实施是计划免疫工作的重要内容,应从实际出发,制定合理的免疫程序,严格按照程序实施接种,提高接种率,才能充分发挥疫苗的效果。免疫程序包括儿童基础免疫及成人和特殊职业、特殊地区人群的免疫程序。儿童基础免疫程序包括每一个儿童需要接种的疫苗、初次免疫月龄、接种次数、间隔时间等。我国目前推荐的计划免疫程序已包含 15 种常见传染病的预防。通过计划免疫的实施,人类的健康水平将进一步提高,最终能够达到控制以至最终消灭相应传染病的目的。

4. 比较灭活疫苗与减毒活疫苗的主要区别(习题表 19-2)。

习题表 19-2　灭活疫苗与减毒活疫苗的主要区别

区别要点	灭活疫苗	减毒活疫苗
制剂	杀死的病原体	无毒或弱毒的病原体
接种剂量和次数	大,多次	较小,1 次或多次
不良反应	较重	较轻
免疫效果	较差,维持少于 2 年	较好,维持 3~5 年
稳定性	好,易保存	差,难保存

5. 试述临床应用的细胞因子类药物及其临床应用。

目前美国食品药品管理局已批准临床应用的细胞因子类药物有 9 种,即 3 种干扰素(IFN-α/β/γ)、3 种造血细胞因子(GM-CSF、G-CSF、EPO)、2 种白细胞介素(IL-2、IL-11)和重组Ⅰ型可溶性 TNF 受体(sTNFR-I)。此外,还有多种细胞因子在临床试用。

IFN-α 对毛细胞白血病的疗效显著(有效率达 80% 以上),对病毒性肝炎、疱疹性角膜炎等有较好疗效,对实体瘤也有一定疗效;IFN-β 可明显缓解多发性硬化症(multiple sclerosis,MS)的病情进展,降低恶化频率,是目前治疗 MS 的唯一有效药物;IFN-γ 的免疫调节作用强于 IFN-α,但抗肿瘤作用不及 IFN-α,IFN-γ 可用于治疗慢性肉芽肿和类风湿关节炎。

GM-CSF 和 G-CSF 的治疗作用类似,两者均可提高粒细胞的数量。它们对化疗导致的粒细胞减少症、再生障碍性贫血和艾滋病有一定疗效;EPO 能促进红细胞的生成,对慢性肾衰竭导致的贫血有显著效果,也用于化疗导致的贫血以及失血后贫血。

IL-2 可用于肾细胞癌、黑色素瘤的治疗,与 IFN-α、化疗药物合用治疗恶性肿瘤有效;IL-11 则用于治疗因放疗或化疗导致的血小板减少症。

sTNFR-Ⅰ可减轻 TNF 在自身免疫病中造成的原发损害,目前已用于类风湿关节炎的治疗。此外,还可用于缓解感染性休克。

6. 试述抗体在免疫治疗中的应用。

抗体是体液免疫应答的产物,具有中和毒素、激活补体、免疫调理、ADCC 等多种生物学效应,是进行被动免疫的主要生物制剂。目前临床采用的治疗性抗体主要包括多克隆抗体,单克隆抗体和基因工程抗体。

(1) 多克隆抗体:主要包括 2 种:一种是用抗原多次免疫动物后获得的动物血清;另一种是从人血浆或血清中提取的免疫球蛋白。临床常用的多克隆抗体主要包括抗毒素、人丙种球蛋白和抗淋巴细胞抗体。①抗毒素是用类毒素免疫动物制备的免疫血清,由于免疫血清中含有能与外毒素特异性结合的抗体,故能治疗和紧急预防外毒素所致的疾病。常用的有白喉抗毒素、破伤风抗毒素。②人丙种球蛋白是从健康人血浆或胎盘血中提取的免疫球蛋白,主要用于麻疹、传染性肝炎等病毒性传染病的预防以及丙种球蛋白缺乏症的治疗。③抗淋巴细胞抗体是用人 T 细胞免疫动物制备的,注射人体后可溶解破坏 T 细胞,使细胞免疫功能下降,可阻止器官移植受者发生移植排斥反应,也可用于某些自身免疫病,如肾小球肾炎、系统性红斑狼疮、重症肌无力和类风湿关节炎的治疗。使用异种免疫血清应注意超敏反应的发生。

(2) 单克隆抗体:①抗细胞表面标志性 CD 分子的单克隆抗体,如抗人 CD3 单抗可溶解破坏 T 细胞,能阻止心、肝、肾移植后产生的排斥反应;在骨髓移植中可通过消除骨髓中的成熟 T 细胞,防止移植物抗宿主病的发生。②抗细胞因子的单克隆抗体,如抗 IL-1 或抗 TNF 单抗可减轻促炎细胞因子引起的炎症反应。③抗体导向药物治疗,利用抗体为载体,将细胞毒性物质定向携带至肿瘤病灶局部,特异性杀伤肿瘤细胞,可避免细胞毒性物质对正常细胞的损伤,从而减轻其毒副作用。目前所用单克隆抗体多为鼠源,用于人体后可产生相应抗体,影响其疗效甚至发生超敏反应。

(3) 基因工程抗体:包括嵌合抗体、人源化抗体、完全人源化抗体、单链抗体、双价抗体和双特异性抗体。该类抗体免疫原性大大降低,生物活性和穿透力显著增强,将这些抗体连接药物、毒素、细胞因子等可用于治疗,也可介导免疫效应细胞与肿瘤细胞结合,取得杀伤肿瘤的效果。

7. 试述以细胞为基础的免疫治疗的种类及其特点。

以细胞为基础的免疫治疗包括造血干细胞移植、免疫效应细胞治疗、抗原提呈细胞过继免疫和肿瘤细胞疫苗(瘤苗)治疗四类。

造血干细胞移植是取患者自身或健康人的造血干细胞,回输给患者进行免疫治疗的一种方法。其特点是输入的造血干细胞可在患者体内定居、分化、繁殖,从而恢复患者造血能力和产生免疫力,达到重建机体造血系统和免疫系统的目的。造血干细胞移植包括自体和异体造血干细胞移植。

免疫效应细胞治疗是将具有效应功能的免疫细胞回输给患者,临床以自体免疫效应细胞过继免疫疗法为主,即将自体淋巴细胞经体外激活增殖后,回输患者自身;回输的免疫效应细胞主要包括 CTL、NK、LAK、CIK、TIL 细胞和巨噬细胞。如采用异体淋巴细胞被动转移,则要求 HLA 配型相同。该种疗法的特点是通过输入免疫效应细胞,使受者直接获得抗肿瘤或增强细胞免疫功能的作用,从而达到治疗肿瘤或细胞免疫缺陷病的目的。

抗原提呈细胞过继免疫是将患者抗原提呈细胞在体外被肿瘤抗原致敏后,再回输给患者,以增强其抗肿瘤免疫应答的一种治疗方法。该种疗法的特点是在体外能将免疫原性较弱的肿瘤抗原有效荷载于抗原提呈细胞,将此种抗原提呈细胞回输给患者后,可激活肿瘤特异性 T 细胞产生抗肿瘤免疫反应,达到治疗肿瘤的目的。

肿瘤细胞疫苗(瘤苗)治疗指给机体输入具有免疫原性的瘤苗,刺激机体产生抗肿瘤免疫效应的一种免疫治疗方法。瘤苗可用多种方式处理,以提高其免疫原性,增强抗肿瘤免疫效果。肿瘤细胞疫苗包括灭活 / 异构瘤苗、基因修饰的瘤苗和肿瘤抗原致敏后形成的树突状细胞瘤苗。

(丁剑冰,王 松)

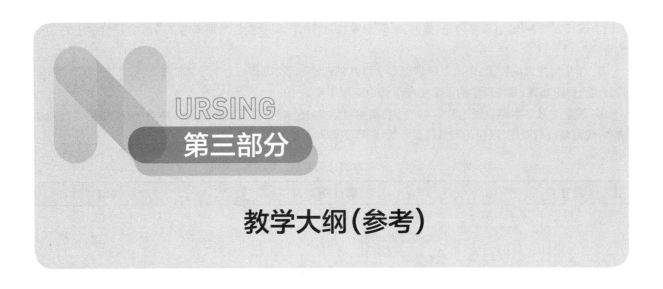

第三部分

教学大纲(参考)

一、课程性质

医学免疫学是临床医学和护理学专业的基础课程和主干课程。其内容主要包括人体免疫系统的组成、结构和功能;免疫应答的发生机制、规律及其效应和调节机制;免疫相关疾病的免疫学发生机制、诊断与防治等。

二、课程目标

学生通过学习医学免疫学课程,应达到下列学习目标:

1. 掌握免疫学的基础知识和基本技能,为学习其他基础医学课程和护理学、临床医学等课程奠定基础。

2. 更好地了解机体免疫系统的组成与功能,了解免疫系统在病理状态下的变化及其在疾病发生发展中的作用,并能够将所学到的免疫学理论知识应用于临床实践。

3. 熟练操作常用免疫学技术,培养独立思考和独立解决问题的能力,树立团队合作精神,养成严谨的科学作风。

三、教学内容和要求

教学大纲以司传平主编《医学免疫学》为依据编写而成,包括基础免疫学和临床免疫学两部分。各院校可根据具体情况,参照本大纲组织教学。

大纲的"目的要求"分为"掌握""熟悉""了解"三个层次,其中"掌握"和"熟悉"内容主要是基础知识和基础理论,"了解"内容为一般性了解。

"掌握"内容要讲深讲透,要求学生深刻理解,并能举一反三,融会贯通;"熟悉"内容要重点讲解,要求学生在记忆的基础上加以理解;"了解"内容可概括讲解和让学生自学,要求学生基本理解。"教学内容"是在目的要求的基础上对教学内容的组织,并对教材内容作适当取舍,未写进大纲的教材内容,各校可根据专业特点对学生作不同的要求。

四、大纲的应用范围和使用方法

1. 大纲适用于本科护理学类专业及其他医学类专业。

2. 教师可参考本教学大纲组织教学,讲清重点,解析难点,加强实验课教学,注重培养学生的实验操作能力和创新意识。教学方法可采用讲授、实验、演示、自学、讨论等多种形式,并使用多媒体、网络精品课程、微课程、翻转课堂等先进教学手段,充分调动学生的学习主动性,实现大纲规定的课程目标。同时改革考核手段和方法,可通过课堂讨论、提问、平时测验、实验操作、实验报告及期末考试等综合评价学生的学习成绩。

3. 学生可按大纲要求,全面系统掌握本学科基础理论和基本知识,为学习其他基础医学、护理学和临床医学课程奠定基础,并将所学的医学免疫学知识应用于实践中。

4. 教学时数　本课程理论教学 44 学时,实验教学 8~16 学时,各院校可根据具体情况,在此基础上加以增减,或调整前后顺序,以期达到最佳教学效果,详见学时分配表。

学时分配表

章号	课程内容	参考学时
1	绪论	2
2	免疫器官和组织	2
3	抗原	2
4	抗体	2
5	补体	2
6	细胞因子	1
7	白细胞分化抗原和黏附分子	1
8	主要组织相容性复合体及其编码分子	2
9	固有免疫	2
10	参与适应性免疫的淋巴细胞	4
11	适应性免疫	6
12	免疫耐受	2
13	超敏反应	4
14	自身免疫病	2
15	免疫缺陷病	2
16	移植免疫	2
17	肿瘤免疫	2
18	免疫学检测	2
19	免疫学防治	2
	实验教学	8~16

五、教学内容和要求

第一章　绪　　论

【目的要求】

1. 掌握免疫的概念、免疫的功能。
2. 熟悉免疫系统的组成、免疫应答的分类和特点。
3. 了解免疫学发展简史及在医学中的地位、医学免疫学的学习方法。

【教学内容】

1. 医学免疫学概述　免疫的概念、免疫系统的组成、免疫系统的功能、免疫应答的类型及其特点。

2. 免疫学发展简史 经验、科学、近代、现代免疫学时期。

3. 医学免疫学的学习方法。

第二章 免疫器官和组织

【目的要求】

1. 掌握免疫器官的组成。

2. 熟悉中枢免疫器官和外周免疫器官组成及功能。

3. 了解淋巴细胞归巢和再循环。

【教学内容】

1. 中枢免疫器官 骨髓、胸腺的结构及其功能;造血干细胞的特点和分化。

2. 外周免疫器官 淋巴结、脾的结构及其功能;黏膜相关淋巴组织的组成和功能。

3. 淋巴细胞归巢和淋巴细胞再循环的意义。

第三章 抗 原

【目的要求】

1. 掌握抗原的基本特性、抗原的特异性、抗原的分类。

2. 熟悉影响抗原免疫原性的因素。

3. 了解超抗原、丝裂原、佐剂的概念及作用机制。

【教学内容】

1. 抗原和半抗原的概念、基本特性。

2. 抗原的特异性 抗原表位的概念、分类;共同抗原和交叉反应。

3. 影响抗原免疫原性的因素:异物性、抗原的理化性质、机体因素和抗原进入机体的方式。

4. 抗原的种类 TD-Ag 和 TI-Ag;异种抗原、同种异型抗原、自身抗原和异嗜性抗原、内源性抗原和外源性抗原。

5. 超抗原、丝裂原和佐剂。

第四章 抗 体

【目的要求】

1. 掌握抗体和免疫球蛋白的概念;抗体的基本结构、功能区及其功能。

2. 熟悉抗体的水解片段及其应用;各类抗体的主要特性和功能;多克隆抗体、单克隆抗体和基因工程抗体的概念。

3. 了解抗体的免疫原性。

【教学内容】

1. 抗体与免疫球蛋白的概念。

2. 抗体的结构 基本结构、抗体功能区、J 链、分泌片、水解片段。

3. 抗体的免疫原性 同种型、同种异型、独特型。

4. 抗体的生物学功能 结合抗原、调理作用、ADCC、激活补体、介导I型超敏反应、穿过胎盘屏障、穿过黏膜。

    5. 各类特性的特性与功能　IgG、IgA、IgM、IgE、IgD。

    6. 人工制备抗体　多克隆抗体、单克隆抗体、基因工程抗体。

第五章　补　　体

【目的要求】

    1. 掌握补体的三条激活途径;补体三条激活途径的特点与比较;补体的生物学功能。

    2. 熟悉补体的命名、组成、来源和理化性质。

    3. 了解补体激活的调节;补体与疾病的关系。

【教学内容】

    1. 补体系统概述　补体系统的概念、命名、组成、来源、理化特性。

    2. 补体的激活途径　经典途径、凝集素途径、旁路途径。

    3. 补体的生物学功能　溶菌和细胞溶解作用、调理作用、免疫复合物清除作用、炎症介质作用、参与适应性免疫应答。

    4. 补体与疾病的关系　补体的遗传缺陷、补体与感染性疾病。

第六章　细　胞　因　子

【目的要求】

    1. 掌握细胞因子的概念、细胞因子的共同特点、细胞因子的分类、细胞因子的生物学活性。

    2. 熟悉细胞因子与疾病、细胞因子的临床应用。

    3. 了解细胞因子受体。

【教学内容】

    1. 细胞因子的概念。

    2. 细胞因子的共同特性　理化特性、作用方式、作用特点。

    3. 细胞因子的分类及其功能　白细胞介素、干扰素、肿瘤坏死因子、集落刺激因子、趋化性细胞因子、生长因子。

    4. 细胞因子受体　细胞因子受体的分类、可溶性细胞因子受体、细胞因子受体拮抗剂。

    5. 细胞因子的临床意义。

第七章　白细胞分化抗原与黏附分子

【目的要求】

    1. 掌握 LDA、HLDA、CD、黏附分子的概念、作用特点。

    2. 熟悉 CD 分子和黏附分子的生物学功能。

    3. 了解白细胞分化抗原和黏附分子的临床意义。

【教学内容】

    1. 白细胞分化抗原　LDA、HLDA、CD 的概念。

    2. 黏附分子　AM 的概念、分类和生物学作用。

3. HLDA 及其单克隆抗体的临床应用。

第八章 主要组织相容性复合体及其编码分子

【目的要求】

1. 掌握 MHC、HLA 复合体的概念;经典 HLA I类和Ⅱ类分子的编码基因、分子分布、分子结构和主要功能。

2. 熟悉 HLA I类和Ⅱ类分子表达特点;HLA 与临床医学。

3. 了解免疫功能相关基因;HLA 复合体的遗传特点。

【教学内容】

1. MHC、MHC 分子、HLA 的概念。

2. HLA 复合体及其编码分子 HLA 复合体的基因结构、HLA I类基因及其编码分子、HLA Ⅱ类基因及其编码分子、HLA Ⅲ类基因及其编码分子。

3. HLA 分子的结构 经典 HLA I类、Ⅱ类分子的结构。

4. HLA 分子的表达特点、分布和主要生物学功能。

5. HLA 复合体的遗传特点 单体型遗传、HLA 多态性、连锁不平衡。

6. HLA 与临床医学。

第九章 固 有 免 疫

【目的要求】

1. 掌握固有免疫系统的组成;固有免疫细胞对病原体等异物的识别方式;单核巨噬细胞的表面受体和该细胞的主要生物学功能;树突状细胞的分类及其主要生物学功能;自然杀伤细胞对靶细胞的识别和杀伤机制;固有免疫应答的概念和特点。

2. 熟悉模式识别受体的概念及其识别的模式分子;自然杀伤细胞表面的调节性受体;固有样淋巴细胞的主要生物学功能;固有免疫应答的作用时相;固有免疫应答和适应性免疫应答的关系。

3. 了解中性粒细胞、嗜碱性粒细胞、嗜酸性粒细胞和肥大细胞的主要生物学功能。

【教学内容】

1. 固有免疫的概念和主要特征。

2. 固有免疫系统的组成 组织屏障、固有免疫细胞对抗原的识别、固有免疫分子。

3. 固有免疫细胞 单核巨噬细胞的分布、特点和生物学功能;树突状细胞的类型、分布和功能;NK 细胞的调节性受体、识别和杀伤机制;固有样淋巴细胞的种类和特点;其他固有免疫细胞。

4. 固有免疫应答 作用时相、特点、与适应性免疫应答的关系。

第十章 参与适应性免疫的淋巴细胞

【目的要求】

1. 掌握 T 细胞的重要表面分子及其功能;T 细胞亚群及其功能;B 细胞的重要表面分子及其功能;B 细胞亚群;B 细胞主要生物学功能。

2. 了解 T 细胞在胸腺中的分化发育;B 细胞在骨髓中的分化发育。

【教学内容】

1. T 细胞　T 细胞的分化发育、重要表面分子、亚群及其功能。
2. B 细胞　B 细胞的分化发育、重要表面分子、亚群及其功能。

第十一章　适应性免疫

【目的要求】

1. 掌握适应性免疫的概念和类型;抗原提呈细胞的概念和分类;T 细胞对抗原的识别及活化所需的双信号及活化机制;B 细胞活化所需的双信号及 T-B 细胞相互作用。

2. 熟悉适应性免疫应答的基本过程和主要特征;抗原加工及提呈的主要途径和特点;T 细胞的增殖、分化过程和相关细胞因子的作用;各种 T 细胞亚群的免疫效应;B 细胞对 TI-1 和 TI-2 抗原的免疫应答;体液免疫应答抗体产生的一般规律。

3. 了解细胞免疫应答的生物学作用;体液免疫应答的生物学作用。

【教学内容】

1. 适应性免疫应答的类型和基本过程　适应性免疫应答的概念、类型、基本过程、主要特性。

2. 抗原提呈细胞与抗原的加工和提呈　抗原加工、抗原提呈的概念和途径;抗原提呈细胞的种类;MHC Ⅰ类分子途径、MHC Ⅱ类分子途径、抗原的交叉提呈途径、脂类抗原的 CD1 分子提呈途径。

3. T 细胞介导的细胞免疫应答　T 细胞与 APC 的非特异结合、T 细胞与 APC 的特异结合;CD4+T 细胞、CD8+T 细胞的活化;T 细胞的增殖和分化;Th 细胞、CTL 的免疫效应;细胞免疫应答的生物学作用。

4. B 细胞介导的体液免疫应答　B 细胞对 TD 抗原的识别;B 细胞的活化、增殖、分化;B 细胞对 TI-1、TI-2 抗原的应答;抗体产生的一般规律;体液免疫应答的生物学作用。

5. 适应性免疫应答的调节　Treg、Th1、Th2、B 细胞、DC、NK 细胞的调节作用;抗体的免疫调节作用;神经 - 内分泌 - 免疫系统间的相互调节。

第十二章　免 疫 耐 受

【目的要求】

1. 掌握免疫耐受的概念;中枢与外周免疫耐受的机制。
2. 熟悉影响免疫耐受形成的因素。
3. 了解免疫耐受的类型;研究免疫耐受的意义。

【教学内容】

1. 免疫耐受、耐受原的概念。
2. 免疫耐受的发现　天然免疫耐受现象、人工诱导的免疫耐受。
3. 免疫耐受的细胞学基础和特点。
4. 影响免疫耐受形成的因素　抗原因素、机体因素。
5. 免疫耐受的形成机制　中枢免疫耐受机制、外周免疫耐受机制。
6. 研究免疫耐受的意义。

第十三章　超 敏 反 应

【目的要求】

1. 掌握超敏反应的概念和分类；Ⅰ型超敏反应的特点；Ⅰ～Ⅳ型超敏反应的发病机制和临床常见疾病；Ⅰ型超敏反应的防治原则。

2. 熟悉四型超敏反应的主要区别。

3. 了解皮肤试验的方法及结果判定。

【教学内容】

1. 超敏反应的概念与分型。

2. Ⅰ型超敏反应　Ⅰ型超敏反应的概念、主要特征、参与成分、发生机制、临床常见疾病、防治原则。

3. Ⅱ型超敏反应　Ⅱ型超敏反应的概念、发生机制、临床常见疾病。

4. Ⅲ型超敏反应　Ⅲ型超敏反应的概念、发生机制、临床常见疾病。

5. Ⅳ型超敏反应　Ⅳ型超敏反应的概念、发生机制、临床常见疾病。

6. 各型超敏反应的比较。

第十四章　自身免疫病

【目的要求】

1. 掌握自身免疫和自身免疫病的概念。

2. 熟悉自身免疫病的共同特征和分类；诱发自身免疫病的抗原因素。

3. 了解诱发自身免疫病的免疫细胞和组织细胞相关因素和遗传相关因素；几种常见的自身免疫病及其损伤机制和防治原则。

【教学内容】

1. 自身免疫与自身免疫病的概念。

2. 自身免疫病的分类　器官特异性自身免疫病、系统性自身免疫病。

3. 自身免疫病的诱发因素　抗原相关因素、免疫细胞和组织细胞相关因素、遗传相关因素。

4. 常见自身免疫病和治疗原则。

第十五章　免疫缺陷病

【目的要求】

1. 掌握免疫缺陷的概念、分类及一般特征。

2. 了解常见的免疫缺陷病。

【教学内容】

1. 免疫缺陷病的概念、分类及一般特征。

2. 原发性免疫缺陷　原发性细胞免疫缺陷、原发性体液免疫缺陷、原发性联合免疫缺陷、原发性吞噬细胞缺陷病、原发性补体缺陷病。

3. 获得性免疫缺陷病　常见病因、艾滋病。

4. 免疫缺陷病的免疫学诊断和防治原则。

第十六章　移　植　免　疫

【目的要求】

1. 掌握移植的类型,移植排斥反应的机制。
2. 了解移植排斥反应的防治,组织配型及交叉配合试验,免疫抑制疗法。

【教学内容】

1. 移植的概念、类型。
2. 同种异体移植排斥反应的机制　同种异体移植排斥反应的抗原、T 细胞识别同种异型抗原的机制、移植排斥反应的效应机制。
3. 同种异体移植排斥反应的类型　宿主抗移植物反应、移植物抗宿主反应。
4. 移植排斥反应的防治原则　供者的选择、免疫抑制疗法、移植后的免疫监测。

第十七章　肿　瘤　免　疫

【目的要求】

1. 掌握机体抗肿瘤免疫效应机制和肿瘤免疫逃逸机制。
2. 熟悉肿瘤抗原分类及其各类肿瘤抗原的主要特点;肿瘤的免疫诊断和治疗。
3. 了解肿瘤免疫学发展历史。

【教学内容】

1. 肿瘤抗原　肿瘤抗原的概念、分类。
2. 机体抗肿瘤免疫效应机制　固有免疫、细胞免疫、体液免疫的抗肿瘤免疫效应机制。
3. 肿瘤免疫逃逸机制　免疫逃逸的概念、肿瘤细胞所具有的逃避免疫监视的能力、肿瘤微环境的作用、宿主免疫功能的影响。
4. 肿瘤的免疫诊断、免疫治疗、对病原体致肿瘤的预防。

第十八章　免疫学检测

【目的要求】

1. 掌握抗原 - 抗体反应的特点;凝集反应、沉淀反应、酶联免疫吸附试验、免疫胶体金技术、化学发光免疫分析、流式细胞术和免疫组织化学技术的概念;免疫学检测的临床应用。
2. 熟悉免疫比浊法、妊娠试验、酶联免疫斑点试验、免疫印迹和 T 细胞增殖试验;淋巴细胞及其亚群的分离方法和细胞因子检测方法。
3. 了解抗原 - 抗体反应的影响因素;淋巴细胞表面标志检测及细胞计数的方法、细胞毒试验和 B 细胞功能测定。

【教学内容】

1. 抗原或抗体的体外检测　抗原与抗体反应的特点、影响因素、类型;凝集反应、沉淀反应、免疫标记技术。

2. 免疫细胞及其功能检测 外周血单个核细胞的分离、淋巴细胞及其亚群的分离、淋巴细胞表面标志检测及细胞基数、免疫细胞功能测定。

3. 免疫学检测的临床应用 研究相关疾病发病机制、辅助诊断相关疾病、免疫功能监测。

第十九章 免疫学防治

【目的要求】

1. 掌握人工主动免疫和人工被动免疫的概念及特点;疫苗的分类。

2. 熟悉计划免疫及接种注意事项;抗体治疗;生物应答调节剂的概念。

3. 了解免疫细胞治疗;免疫抑制剂。

【教学内容】

1. 免疫预防 免疫预防的概念、类型;疫苗的种类、疫苗的基本要求、计划免疫。

2. 免疫治疗 免疫治疗的概念、基于分子的免疫治疗、基于细胞的免疫治疗、基于药物的免疫治疗。

［1］司传平.医学免疫学［M］.5 版.北京：人民卫生出版社,2022.

［2］司传平.医学免疫学实验［M］.北京：人民卫生出版社,2006.

［3］沈关心,周汝麟.现代免疫学实验技术［M］.2 版.武汉：湖北科学技术出版社,2002.

［4］吴雄文,梁智辉.实用免疫学实验技术［M］.武汉：湖北科学技术出版社,2002.

［5］柳忠辉,吕昌龙.免疫学常用实验技术［M］.北京：科学出版社,2002.

［6］陶义训.免疫学和免疫学检验［M］.2 版.北京：人民卫生出版社,1997.